Bibliothèque des Connaissances médicales

DIRIGÉE PAR LE DOCTEUR APERT

(P. NOBÉCOURT

Professeur de clinique médicale
à la Faculté de Médecine

Membre de l'Académie
Médecin de l'hôpital des Enfants

Les syndromes endocriniens

dans l'enfance et la jeunesse

Avec 26 figures dans le texte

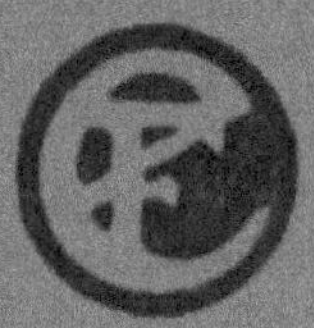

PARIS

ERNEST FLAMMARION, ÉDITEUR

26, RUE RACINE, 26

Les syndromes endocriniens

dans l'enfance et la jeunesse

8° T 22
71 (13)

DU MÊME AUTEUR

PRÉCIS DE MÉDECINE DES ENFANTS : Masson et Cie, éditeurs, 4e édition, 1922.

HYGIÈNE SOCIALE DE L'ENFANCE (en collaboration avec le Dr Schreiber) : Masson et Cie, éditeurs, 1921.

CONFÉRENCES PRATIQUES SUR L'ALIMENTATION DES NOURRISSONS : Masson et Cie, éditeurs, 3e édition, 1922.

CONSEILS PRATIQUES D'HYGIÈNE INFANTILE (en collaboration avec les Drs Babonneix, Merklen, Darré, L. Tixier, Paisseau, Voisin) : J.-B. Baillière et fils, éditeurs, 1914.

CARDIOPATHIES DE L'ENFANCE : O. Berthier, E. Bougault, éditeurs, 1914.

THÉRAPEUTIQUE DU NOURRISSON (en collaboration avec le Dr Marcel Maillet) : Maloine et fils, éditeurs, 1923.

Bibliothèque des Connaissances médicales

DIRIGÉE PAR LE DOCTEUR APERT

P. NOBÉCOURT

PROFESSEUR DE CLINIQUE MÉDICALE DES ENFANTS
A LA FACULTÉ DE MÉDECINE DE PARIS
MEMBRE DE L'ACADÉMIE DE MÉDECINE
MÉDECIN DE L'HOPITAL DES ENFANTS MALADES

Les syndromes endocriniens

dans l'enfance et la jeunesse

Avec 26 figures dans le texte.

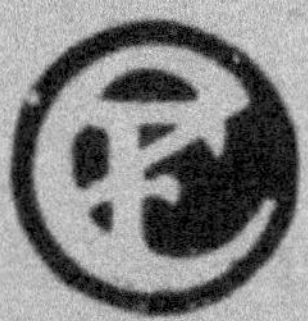 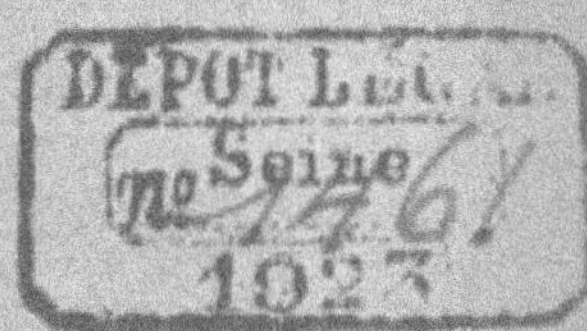

PARIS

ERNEST FLAMMARION, ÉDITEUR

26, RUE RACINE, 26

1923

Tous droits de traduction, d'adaptation et de reproduction réservés
pour tous les pays.

Droits de traduction et de reproduction réservés
pour tous les pays.
Copyright 1923,
by ERNEST FLAMMARION.

AVANT-PROPOS

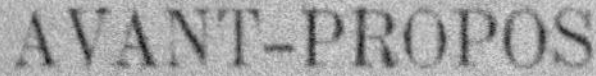

« C'est icy un livre de bonne foy,
lecteur. »

(MONTAIGNE, *les Essais*.)

La médecine progresse par *à-coups*. Une notion nouvelle la vivifie, comme le soleil du printemps réveille la nature endormie pendant l'hiver, fait monter la sève et naître une végétation luxuriante. Les recherches se multiplient et trop souvent des généralisations hâtives, désordonnées risquent d'étouffer l'idée juste, qui se développe plus lentement, mais prend corps et s'enracine fortement. Bientôt un travail de critique poursuit les élagages nécessaires ; le fait nouveau est définitivement acquis ; un progrès a été réalisé.

Une telle évolution n'est pas particulière à la médecine ; elle se retrouve partout dans les diverses branches de l'activité humaine, dans l'ordre scientifique comme dans l'ordre social ou l'ordre moral ; elle est, semble-t-il, une des conditions du progrès. Toutefois elle est, peut-être, plus apparente pour la médecine, et cela se conçoit.

La médecine, en effet, n'intéresse pas que les médecins ; elle suscite la curiosité de tout le monde, malades et bien portants. Chacun est à l'affût du nouveau. Le médecin, en présence de tant de problèmes encore sans solutions ou dotés seulement de solutions provisoires, accueille avec joie toute idée nouvelle qui paraît les expliquer et lui apporter un moyen d'améliorer le sort des malades. Les malades, qui se tiennent au courant de toutes les découvertes, réelles ou imaginaires, désirent utiliser sans retard une thérapeutique qui n'a pas encore fait ses preuves; ils pressent le médecin de la leur prescrire, quand il n'a pas pris le devant. L'entraînement réciproque conduit souvent à l'exagération et celle-ci n'est pas toujours sans dangers.

Si la médecine a ses fervents, voire même ses croyants, elle a aussi ses sceptiques et ses incrédules. Certains médecins refusent systématiquement d'admettre les conceptions nouvelles, sans prendre la peine de les examiner. Beaucoup de profanes se font un mérite de ne pas croire à la médecine. Un livre ne suffirait pas à réunir les opinions émises à son sujet. C'est Montaigne qui écrit : « Je crois d'elle tout le pis ou le mieulx qu'on voudra : car nous n'avons, Dieu mercy! nul commerce ensemble. Je suis au rebours des aultres : car je la méprise bien toujours; mais quand je suis malade, au lieu d'entrer en composition, je commence encores à la haïr et à la craindre, et réponds à ceulx qui me pressent de prendre médecine, qu'ils attendent au moins que je sois rendu à mes forces et à ma santé, pour avoir plus de moyen de soustenir l'effort et le hazard de leur bruvage. » C'est Jean-Jacques Rousseau qui affirme : « Je déclare que, n'appelant jamais de médecin pour moi, je n'en appellerai jamais pour mon Emile, a moins que sa vie ne soit dans un danger évident; car alors il ne peut pas lui faire pis que de le tuer. »

Crédulité et scepticisme sont, en toutes choses, des états d'esprit fâcheux. Ils s'expliquent souvent par une connaissance insuffisante des faits et par une appréciation erronée des frontières du connu et de l'inconnu, du certain et de l'hypothétique. En médecine, le crédule et le sceptique, si étrangers qu'ils paraissent être l'un à l'autre, sont en réalité proches parents : ils lui attribuent ou voudraient lui attribuer un pouvoir qu'elle n'a pas, ils lui demandent plus qu'elle ne peut tenir. Si tous deux savaient exactement ce qu'ils sont en droit d'en attendre, ils s'éviteraient soit des désillusions fâcheuses, soit des abstentions regrettables.

L'histoire de la médecine, même sans remonter au delà d'une centaine d'années, abonde en exemples d'engouements exagérés et de négations systématiques. Que de théories séduisantes et de thérapeutiques réputées sont tombées dans l'oubli ! Que de faits intéressants et de traitements efficaces, combattus avec âpreté et même avec talent, ont résisté à l'épreuve du temps et sont aujourd'hui acceptés sans conteste.

Un des exemples les plus intéressants, et tout d'actualité, est celui des glandes endocrines et de leurs affections.

Leur étude poursuivie parallèlement, depuis une trentaine d'années, par les physiologistes et les médecins a été très féconde. Elle a élucidé nombre de phénomènes biologiques et pathologiques, demeurés jusque-là mystérieux. Elle a instauré une thérapeutique dont les heureux effets ne peuvent être contestés. Elle a suscité un enthousiasme légitime et fécond, mais celui-ci n'a pas été sans inconvénients.

Les uns se sont laissé entraîner par des hypothèses séduisantes, qu'ils n'ont pas tardé à prendre pour des réalités ; ils ont montré une tendance peut-être exagérée à attribuer aux fonctions de ces glandes et à leurs déviations des phénomènes physiologiques ou des troubles pathologiques, qui n'ont pas encore reçu d'explications satisfaisantes; ils ont tiré d'actions thérapeutiques, souvent d'ailleurs peu évidentes, des déductions quelque peu aventureuses.

Les autres, oubliant trop les faits précis et indiscutables pour ne retenir que les exagérations et les incertitudes, ont montré une tendance inverse, qui est, elle aussi, manifestement exagérée.

Trop souvent, des opinions contraires sont basées sur des impressions plutôt que sur des preuves bien établies. Il importe donc d'examiner les faits sans parti pris, de mettre en valeur ceux qui sont acquis, de dégager la part de l'hypothèse en tenant compte des données de la physiologie et de la pathologie, qui se prêtent un mutuel appui. « Quand on se risque sur le terrain encore mouvant des glandes endocrines, a écrit fort justement Hutinel, il faut marcher avec prudence, car il n'en est pas de plus périlleux. » Harvey Cushing (de Boston), tout récemment (1921), a émis la même opinion; il compare l'endocrinologie à une mer brumeuse et peu connue, où il est facile de se perdre, car « la plupart d'entre nous avons peu de connaissances de la navigation ».

Les syndromes endocriniens
dans l'enfance et la jeunesse

CHAPITRE PREMIER

GLANDES ENDOCRINES
SÉCRÉTIONS INTERNES. — SYNDROMES ENDOCRINIENS

Les **glandes** sont des organes qui possèdent une *fonction sécrétoire*. Très différentes les unes des autres par leur volume, leur forme, leur structure, elles rentrent dans un même groupe, grâce à un élément commun, la *cellule sécrétoire*. Celle-ci s'identifie non par sa morphologie, qui est essentiellement variable, mais par sa physiologie : sa fonction est d'élaborer, à l'aide de matériaux empruntés au sang, des *produits de sécrétion* (*secernere*, séparer), c'est-à-dire des produits spéciaux, destinés à des actes qui se passent en dehors d'elle et parfois dans des régions très éloignées.

Les célèbres recherches de Claude Bernard ont établi qu'il existe deux types de glandes, les *glandes à sécrétion externe* et les *glandes à sécrétion interne*. On appelle encore ces dernières *glandes vasculaires sanguines* ou *glandes endocrines* (ἔνδος, en dedans).

Les premières sont pourvues de canaux excréteurs, qui débouchent à la surface de la peau ou des muqueuses sur lesquelles elles déversent leurs produits. Ce sont les glandes salivaires, le pancréas, le foie, les glandes des muqueuses gastrique, intestinale, trachéale, bronchique, les glandes sébacées et sudoripares, etc.

Les secondes n'ont pas de conduits excréteurs ; elles livrent leurs produits au sang ou à la lymphe, c'est-à-dire non pas au milieu extérieur, comme les précédentes, mais au milieu intérieur.

*\
* *

Les **glandes à sécrétion interne** sont nombreuses, leurs produits variés et complexes, leurs fonctions très diverses.

Le *foie*, le *pancréas*, les *glandes duodénales*, qui déversent dans l'intestin la bile, le suc pancréatique, le suc duodénal, possèdent en outre des sécrétions internes bien différentes. L'un, comme l'a montré Claude Bernard, livre au sang des veines sus-hépatiques le glucose fabriqué par la cellule hépatique aux dépens du glycocène qu'elle a emmagasiné. L'autre, dans ses îlots de Langerhans, fabrique un produit régulateur du métabolisme des hydrates de carbone, soit qu'il détruise le sucre (*ferment glycolytique* de Lépine), soit qu'il agisse sur la fonction glycogénique du foie, soit qu'il active la consommation du glucose par les tissus. Les dernières lancent dans la circulation une *sécrétine*, qui, d'après Bayliss et Starling, stimule la sécrétion pancréatique.

Les *glandes génitales*, testicules et ovaires, ne sont pas seulement des organes producteurs de spermatozoïdes et d'ovules ; elles ont également une sécrétion interne.

Le *corps thyroïde*, les *glandes parathyroïdes*, l'*hypophyse*, le *thymus*, les *capsules surrénales*, qui n'ont pas de conduits excréteurs, sont uniquement des glandes endocrines. Chacune d'elles possède des fonctions spéciales.

La *rate*, les *ganglions lymphatiques*, le *tissu lymphoïde* des muqueuses, la *moelle osseuse*, qui forment les éléments figurés du sang, globules rouges ou hématies, globules blancs ou leucocytes, hématoblastes ou plaquettes sanguines, ont peut-être des sécrétions internes.

Il est vraisemblable du reste, comme le pensaient déjà Schiff et Brown-Séquard, que *chaque cellule* de l'organisme possède une sécrétion interne. Le *tissu conjonctif*, d'après J. Renaut, est une véritable glande diffuse. La *cellule adipeuse* se comporte comme une cellule glandulaire.

La liste précédente comprend des organes qui diffèrent par leur structure. Les uns, comme le corps thyroïde, les parathyroïdes, le foie, le pancréas, etc., sont constitués par des cellules à caractères glandulaires. Dans d'autres, à des cellules glandulaires s'associent des éléments d'autre nature, comme dans l'hypophyse, l'épiphyse, les capsules surrénales, etc. Pour d'autres, comme le thymus, la nature glandulaire des cellules est très discutée ou même niée. D'autres enfin, comme la rate, ne paraissent pas posséder de cellules glandulaires. En réalité, tous ces organes n'ont de commun que leurs connexions avec les vaisseaux sanguins et lymphatiques, qui les pénètrent.

Différents par leur structure, ces organes ne le sont pas moins par leurs sécrétions internes. La plupart de ces sécrétions sont très mal connues : on ignore tout ou presque tout de leur nature chimique; on ne les connaît que par leur action physiologique. Il est très difficile, à l'heure actuelle, de les classer; suivant la remarque de Gley, « seule une classification physiologique peut être tentée... et ne peut être fondée que sur la notion de fonction »; elle présente d'ailleurs « d'assez nombreuses lacunes; ce sont les lacunes mêmes de nos connaissances actuelles ».

Parmi les sécrétions internes, il en est dont les produits possèdent des propriétés bien particulières. On en doit la connaissance à Brown-Séquard. « Ces produits solubles spéciaux, a-t-il écrit, en 1891, avec d'Arsonval, pénètrent dans le sang et viennent influencer, par l'intermédiaire de ce liquide, les autres cellules des éléments anatomiques de l'organisme. Il en résulte que les diverses cellules de l'économie sont ainsi rendues solidaires les unes des autres et par un mécanisme autre que par des actions du système nerveux. »

Ces *produits solubles spéciaux*, qui caractérisent les sécrétions internes, possèdent chacun une propriété spécifique, élective. On connaît plusieurs de ces propriétés ; les noms, dont on les appelle, laisseraient supposer à tort qu'il s'agit de substances bien isolées.

Certains produits glandulaires sont les *excitants fonctionnels spécifiques* d'un autre organe : ce sont les *hormones* (ὁρμάω, j'excite) de Starling (1905).

Tous les produits excitants, contrairement à l'acception adoptée par Starling, ne sont pas des hormones. On ne saurait considérer comme tels les déchets des mutations nutritives, l'urée ou l'anhydride carbonique, par exemple, car ces substances ne sont pas de véritables produits de sécrétion, spécialisés en vue des actions physiologiques. « On pourrait tout au plus, écrit Gley, appeler *parhormones*, les produits de déchet qui jouent accessoirement le rôle d'excitants, en réservant le nom d'hormones aux produits glandulaires spécifiques. »

D'autres produits, qu'il ne faut pas confondre avec les hormones, président à l'édification des tissus, régissent le développement de l'individu, ont une *action morphogène* : ce sont les *harmozones* (ἁρμόζω, je règle, je dirige) de Gley.

Enfin, il existe des produits qui ont une action inverse de celle des hormones ; ils ont une influence dépressive, ils inhibent ou diminuent l'activité d'autres organes ; ce sont les *chalones* (χαλάω, je ralentis) d'Edward A. Schafer.

Donc les produits de sécrétion interne — et il est probable qu'on ne les connaît pas tous — ont, sur d'autres organes que la glande qui les sécrète, une action excitante, morphogénétique ou dépressive. Ce sont, comme E. A. Schafer propose de les appeler, des *substances autacoïdes* (αυτος, lui-même ; ακος, agent médicinal, remède), des *substances endocrines*. Leurs propriétés caractérisent les *sécrétions internes*, que les *glandes endocrines* déversent dans le milieu intérieur.

Les substances endocrines agissent à des doses très faibles ; elles se comportent à la manière d'une *excitation nerveuse* ou d'une *action diastasique* (διαστασις, séparation), c'est-à-dire qu'elles libèrent de l'énergie préexistante, ordonnent et déclanchent le travail physiologique. Par leur origine dans un organe déterminé et leur action élective sur les éléments qui sont avec elles en correspondance de structure chimique, elles sont spécifiques. Elles ne sont pas particulières à une espèce animale et exercent leur influence sur des animaux d'autres espèces.

Les produits de sécrétion, qui viennent d'être passés en revue, n'ont pas encore été trouvés dans le sang veineux des glandes dont ils proviennent : « le véritable critérium de la fonction de sécrétion interne » (Gley) fait donc défaut.

La démonstration indirecte de leur existence est fournie par les effets qu'entraîne l'ablation des glandes pratiquée, soit chez l'animal dans un but expérimental par le physiologiste ou dans des buts divers par le vétérinaire, soit chez l'homme dans un but thérapeutique par le chirurgien. Elle l'est encore par les phénomènes pathologiques qu'observe le médecin chez les sujets atteints d'*affections glandu-*

laires, d'endocrinopathies (πάθος, affection, maladie); mais ici les faits sont, en général, singulièrement complexes.

Une autre preuve indirecte peut être donnée par l'*action des extraits d'organes*, soit qu'on étudie expérimentalement leurs effets pharmacodynamiques, soit qu'on recherche leur rôle thérapeutique chez les animaux privés de leurs glandes ou chez les malades. On peut encore pratiquer des *greffes*, mais la technique est beaucoup plus délicate.

On a constaté que l'injection ou l'ingestion de certaines glandes ou de leurs extraits suppléait momentanément à leurs fonctions déficientes. Cette constatation est la base de l'*opothérapie* (οπος, suc; θεραπεια, traitement) dite *substitutive*, dont la première application est due à Brown-Séquard.

A cette action s'associent probablement, d'après Hallion, des *actions homostimulatrices et homorestauratrices* (ὁμος, semblable).

Les extraits glandulaires possèdent en outre des *actions symptomatiques*, c'est-à-dire qu'ils provoquent certains phénomènes, la vaso-constriction par exemple, ou modifient certains symptômes. Ces actions sont beaucoup plus banales que les précédentes. On utilise alors les extraits, au même titre que les extraits végétaux, pour leurs *propriétés pharmacodynamiques* (φάρμακον, médicament; δύναμις, force).

Mais, comme l'a écrit Gley, « des résultats que donne l'étude pharmacodynamique des extraits d'organes, on n'a nullement le droit de conclure au rôle physiologique des organes. » Trop souvent on a oublié cette importante notion et on a tiré de l'action thérapeutique des conclusions prématurées et hasardeuses. Il faut être très réservé dans l'interprétation de l'*opodiagnostic* (Gilbert et Carnot).

Pour démontrer l'existence d'une sécrétion interne, il faut, précise Gley, « à défaut des conditions

chimique et physiologique (détermination d'un produit spécifique dans le sang veineux glandulaire, puis,
durant un temps variable, dans le sang artériel), un
ensemble de faits concordants d'ordre physiologique,
pathologique et thérapeutique; il faut que l'extirpation de l'organe, auquel on suppose une fonction
de sécrétion interne, donne lieu à un complexus de
troubles fonctionnels, à un syndrome (que peut
réaliser aussi la maladie chez l'homme), dont l'atténuation ou la disparition s'obtient par l'administra-
tion régulière d'extraits de l'organe ou par la greffe,
quand celle-ci est possible. »

Les glandes vasculaires sanguines n'interviennent
pas seulement par les substances endocrines qui
viennent d'être mentionnées. Certaines d'entre elles,
tout au moins, ont une *fonction antitoxique* exercée
soit par la sécrétion de produits neutralisants, soit
par la destruction des poisons dans leurs tissus. Elles
peuvent influencer le *métabolisme* des hydrates de
carbone, des graisses, des matières protéiques, des
substances minérales.

Enfin, sous des modalités et à des degrés divers,
les glandes endocrines présentent des relations étroites
avec le *sympathique*, nerf de la vie végétative. Le
système endocrinien et le *système sympathique* forment
un tout et s'influencent réciproquement; d'où la
réalisation de phénomènes variés et complexes.

Mais ce n'est pas ici le lieu d'entrer dans le détail
de ces faits.

*
* *

Malgré que les fonctions de la plupart des glandes
endocrines soient encore mal élucidées, physiologistes
et médecins sont d'accord pour reconnaître leur
importance. Leur régularité est une des conditions
de la santé; leurs troubles ont des conséquences
souvent graves.

Ces troubles peuvent s'exercer dans des sens contraires. Tantôt les fonctions sont supprimées ou insuffisantes (*hyposécrétion, hypofonctionnement*); tantôt au contraire, elles sont exaltées (*hypersécrétion, hyperfonctionnement*). En réalité, les faits ne sont pas toujours aussi simples que cette division pourrait le faire supposer et qu'ils se trouvent réalisés expérimentalement par l'extirpation d'une glande.

Rarement l'aplasie ou la suppression totale d'une glande se rencontrent; or il suffit qu'un fragment relativement petit soit conservé, pour que ses fonctions subsistent. Le plus souvent les altérations glandulaires observées chez l'homme sont assez peu profondes; elles semblent entraîner surtout des *déviations fonctionnelles*, un *dysfonctionnement* (δύς, mal); les phénomènes observés ne dépendent pas seulement d'une production insuffisante ou exagérée de substances autacoïdes; ils dépendent également d'un métabolisme troublé; les cellules altérées peuvent « laisser passer dans le sang les substances toxiques qu'elles ont reçues et plus ou moins modifiées, et en même temps des protéiques cellulaires, produits d'autolyse ou de dégénérescence, eux-mêmes toxiques ». (Gley).

En clinique, il est donc souvent bien difficile de préciser les modalités des troubles fonctionnels qu'entraînent les altérations endocriniennes. Souvent même il n'est pas permis d'affirmer l'origine endocrinienne d'un phénomène donné, car d'autres processus pathogéniques peuvent le réaliser. Les limites de la pathologie endocrinienne sont encore bien indécises.

Pour ne pas s'égarer, il convient de rester sur le terrain des faits. Ceux-ci sont d'ordre clinique, anatomique, expérimental et thérapeutique. Observer les malades, rechercher les lésions, constater les effets provoqués sur les animaux par les modifications apportées au fonctionnement des glandes, enregistrer les résultats obtenus par un traitement judicieux : telles sont les règles qui constituent les bases de la médecine moderne, dont il importe de ne pas s'écarter.

L'observation permet de décrire un certain nombre de *syndromes cliniques* (συνδρομή, concours), c'est-à-dire de groupements de symptômes ou de signes, qui relèvent ou paraissent relever de lésions ou de troubles fonctionnels d'une ou de plusieurs glandes endocrines : ce sont des *syndromes endocriniens*. Parmi ceux-ci, il en est dont l'origine glandulaire semble certaine; il en est d'autres pour lesquelles elle est moins évidente et même discutée.

A côté des syndromes bien caractérisés, il existe des séries dégradées de *syndromes frustes*, qui ne peuvent être identifiés que par la comparaison avec les précédents. Pour eux des réserves encore plus grandes s'imposent dans bien des circonstances. Mais leur étude n'en est pas moins instructive, quelle que soit l'interprétation définitive.

Toutes les glandes endocrines jouent un rôle en pathologie. Etudier ce rôle dépasserait le cadre de ce livre. Je me bornerai à exposer les syndromes que caractérisent les altérations et les troubles du corps thyroïde, des glandes parathyroïdes, de l'hypophyse, de l'épiphyse, du thymus, des capsules surrénales, des glandes sexuelles : *syndromes thyroïdiens, parathyroïdiens, hypophysaires, épiphysaires, thymiques, surrénaux, sexuels.*

En poursuivant l'étude de ces *syndromes uniglandulaires*, on ne tarde pas à s'apercevoir que les processus sont rarement simples, que presque toujours ils sont complexes. Simultanément ou successivement, plusieurs glandes endocrines souffrent et interviennent dans le complexus clinique qui réalise alors des *syndromes pluriglandulaires* (Claude et Gougerot).

Cette complexité des phénomènes glandulaires,

cette *sympathie* (σύν, ensemble, πάθος, affection)
entre les glandes endocrines, ne saurait surprendre;
il paraît bien en effet exister des *actions glandulaires
réciproques*, des *interrelations humorales*, des *synergies* (σύν, ensemble; εργον, travail) *glandulaires* :
« Qu'il y ait des relations de glande à glande, écrit
Gley, c'est une des données fondamentales que la
doctrine des sécrétions internes a apportées; et les
nier, ce serait nier en partie cette doctrine même. »
Mais les *corrélations glandulaires fonctionnelles* ne
peuvent pas tout expliquer.

Au reste, pour rester sur le terrain clinique,
l'exposé des syndromes pluriglandulaires revient à
envisager *quelques grands syndromes*, caractérisés
essentiellement par des troubles de la croissance ou
de la nutrition et à rechercher le rôle des troubles
endocriniens dans leur production; il réalise en
quelque sorte une *synthèse* des documents recueillis
par l'*étude analytique* de chaque syndrome endocrinien.

*
* *

Les syndromes endocriniens sont de tous les âges;
ils *se rencontrent fréquemment chez les enfants et les
jeunes gens*. Chez eux, en effet, certaines glandes
vasculaires, qui jouent un grand rôle dans les phénomènes de croissance, sont particulièrement fragiles
du fait de leur grande activité fonctionnelle; les
influences héréditaires, dont l'intervention est parfois
prépondérante, s'exercent au maximum; les processus
morbides, qui ont une grande tendance à se généraliser, entraînent des altérations variées.

Ces syndromes se caractérisent par des symptômes
qui sont, les uns *communs* à toutes les périodes de la
vie, les autres *particuliers* à chacune d'elles; ces
derniers dépendent du moment de l'évolution physiologique où interviennent les troubles endocriniens.

A cet égard, l'enfance et la jeunesse réalisent des conditions bien spéciales. C'est la *phase de croissance*, qui se poursuit jusqu'à la *maturité somatique* (σῶμα, corps); c'est la *phase de l'évolution sexuelle*, qui se traduit par les transformations de l'organisme au moment de la *puberté*, jusqu'à la *maturité génitale* : quand le corps a atteint son développement complet, quand les glandes sexuelles ont acquis leur pleine activité, les jeunes gens sont devenus des *adultes*; suivant l'expression courante, ils entrent dans l'*âge mûr*. La croissance d'ailleurs ne se produit pas seulement dans l'ordre physique; elle s'effectue également dans l'*ordre intellectuel*; à mesure que l'enfant grandit, le cerveau, rudimentaire chez le nouveau-né, se développe et acquiert progressivement une structure remarquablement complexe ; parallèlement, aux actions purement réflexes du début de la vie, s'ajoutent peu à peu des activités cérébrales de plus en plus variées; les caractères intellectuels et moraux se modifient en même temps que les caractères physiques.

Or la croissance physique et intellectuelle, l'évolution pubertaire sont sous la dépendance étroite de certaines glandes endocrines, par les harmozones qu'elles sécrètent. Les altérations de ces glandes en affectent donc les modalités. Les troubles de ces grands processus physiologiques constituent par suite des éléments très importants des syndromes endocriniens pendant l'enfance et la jeunesse ; ils leur impriment une marque bien spéciale; ils se traduisent par des *anomalies physiques, intellectuelles et morales*, par des *dystrophies* (δύς, mal, τροφή, nourriture) que, par abréviation, on appelle *dystrophies d'évolution*.

Si l'expression *maladies de croissance* ne prêtait à confusion et ne devait pas être bannie de la nosographie, on pourrait dire que ces maladies sont, pour une très grande part, sous la dépendance des troubles endocriniens.

Pour poursuivre avec fruit l'étude des syndromes endocriniens dans l'enfance et la jeunesse, il est indispensable d'exposer, au préalable, les *modalités de la croissance* et de *la puberté*.

CHAPITRE II

CROISSANCE ET PUBERTÉ

« L'accroissement sans trêve, sans répit, écrit
Dastre, dans *La Vie et la Mort*, est la loi immuable
de la substance vivante... Il est manifeste dans la
période de début, lorsque l'animal et la plante sortent
de la spore, de la graine ou de l'œuf; il n'est pas
moins certain dans les périodes d'état et de déclin
dans lesquelles la relâche n'est qu'apparente.
... L'assimilation formatrice persiste, compensée seulement et masquée par une désassimilation destructive, qui est égale dans la période d'état et supérieure
dans la période de déclin. »

Pendant la première partie de la vie, *l'assimilation
formatrice* l'emporte sur la *désassimilation destructive*;
elle entraîne la *croissance*. Celle-ci se traduit par l'augmentation de la taille et du poids du corps, par des
modifications morphologiques de ses différents segments, par l'augmentation du volume et du poids de
la plupart des organes, par des modifications dans
leur structure et leur fonctionnement. Elle se poursuit
d'une façon continue mais non régulière, suivant un
rythme qu'ont précisé les recherches anthropométriques. Elle est subordonnée à l'action de divers
facteurs et en particulier des glandes endocrines. Il
est donc indispensable d'en connaître les principales

modalités, pour apprécier l'influence des altérations et des troubles fonctionnels de ces dernières.

La **croissance** commence dès la fécondation; elle se poursuit pendant la *vie intra-utérine*, l'*enfance* et la *jeunesse*, jusqu'au moment où le corps a atteint sa perfection physique, jusque vers 25 ans. Elle n'est donc pas terminée à 15 ans, âge considéré en général comme le terme de l'enfance. Cette longue période de croissance pourrait être appelée *adolescence* (*adolescere*, croître), si une acception commune ne faisait souvent appliquer ce terme à la période de la vie intermédiaire à l'enfance et à la jeunesse, qui commence avec l'apparition des signes de la puberté.

La période de croissance comprend :

1° la *vie intra-utérine*, pendant laquelle le nouvel être passe successivement par les étapes de l'*œuf*, qui en 15 jours acquiert un volume et un poids 125.000 fois supérieurs à ceux de l'ovule; de l'*embryon*, à partir du quinzième jour qui suit la fécondation, moment où il a pris forme humaine ; du *fœtus*, à partir du deuxième mois, moment où les parties du corps peuvent être aisément distinguées;

2° la *première* ou *petite enfance*, de la naissance à 30 mois; pendant les huit premiers jours, l'enfant est un *nouveau-né*, ensuite un *bébé*, un *nourrisson* ;

3° la *deuxième* ou *moyenne enfance*, de 30 mois à 6 ans;

4° la *troisième* ou *grande enfance*, de 6 à 15 ans;

5° la *jeunesse* de 15 à 21 ans.

TAILLE

L'évolution de la *taille* ou *stature*, c'est-à-dire de la *longueur du corps*, mesurée de la plante des pieds (plan du sol dans la station debout) au *vertex* ou sommet de la tête, permet d'apprécier l'intensité de la croissance.

Pendant la **vie intra-utérine**, l'accroissement en longueur est d'emblée rapide. L'*embryon* et le *fœtus* mesurent :

De 19 à 21 jours.	3 ou 4 millimètres
— 21 à 25 —	6 —
— 35 à 36 —	14 —
— 37 à 38 —	16 —
à 60 —	26 —
à la fin du 3ᵉ mois . .	10 centimètres
— 4ᵉ — . . .	17 —
— 5ᵉ — . . .	28 —
— 6ᵉ — . . .	35 à 37
— 7ᵉ — . . .	39 à 41 —
— 8ᵉ — . . .	46 à 47 —

Le **nouveau-né à terme** mesure 50 centimètres; ce nombre représente l'accroissement de la taille pendant les neuf mois de la vie intra-utérine.

Pendant la **première enfance**, la taille s'allonge encore beaucoup, mais l'allongement devient de moins en moins rapide. Le *bébé* mesure :

à 4 mois	62 centimètres
à 12 —	70 —
à 24 —	80 —
à 36 —	88 —

L'accroissement est donc de 20 centimètres durant la première année, de 10 centimètres et de 8 centimètres durant la deuxième et la troisième.

Pendant la **deuxième enfance**, l'accroissement annuel n'est que de 6 ou 7 centimètres. *A 5 ans*, la taille mesure 100 centimètres; elle a doublé depuis la naissance; il a fallu cinq années pour que l'allongement du corps soit égal à celui qui s'était effectué pendant les neuf mois de la vie intra-utérine.

Pendant la **troisième enfance**, l'accroissement de la taille se poursuit d'abord sensiblement à la même allure de 5 ou 6 centimètres par an. La taille mesure 130 centimètres vers 10 ans 1/2.

Puis survient une *poussée de croissance*. Celle-ci, plus précoce chez les filles que chez les garçons, se termine par suite plus tôt chez celles-là que chez ceux-ci.

Chez les *filles*, elle se produit de 12 à 14 ans. La taille mesure 149 centimètres (3 fois celle de la naissance) à 13 ans 1/2, 154 centimètres à 15 ans 1/2.

Chez les *garçons*, elle se produit de 13 à 15 ans. La taille mesure 150 centimètres (3 fois celle de la naissance) à 14 ans, 160 centimètres à 15 ans 1/2.

D'après Godin, la taille des garçons est :

à 14 ans	146 cm. 6
à 15 —	153 cm. 6
à 16 —	158 cm. 1
à 17 —	161 cm. 9

A 20 ans, la taille de la moitié des jeunes soldats est comprise entre 162 et 170 centimètres.

CROISSANCES SEGMENTAIRES

L'allongement du corps ne s'effectue pas d'une façon égale et simultanée sur les divers segments, dont la somme constitue la taille : tête, cou, tronc, membres inférieurs. Les *croissances segmentaires* se font suivant un rythme, qu'ont bien analysé les anthropologistes et, en particulier, Manouvrier et Paul Godin ; elles ont leur individualité et le corps des enfants n'est pas une réduction du corps des adultes ; ses proportions diffèrent d'une période à l'autre.

Pour rappeler une phrase connue, les enfants ne sont pas des « hommes vus par le gros bout de la lorgnette ». Ce ne sont pas des *miniatures d'hommes*.

Il importe surtout de connaître la croissance du *buste* et des *membres inférieurs*.

Le *buste* (B) comprend la tête, le cou et le tronc.

La *hauteur du buste* s'obtient en mesurant, le sujet étant assis, la distance du plan du siège au vertex.

La *hauteur réduite des membres inférieurs* (S) est obtenue en soustrayant la hauteur du buste de la taille.

Le buste du *nouveau-né* représente les 2/3 de la taille; ses membres inférieurs sont très courts. *Pendant l'enfance*, les membres inférieurs s'allongent beaucoup plus que le buste, rapidement jusqu'à 7 ans, moins vite jusqu'à 15 ans.

Pendant la jeunesse, au contraire, l'allongement des membres inférieurs est très faible, celui du buste plus important. La puberté, dont on parlera plus loin, modifie profondément les modalités de l'allongement du corps. « La taille, écrit P. Godin, doit la plus grande part de son développement, avant la puberté, aux membres inférieurs, après la puberté au buste. »

Le rapport de la hauteur réduite des membres inférieurs au buste $\left(\dfrac{S}{B}\right)$ ou *rapport de Manouvrier* exprime les modalités respectives de la croissance de ces deux segments du corps. Il varie nécessairement suivant les âges. A chaque âge, ce rapport a une valeur moyenne ou normale; celle-ci caractérise une croissance régulière et l'enfant qui présente cette valeur moyenne est dit *mésatiskèle* ou *mésoskèle* (μέσος, moyen; σκέλος, jambe); mais à un autre âge, le même nombre ne comporte plus la même signification; l'enfant qui est mésoskèle à 5 ans ne l'est plus à 10 ans si le rapport de Manouvrier est resté le même.

D'une façon approximative, les membres inférieurs constituent respectivement à la naissance, à 6 ans et à 15 ans, d'après Godin, 33, 44 et 48 p. 100 de la taille.

Les rapports de Manouvrier sont approximativement les suivants :

Nouveau-né	0,50
de 1 à 3 ans	0,58
de 3 à 5 —	0,64
de 5 à 7 —	0,75
de 7 à 10 —	0,80
de 10 à 12 —	0,85
de 12 à 14 —	0,88
de 14 à 16 —	0,90

D'après les mensurations de Godin, le rapport est, pour les tailles relatées plus haut :

à 14 ans	0,91
à 15 —	0,93
à 16 —	0,92
à 17 —	0,91

Quant à l'accroissement en longueur des membres supérieurs, on l'apprécie, dans la pratique, par la mesure de la *grande envergure*, c'est-à-dire de la ligne horizontale qui réunit les extrémités des médius, les membres supérieurs étant placés en croix. Elle est inférieure à la taille jusqu'à 5 ou 10 ans, égale à la taille ensuite, un peu supérieure à partir de 14 ans.

POIDS

La croissance staturale renseigne sur l'allongement des os. L'augmentation du poids est liée aux modifications du tissu cellulo-adipeux, des muscles, du squelette, des organes, des liquides interstitiels ; pour l'interpréter, il faut tenir compte de ces divers facteurs. Toutefois, considérée en elle-même, la *croissance pondérale* fournit des renseignements précieux.

Pendant la **vie intra-utérine**, l'augmentation du poids est très rapide. *Au quinzième jour*, l'œuf (embryon et annexes) pèse 1 gramme. Ultérieurement le *fœtus* pèse approximativement :

à 6 mois . . . .   1000 grammes
à 7 — . . . .   1500 à 1700   —
à 8 — . . . .   2100 à 2200   —
à 8 — 1/2   2500   —

Le nouveau-né à terme pèse 3.000 à 3.250 grammes.
Le nourrisson pèse :

à 4 mois . . . .   6 kilos
à 12 —   9   —
à 24 —   12   —
à 36 —   13   —

Le *poids de naissance* est *doublé* à 4 mois, *triplé* à 12 mois, *quadruplé* à 24 mois. La croissance pondérale, de même que la croissance staturale, se ralentit donc progressivement après la naissance.

Ce ralentissement persiste pendant la **moyenne enfance** et la première partie de la **grande enfance**.

A 5 *ans*, le poids de naissance est *quintuplé* et l'enfant pèse 15 kilogs, à 8 ans il pèse 20 kilogs.

Puis se produit une **poussée de croissance pondérale**, qui débute plus tôt chez les filles que chez les garçons.

Les *filles* pèsent :

à 11 ans 1/2 . . . .   29 kilos
à 14 — —   43   —
à 15 — —   46   —

Les *garçons* pèsent :

à 12 ans 1/2 . .   30 kilos (10 fois le poids de naissance)
à 15 — — . .   48   — (16   —   —   )

D'après Godin, les poids des garçons sont les suivants :

à 14 ans . . . .   39 kil. 291
à 15 —   44   — 097
à 16 —   50   — 255
à 17 —   54   — 845

RAPPORT DU POIDS A LA TAILLE

L'augmentation de la taille et du poids, pendant la période de croissance, ne se poursuit pas d'une façon parallèle. Le **rapport du poids à la taille** P/T n'est pas constant, il se modifie d'une année à l'autre. Il permet d'apprécier si les enfants sont bien proportionnés, car il indique le nombre de grammes correspondant à un centimètre de hauteur.

Voici des moyennes :

	P/T
à la naissance	60
à 1 an.	120
de 2 à 6 ans	150
— 6 à 9 —	160-170
— 9 à 10 —	190

Jusqu'à 10 ans, le rapport est le même dans les deux sexes. *Ensuite*, il diffère chez les *garçons* et les *filles* :

	Filles	Garçons
de 10 à 11 ans	200	190
— 11 à 12 —	210	200
— 12 à 13 —	230	220
— 13 à 14 —	250	240
— 14 à 15 —	280	270

De 15 à 16 ans, il redevient semblable : 290 ou 300.

A *17 ans*, il est, d'après les mensurations de Godin, de 340.

PÉRIMÈTRE THORACIQUE

Une autre mensuration importante est celle du *périmètre thoracique* (PT) ou *circonférence thoracique*. On la pratique généralement au niveau de l'appendice xiphoïde : c'est le *périmètre xiphoïdien* ou *xiphosternal*. On note la moyenne des mesures obtenues dans l'inspiration et dans l'expiration maxima.

Les moyennes sont les suivantes, d'après Cruchet et Sérégé :

à la naissance . . . . 31 centimètres
de 1 à 2 ans 45   —
— 6 à 7 — 55   —
— 10 à 11 — 60   —
— 13 à 14 — 66   —
— 14 à 18 — 79   —

Chez les filles, à partir de la puberté, les moyennes sont plus faibles que chez les garçons : leur périmètre thoracique mesure 73 centimètres à 15 ans (Mlle Francillon).

COEFFICIENT DE PIGNET

Les diverses mensurations du corps ne fournissent que des renseignements fragmentaires sur le développement des enfants et des jeunes gens. Plusieurs formules ont été proposées pour apprécier sa valeur globale. Une des plus intéressantes est celle qui donne le *coefficient de robusticité* (C R); il est préférable d'appeler ce dernier *coefficient de Pignet*, du nom de son auteur, car ses variations, surtout quand le sujet n'est pas normal, ne témoignent pas toujours d'une constitution plus ou moins vigoureuse ; elles renseignent seulement sur l'aspect général de l'individu, d'après sa grandeur et sa grosseur, sur la *corpulence* (*corpus*, corps).

Le coefficient de Pignet (C R) exprime le rapport du périmètre thoracique (P T), de la taille (T) et du poids (P.), suivant la formule suivante :

$$CR = T - (P + PT).$$

Aux différents âges, les moyennes sont, d'après L. Mayet :

à 1 an 12
à 5 ans 30

à 10 et 11 ans 43
à 13 ans 40
à 15 — 34
à 20 — 23

Calvet donne à peu près les mêmes moyennes jusqu'à 10 ans, mais des valeurs plus élevées de 12 à 15 ans :

12 ans 44
13 — 45
14 — 48
15 — 44

CIRCONFÉRENCE CÉPHALIQUE

La *circonférence du crâne* ou *circonférence céphalique occipito-frontale* mesure aux différents âges, d'après Bonnifay :

à la naissance . . . . 34 centimètres
à 1 an . . . . 42 —
de 2 à 3 ans . . . . 47 —
— 7 à 8 — . . . . 51 —
— 11 à 12 — . . . . 52 —
— 13 à 14 — . . . . 53 —
— 14 à 17 — . . . . 54 —

Elle augmente donc de 20 centimètres pendant l'enfance. L'accroissement est surtout rapide (13 cm.) pendant la première enfance, plus lente (4 cm.) de 3 à 8 ans, très lente (1 cm.) de 8 à 12 ans ; il s'accélère légèrement à partir de 12 ans.

CROISSANCES ANORMALES

Les principales données anthropométriques, qui viennent d'être relatées, permettent d'apprécier l'évolution de la croissance. Mais il ne faut pas attribuer aux nombres une valeur trop absolue. Ils représentent des *moyennes* ; or toute moyenne est obtenue avec des nombres qui s'en écartent plus ou moins et, à la limite, on hésite souvent pour conclure si une valeur faible ou élevée correspond à un état physiologique ou à un état pathologique. La question se pose à chaque instant pour les sujets atteints de syndromes endocriniens.

La **taille** varie, chez les enfants et les jeunes gens, comme chez les adultes, suivant la *race*, la *famille*, les *conditions individuelles*. Il y a, parmi les sujets normaux, des *moyens*, des *petits* et des *grands*. « Aucune ligne de démarcation, écrit Topinard, n'existe entre ce qu'on appelle des géants et des nains et les tailles physiologiquement hautes ou basses. »

Quand la croissance est retardée ou au contraire trop rapide, quand, à un âge donné, un enfant à une taille manifestement inférieure ou supérieure aux tailles moyennes des enfants du même âge, on dit qu'il présente une *hypotrophie* [1] ou une *hypertrophie staturale* (ὑπό, au-dessous, ou ὑπέρ, au delà ; τρέφειν, nourrir), de *l'hypocroissance* ou de *l'hypercroissance*.

Quand il s'agit d'individus, « dont la taille est de beaucoup inférieure à la moyenne de leur race », suivant la définition de Littré, on parle de *nanisme*, on les qualifie de *nains*. Le mot *nanisme*, proposé par Isidore Geoffroy Saint-Hilaire (1832) est généralement employé, de préférence aux termes de *microsomie* et de *microsomatie* (μικρός, petit, σῶμα, corps), créés antérieurement par Malacarne et Breschet. Certains nains, jeunes gens ou adultes, mesurent seulement 60 à 70 centimètres.

---

1. Le mot *hypotrophie* a été proposé par Variot, en 1904, pour désigner le processus d'atrophie infantile des premiers mois de la vie, « qui se prolonge dans la seconde et la troisième année », *l'atrophie infantile prolongée*. Il peut s'appliquer aux retards de croissance qui surviennent pendant toute l'enfance et la jeunesse.

Quand la taille dépasse de beaucoup les dimensions moyennes de la race, on parle de *gigantisme* et de *géants*. La taille de ces derniers dépasse souvent 2 mètres ; elle peut atteindre 2 m. 30 et plus.

Mais ces définitions du nanisme et du gigantisme sont insuffisantes. Une taille trop réduite ou une taille excessive ne suffisent pas à caractériser ces modalités de la croissance et de la stature. Les hommes de haute stature, écrit Henri Meige, « quel que soit le nombre de centimètres dont leur taille dépasse la moyenne, ayant une constitution et une santé normales, ne sauraient former un groupe morphologique distinct, pas plus d'ailleurs que ceux dont la taille est inférieure à la normale ». Le géant, a-t-on dit, n'est pas seulement un individu d'une taille excessive ; il ne réalise pas un beau type de l'espèce humaine ; il présente un certain nombre d'anomalies tératologiques ou pathologiques. Suivant P. E. Launois et Pierre Roy, le gigantisme est « une anomalie de la croissance du squelette se traduisant par une taille excessive du sujet, par rapport aux dimensions moyennes de sa race et entraînant une dysharmonie morphologique et fonctionnelle, qui est caractéristique de cet état morbide. » Le nanisme comporte, *mutatis mutandis*, la même définition.

Pour éviter les confusions entre l'homme très grand, communément appelé géant, mais qui n'est pas un anormal, et les hommes très grands par suite d'un état pathologique, on a proposé de remplacer, pour ces derniers, l'expression *gigantisme* par les termes *somatomégalie* (H. Meige) ou *macrosomie* (Malacarne, Taruffi)... (σῶμα, corps : μακρός ou μεγαλος, grand). Leur usage ne s'est pas généralisé.

Parmi les facteurs de la *dysharmonie morphologique* est la rupture de l'équilibre dans l'accroissement respectif du buste et du tronc. Cette rupture entraîne des variations dans le *rapport de Manou-*

vrier : le sujet n'est plus un *mésoskèle*. Quand, à un âge donné, les membres inférieurs sont proportionnellement trop courts, le rapport est trop faible : le sujet est un *brachyskèle* (βραχύς, court ; σκέλος, jambe). Dans le cas inverse, quand les membres inférieurs sont proportionnellement trop longs, le rapport est trop élevé : le sujet est un *macroskèle* (μακρός, grand ; σκέλος, jambe).

Par exemple, d'après P. Godin, un enfant de 13 ans et demi est :

<pre>
    mésatiskèle avec un rapport S/B de 0,90
    brachyskèle   —   —   —   0,87
    macroskèle   —   —   —   0,96
</pre>

Les anomalies de croissance portant sur le poids, le périmètre thoracique, etc., caractérisent d'autres dysharmonies morphologiques qui comportent, comme les précédentes, des déductions importantes pour caractériser certains syndromes endocriniens.

CROISSANCE DES OS

La croissance des os est un des phénomènes les plus importants parmi ceux qui se produisent dans l'enfance et la jeunesse.

Il existe des *os longs* (fémur, tibia, péroné, humérus, radius, cubitus, métacarpiens et métatarsiens), des *os courts* (os du carpe et du tarse, vertèbres), des *os plats* (os de la voûte crânienne, etc.). Chacun de ces types se développe suivant des modalités spéciales.

Les *mensurations* permettent d'apprécier l'accroissement des os longs et, dans une certaine mesure, celui des os de la voûte crânienne.

Pour ces derniers, des renseignements utiles sont donnés par la *palpation*. Elle rend compte de l'évolution des espaces membraneux, *scissures* et *fontanelles*, qui, à la naissance, séparent les os. Ces espaces se rétrécissent et se ferment dans le courant de la première année. La *grande fontanelle*, *fontanelle antérieure* ou *fontanelle bregmatique*, persiste seule à la naissance; située sur la ligne médiane, à peu près à la hauteur des oreilles, elle mesure 2 ou 3 centimètres chez le nouveau-né, se ferme à 5 ou 6 mois, se soude vers 14 ou 15 mois.

PROCESSUS D'OSSIFICATION. — Les os apparaissent dès les premiers temps de la vie embryonnaire. Ils sont d'abord fibreux et cartilagineux. Plus tard, à des époques déterminées, se montrent des *foyers d'ossification*. A la naissance, la formation du tissu osseux est plus ou moins avancée dans les diverses parties du squelette.

L'os long est formé par le *corps* ou *diaphyse* et les *extrémités* ou *épiphyses*.

La *diaphyse* est constituée, à une certaine phase du développement, par un cylindre osseux qui apparaît au centre du cartilage du premier au quatrième mois de la vie intra-utérine. Ce cylindre s'accroît en épaisseur par formation de nouvelles couches d'os au-dessous de l'enveloppe ou *périoste*, et en longueur par formation de tissu osseux dans le cartilage jusqu'au voisinage de l'épiphyse. Au centre de l'os, se creuse le *canal médullaire* qui loge la *moelle osseuse*.

L'*épiphyse* reste cartilagineuse plus longtemps que la diaphyse. A un moment donné, apparaît à son centre un *point complémentaire d'ossification*. Il s'étend excentriquement vers la périphérie et vers la diaphyse. Quand il a atteint un certain volume l'os épiphysaire est séparé de l'os diaphysaire par une mince lame de cartilage, le *cartilage de conjugaison* ou *cartilage interdiaphyso-épiphysaire*. Au niveau de ce dernier, la formation de tissu cartilagineux et de tissu osseux se poursuit pendant l'enfance et la jeunesse; elle entraîne l'allongement de l'os.

L'os court se forme par un point d'ossification

qui apparaît à son centre et s'accroît peu à peu.

Les points complémentaires des épiphyses des os longs, les points d'ossification des os courts apparaissent à des âges déterminés ; les *soudures diaphyso-épiphysaires* s'effectuent également à des époques fixes. Dans les syndromes endocriniens les anomalies de l'évolution osseuse constituent des phénomènes importants.

La **radiographie** permet d'apprécier, sur le vivant, l'état de l'ossification.

Les os, dont l'étude radiographique est la plus instructive et la plus facile, sont le *cubitus* et le *radius* à leurs extrémités inférieures, les *os du carpe*, les *métacarpiens* et les *phalanges*.

Les *radiographies de la main et du poignet* montrent :

1° Les cartilages inter diaphyso-épiphysaires du radius et du cubitus, ainsi que les points complémentaires de leurs extrémités inférieures.

2° Les points d'ossification des 8 os du carpe, disposés en deux rangées, composées. de dehors (bord radial) en dedans : la supérieure, par le scaphoïde, le semi-lunaire, le pyramidal, le pisiforme ; l'inférieure, par le trapèze, le trapézoïde, le grand os et l'os crochu.

3° Les métacarpiens, qui présentent chacun un point complémentaire situé dans l'épiphyse inférieure pour les quatre derniers, dans l'épiphyse supérieure pour le premier ou métacarpien du pouce.

4° Les phalanges, qui n'ont également qu'un point complémentaire dans l'épiphyse supérieure.

Les *points d'ossification*[1] apparaissent dans l'ordre suivant (fig. 1, 2, 3, 4, 5, 6) :

    1re année. — Grand os,
                os crochu.
    3e   — . — Pyramidal,
                épiphyse inférieure du radius.

---

1. Les radiographies reproduites dans ce livre sont dues au Dr Duhem, radiologiste de l'Hôpital des Enfants-Malades, et à ses assistants.

4e année. — Epiphyses supérieures des phalanges.
5e   — . — Semi-lunaire,
           trapèze,
           épiphyses inférieures des 4 derniers
           métacarpiens.

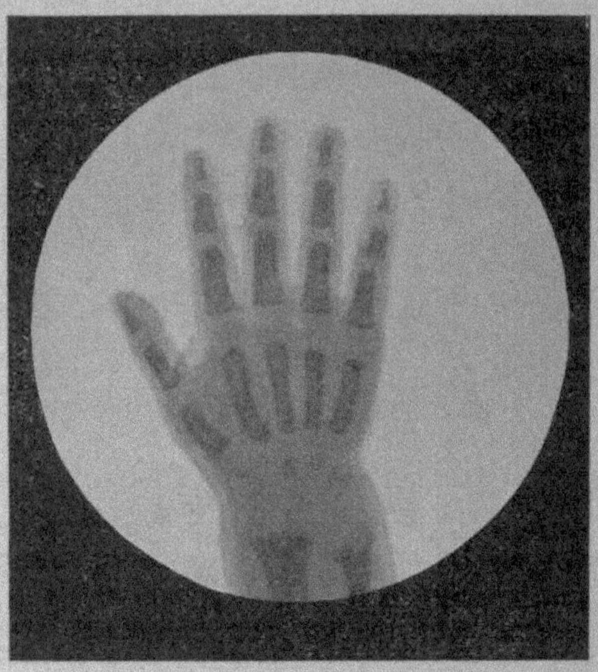

Fig. 1. — Pr... Georges; 7 mois.

6e année. — Scaphoïde,
           trapézoïde.
8e   — . — Epiphyse supérieure du 1er métacarpien
           (pouce).
7 à 9 ans. — Epiphyse inférieure du cubitus.
8 à 10 —. — Pisiforme.

La *soudure des épiphyses et des diaphyses* s'effectue à la fin de la jeunesse :

De 16 à 18 ans : épiphyses inférieures des 4 derniers
                 métacarpiens et épiphyse supérieure
                 du premier.
De 18 à 20 ans : épiphyses supérieures des phalanges.
De 20 à 25 ans : épiphyses inférieures du radius et du
                 cubitus.

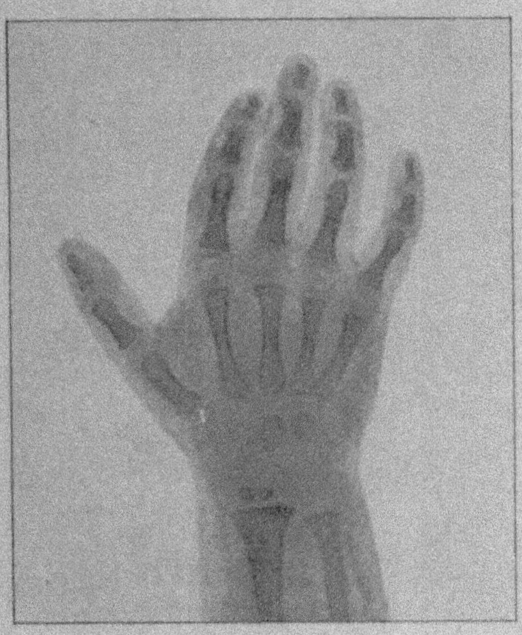

Fig. 2. — Le M..., Nestor, 2 ans 1/2.

Les *points d'ossification épiphysaires* des divers os
longs, fémur, tibia, etc., apparaissent à des dates
particulières pour chacun. Les *soudures diaphyso-
épiphysaires* se font entre 16 et 25 ans, un peu plus
tôt chez les filles que chez les garçons.

Les **vertèbres**, dont la superposition constitue la
colonne vertébrale, possèdent plusieurs points d'ossification. Deux points complémentaires occupent les
faces supérieure et inférieure du corps vertébral ; ils

ont la forme de lamelles discoïdes très minces (*disques épiphysaires*) ; ils apparaissent seulement de 14 à 16 ans et se soudent de 20 à 25 ans.

Les modalités de l'ossification des os longs et des vertèbres expliquent les *particularités de la croissance staturale*, dont il a été question plus haut : accrois-

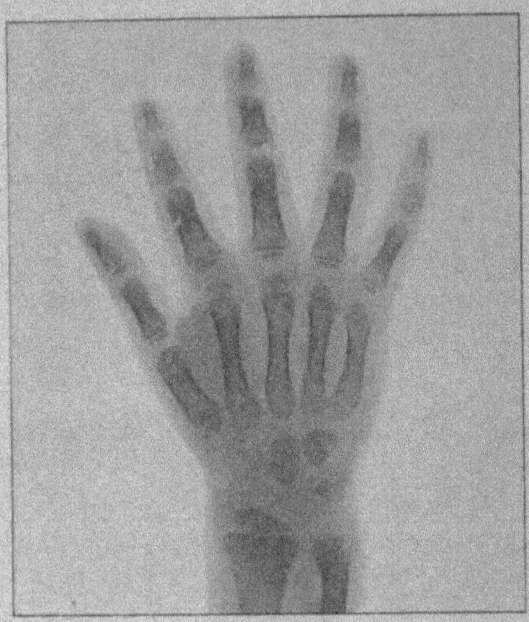

Fig. 3. — T... Roger, 4 ans et 4 mois.

sement des membres inférieurs pendant l'enfance, du buste pendant la jeunesse.

A la fin de l'enfance, l'activité du processus d'ossification diaphyso-épiphysaire se ralentit : la prolifération des cellules cartilagineuses s'arrête, le cartilage de conjugaison s'ossifie, l'os diaphysaire et l'os épiphysaire se soudent. Cet arrêt dans la croissance des os longs est lié à *l'éclosion de la puberté* et à la *maturité des glandes sexuelles.*

Par contre l'*ossification sous-périostique*, celle qui se produit à la périphérie de l'os, devient alors plus intense et les os s'épaississent.

Dans les **croissances anormales** par *insuffisance* ou par *excès*, les cartilages diaphyso-épiphysaires et les

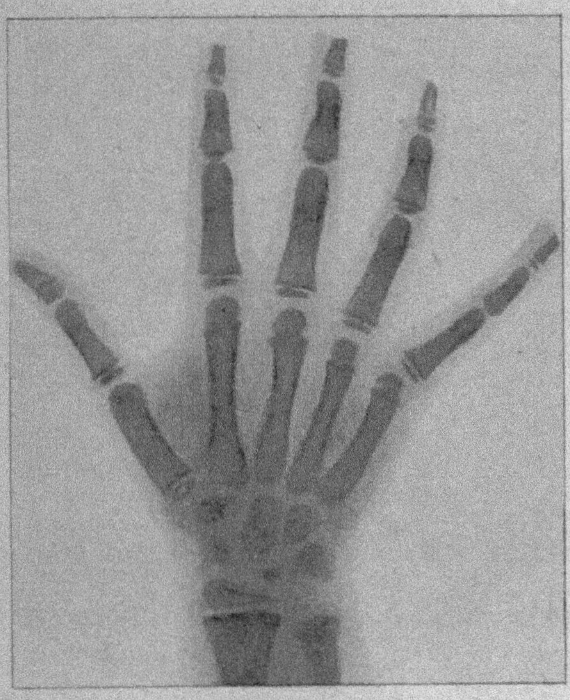

Fig. 4. — G... Renée, 5 ans.

points d'ossification complémentaires présentent des particularités importantes.

S'il s'agit d'*hypotrophie staturale* ou de *nanisme*, tantôt le cartilage est soudé et l'épiphyse ossifiée, tantôt le cartilage reste large, le point complémentaire fait défaut ou est grêle. Les sujets ne grandissent pas soit parce que l'ossification est achevée prématurément, soit parce qu'elle ne se poursuit pas.

S'il s'agit d'*hypertrophie staturale* et de *gigantisme*, le cartilage de conjugaison ne se soude pas, l'activité du processus d'ossification se poursuit au delà des limites normales.

L'ossification est l'œuvre de la moelle osseuse. Ce

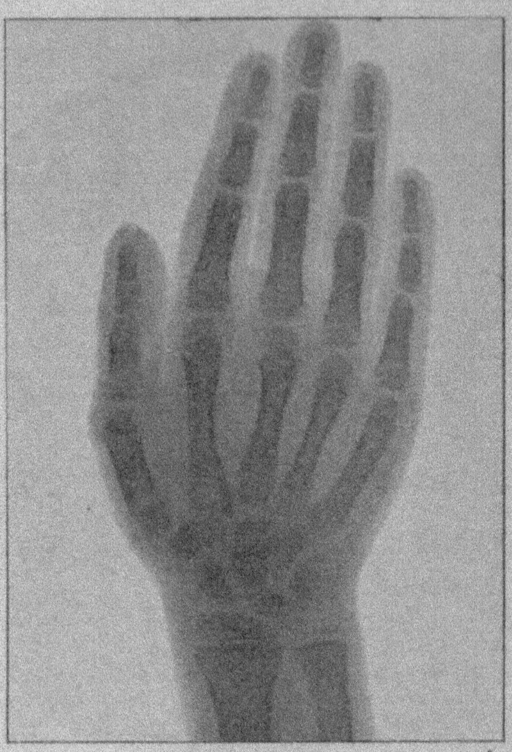

Fig. 5. — J... Suzanne, 6 ans 1/2.

tissu, de structure complexe, forme d'une part les *globules rouges* et les *globules blancs*, d'autre part les *ostéoblastes*, qui élaborent l'os.

La moelle est très développée chez l'enfant; rouge, abondante, elle remplit tout l'os. La croissance achevée, chez l'adulte et le vieillard, elle se cantonne

dans les extrémités des os longs, les os plats et certains os courts; le *canal médullaire* ne contient plus
qu'une moelle jaune et graisseuse.

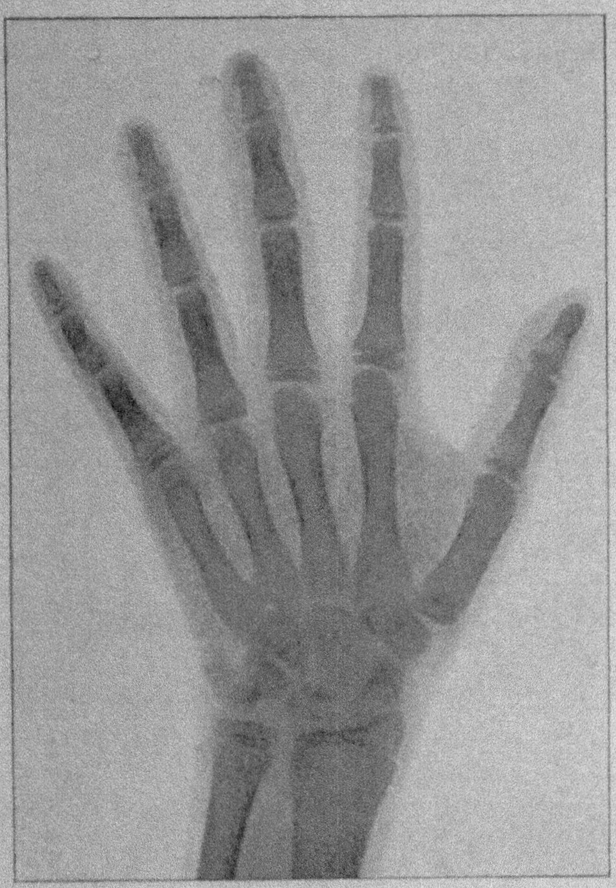

Fig. 6. — B... Joseph, 11 ans 1/2.

L'importance de la moelle osseuse pendant la période
de croissance explique la facilité avec laquelle elle
réagit sous l'influence des processus morbides, soit que
son activité s'exagère, soit qu'elle se ralentisse. Ces

réactions expliquent la fréquence des troubles de la croissance sous l'influence des processus qui agissent directement sur la moelle. Mais de plus son activité est influencée par les produits de certaines glandes endocrines. Les « modifications de l'activité nutritive du tissu médullaire, qui se révèlent à l'occasion d'excitations banales, d'ordre toxique et infectieux, d'une manière passagère ou durable, écrit Hutinel, sont particulièrement accentuées quand les glandes endocrines, régulatrices de la nutrition, sont lésées ou troublées dans leur fonctionnement. »

DENTITION

De même que les troubles de l'ossification, les troubles de l'*évolution dentaire* sont fréquents au cours de certains syndromes endocriniens. Souvent les dents de première ou de seconde dentition, certaines d'entre elles tout au moins, font défaut ou apparaissent beaucoup plus tard que dans les conditions physiologiques.

Normalement les 20 dents de *première dentition*, *dents de lait ou dents temporaires*, apparaissent dans l'ordre suivant :

De 6 à 12 mois. — 2 incisives médianes inférieures ;
                    2   —   —   supérieures ;
                    2   —   latérales supérieures ;
                    2   —   —   inférieures ;
De 12 à 18 mois. — 2 premières petites molaires supérieures ;
                    2 premières petites molaires inférieures ;
De 18 à 24 mois. — 2 canines supérieures ;
                    2   —   inférieures ;
De 24 à 30 mois. — 2 deuxièmes petites molaires supérieures ;
                    2 deuxièmes petites molaires inférieures.

Les 32 dents de *seconde dentition* ou *dents permanentes* comprennent 12 dents *permanentes d'emblée* et
20 *dents de remplacement*, qui se montrent à des
époques déterminées :

	Dents permanentes d'emblée	Dents de remplacement
à 6 ans.	4 premières grosses molaires *(dents de 6 ans)*	—
à 7 ans.	—	4 inciv. médianes
à 8 ans.	—	4 — latérales
—	—	8 petites molaires
à 11-12 ans.	—	4 canines
à 12 ans	4 deuxièmes grosses molaires *(dents de 12 ans)*	—
18 à 25 ans	4 troisièmes grosses molaires *(dents de sagesse)*	—

CROISSANCE DE L'ENCÉPHALE

En même temps que se produisent, du fait de la
croissance, les transformations profondes qui viennent d'être exposées, tous les organes et tous les
tissus subissent des modifications importantes dans
leur structure et leur physiologie. Ce n'est pas ici le
lieu de les décrire; j'insisterai d'ailleurs, chemin
faisant, sur quelques-unes d'entre elles ; celles des
glandes endocrines retiendront tout spécialement
notre attention.

Je dois cependant signaler la **croissance de l'encéphale**, car elle est sous la dépendance étroite de
certaines glandes endocrines; les altérations de ces
dernières entraînent des anomalies de son développement et des troubles encéphaliques importants.

L'encéphale est la masse du système nerveux
contenue dans la boîte cranienne (εν, dans; κεφαλή,
tête); il comprend les *hémisphères cérébraux*, le
cervelet et le *bulbe*.

Ses premiers rudiments apparaissent de bonne

heure *chez l'embryon*. Chez le *nouveau-né*, il pèse 320 à 340 grammes, c'est-à-dire le dixième du poids du corps. Son poids a *doublé* à 9 mois, *triplé* avant 3 ans; à 14 ans, il atteint 1.265 à 1.280 grammes; il augmente encore jusqu'à 16 ou 19 ans; chez l'adulte il pèse 1.360 à 1.390 grammes[1]. L'accroissement est donc particulièrement rapide pendant la première enfance; l'augmentation rapide du périmètre crânien témoigne de cette rapidité.

Rudimentaire à la naissance, la *structure de l'encéphale* se perfectionne pendant les premières années. Simultanément, sous l'influence des impressions reçues du monde extérieur par l'intermédiaire des organes des sens, l'*intelligence*, les *sentiments affectifs* et *moraux*, les *fonctions motrices*, le *caractère* se développent rapidement.

Le bébé prononce les premiers mots vers 12 ou 14 mois; il *parle* véritablement de 2 ans et demi à 3 ans.

Les *fonctions motrices* sont précoces. Déjà le fœtus exécute des mouvements. Les premiers mouvements volontaires s'effectuent vers 2 mois et demi ou 3 mois, ils sont déjà perfectionnés vers 12 ou 15 mois. C'est à cet âge que l'enfant fait ses *premiers pas*.

Des examens méthodiques sont nécessaires pour apprécier le développement intellectuel ou moral d'un enfant, l'existence et le degré des *anomalies psychiques* et *morales*.

PUBERTÉ

Les dernières années de l'enfance sont caractérisées par l'entrée en activité des *organes sexuels* et par une

---

1. D'après Manouvrier, l'encéphale pèse :
   chez le nouveau-né . . . .   331 g.
   à un an . . . .   777 g.
   à 4 ans . . . . 1097 g.

série de transformations physiques, physiologiques et psychiques qui précèdent, accompagnent et suivent leur maturité. Ces transformations consistent dans l'acquisition des *caractères sexuels secondaires*; elles caractérisent la *puberté* ou plus exactement la *période pubertaire*. Quand celle-ci est terminée, l'enfance fait place à la *jeunesse*, l'enfant est devenu un *jeune homme* ou une *jeune fille*.

Des glandes endocrines, la *glande interstitielle du testicule* et le *corps jaune* de l'ovaire, jouent un rôle capital dans l'évolution régulière de la puberté. Les troubles de l'évolution pubertaire sont fréquents dans les syndromes endocriniens.

Quelques auteurs divisent la période pubertaire en trois phases : la *phase prépubère*, la *phase pubère proprement dite*, la *phase postpubère*. Mais ils ne s'entendent pas relativement à la phase prépubère : cette appellation est appliquée à des moments différents de la puberté par Roberts et par Delpeuch d'une part, par Cruchet, d'autre part.

Dès l'âge de 7 ans certains caractères sexuels commencent à se montrer chez les filles. Mais la vraie période pubertaire dure deux années, de 12 à 14 ans chez les filles, de 13 à 15 ans chez les garçons. L'époque de son début varie d'ailleurs suivant les climats, les races, les familles même.

Pendant la période pubertaire, se produisent la *poussée de croissance*, étudiée plus haut, et diverses *transformations morphologiques*.

Les *poils* apparaissent : *pubère* veut dire commencer à se couvrir de poils. Les poils se montrent d'abord dans les régions pubienne et génitale, plus tard dans les aisselles, à des époques déterminées.

Chez les garçons, les dates d'apparition sont les suivantes, d'après Godin. La lettre P représente les poils pubiens et la lettre A les poils axillaires; les exposants expriment leur degré de développement :

Vers 14 ans 1/2, apparition des poils pubiens . P¹

— 15 —   poils pubiens plus nombreux. . P²

— 15 — 1/2,   —   encore   —   P³

    —   apparition des poils axillaires. . A¹

— 17 ans 1/2, développement complet des poils

      pubiens et axillaires . . . . . . P³A²

Chez les filles, les poils pubiens apparaissent plus tôt, vers 12 ou 13 ans (Marro, Mˡˡᵉ Francillon).

Les *garçons* présentent vers 15 ans (avec P²) la *mue de la voix* qui traduit les modifications du larynx. L'*éclosion pubertaire* survient vers 15 ans et demi (avec P³A¹). La fin de la période pubertaire est vers 17 ans et demi (avec P³A²). C'est seulement vers 17 ans qu'en général se produit le *grossissement des organes génitaux*; ils perdent alors leurs dimensions infantiles. Assez souvent on constate un gonflement léger et passager de la *glande mammaire*.

Chez les *filles*, il est plus facile que chez les garçons de noter l'éclosion pubertaire. Elle se traduit par la *première menstruation*, qui suit ou précède de très peu l'apparition des poils axillaires. Dans la majorité des cas, les *premières règles* se produisent entre 12 et 16 ans, et surtout de 14 à 15 ans (Mˡˡᵉ Francillon). Leur durée est en général assez courte; souvent elle ne dépasse pas vingt-quatre heures. C'est seulement au bout de quelques mois que les menstrues ont une périodicité, une durée et une quantité régulières.

Avant les premières règles, on constate l'*hypertrophie des organes génitaux* et des *mamelles*, des modifications morphologiques du *bassin*, etc.

Après l'éclosion de la puberté, la croissance se ralentit, comme si la maturité sexuelle (ce qui est la réalité, nous le verrons) en marquait le terme; elle revêt d'autres modalités; l'organisme se perfectionne. D'après Godin, c'est seulement 5 ans après l'éclosion de la puberté et les premières règles que le sujet est véritablement *nubile* (*nubere*, se marier), c'est-à-dire

« un reproducteur aussi parfait que lui permet son conditionnement individuel ».

La puberté ne se caractérise pas seulement par des transformations morphologiques. La *physiologie* est profondément modifiée. Et enfin que de changements dans *l'ordre intellectuel et moral*! La puberté n'est pas seulement physique; elle est intellectuelle et morale.

Quelques-uns des phénomènes observés au moment de la puberté s'observent chez le **nouveau-né**; ils réalisent chez lui une véritable *puberté en miniature*. Ce sont : une sécrétion sébacée abondante (*vernix caseosa*), une *tuméfaction des glandes mammaires* accompagnée de la sécrétion d'un liquide semblable au *colostrum*, qui se produit même chez les garçons, parfois un *écoulement sanguin par la vulve* témoignant d'une congestion utéro-ovarienne. Ces phénomènes sont passagers. Ils sont liés à des modifications dans les glandes endocrines sexuelles, comparables à celles qui se produisent à la puberté. Il convient de noter enfin que la croissance, si rapide pendant la vie intra-utérine, se ralentit après la naissance.

En résumé, la puberté se caractérise par la disparité des caractères propres à l'enfance, l'apparition des caractères sexuels secondaires et la maturité des organes sexuels.

Quand l'évolution pubertaire ne se produit pas ou avorte, le sujet garde les caractères de l'enfant, reste un *infantile*. L'infantilisme, écrit Meige, est « une anomalie de développement, caractérisée par la persistance, chez un sujet qui a atteint ou dépassé l'âge de la puberté, des caractères morphologiques appartenant à l'enfance. Ce retard du développement physique s'accompagne en général d'un retard du développement psychique ». Stephen Chauvet (1914) complète ainsi la définition de Meige :

« L'infantilisme est un syndrome caractérisé par un arrêt de développement de tout l'organisme, datant de l'enfance, c'est-à-dire par la persistance, chez un sujet ayant atteint ou dépassé l'âge de la puberté, des caractères morphologiques propres à l'enfance : petite taille, formes et proportions enfantines de la tête, du tronc et des membres, faiblesse du système musculaire, persistance des cartilages épiphysaires, absence de certains points secondaires d'ossification, arrêt du développement des caractères sexuels primaires (organes génitaux), absence des caractères sexuels secondaires. Cet infantilisme somatique peut s'accompagner d'infantilisme ou de puérilisme psychique ». L'infantilisme est une manifestation importante des troubles des glandes sexuelles. Il coexiste souvent avec des anomalies de la croissance staturale, hypotrophie ou même hypertrophie ; les nains et les géants peuvent être des infantiles, mais ils ne le sont pas toujours.

Après la puberté, le corps se perfectionne jusqu'à l'âge adulte. Si ce perfectionnement ne se produit pas, le sujet garde les caractères morphologiques de la jeunesse. On donne à cet état le nom de **juvénilisme**.

En réalité, *le terme d'infantilisme n'est pas toujours très exact*, aussi bien dans l'ordre physique que dans l'ordre psychique. Le seul élément de définition constant est d'ordre sexuel : c'est l'absence de développement des organes génitaux et des caractères sexuels secondaires. Par ailleurs, le *corps*, même s'il reste petit comme chez un enfant, n'en a généralement pas les proportions harmonieuses et souvent, par contre, il acquiert une taille exagérée ; l'*intelligence*, quand elle est retardée, n'est pas exactement celle d'un enfant ; elle présente des anomalies qui la différencient de cette dernière ; et il en est de même pour le *caractère*. Il faut donc bien spécifier que qualifier un sujet d'infantile n'implique pas qu'il ressemble à un enfant normal.

Des considérations analogues peuvent être développées à propos du *juvénilisme*. Mais il est superflu d'insister.

Telles sont les *principales caractéristiques de la croissance* et de la *puberté*. Elles présentent, il ne faut pas l'oublier, des *variations qui ne sortent pas des limites physiologiques et qu'il ne faut pas toujours considérer comme les indices d'états pathologiques*. La race, la famille, le climat, le genre de vie, l'alimentation, sans parler des maladies, jouent un rôle qu'il n'est pas toujours facile de préciser. Il est d'ailleurs permis de se demander si ces divers facteurs n'interviennent pas d'une façon indirecte par les troubles qu'ils apportent aux fonctions endocriniennes; mais ils peuvent également influencer directement la nutrition de toutes les cellules des tissus. L'étude des syndromes endocriniens élucide quelques-uns de ces importants problèmes.

CHAPITRE III

LES SYNDROMES THYROIDIENS

CORPS THYROIDE

Chez l'homme le corps thyroïde se constitue par un *bourgeon médian*, qui naît sur le plancher de la cavité bucco-pharyngée, entre les première et deuxième poches branchiales. Ce bourgeon se dirige d'avant en arrière et se bifurque, au niveau de l'extrémité supérieure de la trachée, en deux portions latérales.

Le bourgeon apparaît *du 19° au 21° jour* de la vie embryonnaire. Il est formé par un cordon cellulaire plein, constitué par la prolifération de l'épithélium bucco-pharyngé. Presque aussitôt il se creuse en forme de tube et l'extrémité profonde présente un commencement de lobulation.

Du 21° au 25° jour, l'extrémité profonde est renflée et bilobée, le pédicule épithélial qui le rattache à la paroi très mince.

Un peu plus tard, le pédicule se résorbe et la thyroïde devient indépendante. Les parties latérales se développent ; elles sont formées par un réseau de cordons pleins anastomosés, dans les mailles duquel s'insinuent des bourgeons conjonctivo-vasculaires. Les cordons cellulaires émettent de nombreux bourgeons qui se ramifient et s'anastomosent.

Au début du 4e mois, des petites *vésicules* apparaissent à l'intérieur des bourgeons.

Dans le 6e mois, la glande est volumineuse et constituée par des lobules séparés par des cloisons conjonctives.

D'après His (1885), deux *ébauches latérales*, nées derrière la quatrième poche branchiale concourent, avec l'ébauche médiane, à la formation du corps thyroïde. Soulié et Verdun (1897) ont montré qu'elles ne prenaient aucune part à la formation de la thyroïde.

A la naissance, le corps thyroïde a acquis sa configuration définitive. Il est formé par un *lobe médian (isthme)*, placé devant la trachée, et par *deux lobes latéraux*, situés de chaque côté du larynx et de la trachée. Il pèse 2 ou 3 grammes.

La glande continue de s'accroître pendant l'enfance et la jeunesse ; *chez l'adulte* elle pèse 25 à 30 grammes. Elle persiste jusqu'à l'extrême vieillesse.

Chez l'enfant, le corps thyroïde est lobulé par un tissu conjonctif très abondant et riche en vaisseaux sanguins. Les *vésicules* ont toutes à peu près le même diamètre ; elles sont revêtues par un *épithélium* cubique ; elles sont entourées d'un réseau de capillaires sanguins ; à leur pourtour il n'y a pas de lymphatiques.

La structure du corps thyroïde se modifie avec l'âge. **Chez l'adulte**, le tissu conjonctif est peu abondant et il existe des lymphatiques. **Chez le vieillard**, la lobulation a disparu, les vésicules ont des dimensions très différentes, le tissu conjonctif est abondant.

Les vésicules sont remplies de **substance colloïde** qui présente des réactions colorantes variables suivant les âges : le picro-carmin la colore en rose chez l'enfant, en jaune chez l'adulte, en jaune ou en rouge chez le vieillard. Chez le fœtus, la substance contenue dans les vésicules est de la *thyromucoïne* (Renaut).

L'analyse chimique décèle dans la substance colloïde une substance iodée, l'*iodothyrine* (Baumann, 1896); celle-ci ne représente qu'une partie de la sécrétion thyroïdienne On a isolé en outre : 1° une *thyréoglobuline*, qui contient l'iode et d'où dérive l'iodothyrine ; 2° une *nucléo-protéide*, qui renferme du phosphore et de l'arsenic (Oswald); 3° des *lipoïdes* toxiques (Iscovesco).

Il existe plusieurs **thyroïdes accessoires.**

Le **rôle du corps thyroïde** est capital. Chez l'enfant ses altérations et les troubles de ses fonctions ont des conséquences, qui peuvent être graves quand ils acquièrent une certaine importance. Ils réalisent plusieurs **syndromes cliniques.** Ceux-ci se groupent en deux grandes classes :

A. Les **syndromes myxœdémateux,** qui comprennent :

1° le *myxœdème* ;

2° le *myxœdème endémique* ou *crétinisme* ;

3° les *myxœdèmes frustes* ou *hypothyroïdies.*

B. Les **syndromes basedowiens,** comprenant :

1° le *goitre exophtalmique, maladie* ou *syndrome de Basedow* ;

2° les *syndromes frustes.*

A. SYNDROMES MYXŒDÉMATEUX

1° MYXOEDÈME

W. Gull, en 1873, Ord, en 1877, Charcot, en 1879, décrivent chez l'adulte une affection, qu'ils ont appelée *état crétinoïde, myxœdème* (c'est la dénomination qui a prévalu), *cachexie pachydermique.* En 1880, Bourneville étudie l'*idiotie myxœdémateuse* de l'enfant et l'identifie avec l'*idiotie crétinoïde* de Hechter, Beach et Fréland. La cause de ces états pathologiques réside dans l'*absence* ou l'*atrophie du corps thyroïde*.

Les diverses dénominations rappellent les symptômes les plus caractéristiques de l'affection. Les *téguments épaissis* ressemblent à ceux des pachydermes (παχύς, épais ; δέρμα, peau) ; ils sont *infiltrés* par une substance d'apparence muqueuse, *comme œdématiés* (μύξα, mucus ; οἴδημα, œdème). Les *troubles de l'intelligence* sont plus ou moins profonds.

A côté de ces manifestations très apparentes, il existe des *troubles variés*, témoignant que tous les appareils et tous les organes souffrent dans leur nutrition.

Quand le myxœdème se développe *chez l'adulte ou le vieillard*, il se traduit seulement par les phénomènes qui viennent d'être mentionnés. Quand il s'installe *pendant la période de croissance*, chez des enfants et des jeunes gens, il entraîne un arrêt ou un retard dans le développement du squelette, de la dentition, des organes et de l'encéphale. Ces troubles du développement réalisent des *symptômes particuliers* à la période de croissance, qui se surajoutent aux *symptômes communs* à tous les âges.

Les troubles du développement sont d'autant plus accentués que le processus morbide s'est installé chez des sujets plus jeunes. Ils sont au maximum, quand l'altération du corps thyroïde s'est produite pendant la vie intra-utérine ou la première enfance : c'est alors le *myxœdème congénital* ou le *myxœdème précoce*. Ils sont moins accentués quand le processus débute pendant la deuxième enfance et surtout pendant la troisième enfance ou la jeunesse : c'est alors le *myxœdème tardif*. Ce dernier est le plus souvent un *myxœdème fruste*, qui fera l'objet d'une étude spéciale.

A. Myxœdème congénital et myxœdème précoce.

Il est difficile de différencier le myxœdème congénital et le myxœdème précoce. Même dû à l'absence du corps thyroïde, le premier, en effet, ne se manifeste guère d'une façon appréciable avant 6 ou 8 mois, parfois même 12 ou 15 mois. Il est permis de penser que les produits thyroïdiens, nécessaires à la croissance du fœtus et de l'enfant pendant les premiers temps de la vie, lui sont livrés en quantités suffisantes par la mère, soit par la circulation placentaire, soit par le lait quand il est élevé au sein.

Les enfants atteints de cette variété de myxœdème se ressemblent ; ils ne sont cependant pas tous exactement semblables. Trois filles, que j'ai soignées à l'Hôpital des Enfants-Malades, réalisent des exemples typiques. Voici un résumé de leurs observations.

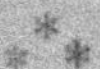

Henriette L... est née à terme. Son père et deux frère et sœur sont bien portants. Sa mère a un corps thyroïde un peu gros, mais ne présente ni tachycardie, ni exophtalmie. On ne trouve aucun signe de syphilis, ni dans ses antécédents héréditaires, ni dans son histoire, ni à son examen ; le Bordet-Wassermann est négatif. On ne découvre d'ailleurs aucune cause appréciable de l'affection dont elle est atteinte.

Elle aurait été normale jusqu'à 4 ans. Cependant elle n'a eu ses premières dents qu'à 15 mois et n'a commencé à marcher qu'à 4 ans.

Peu à peu elle est tombée dans l'état dans lequel nous la voyons à *10 ans et 3 mois* (fig. 7).

Les téguments sont épais, comme infiltrés. Le

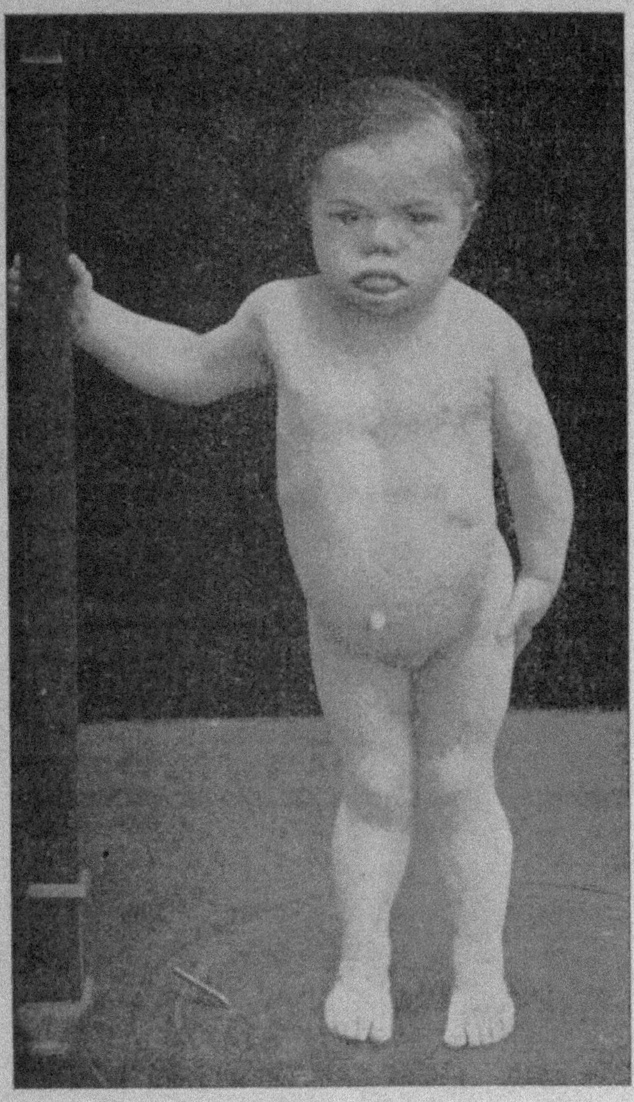

Fig. 7. — L... Henriette, à 10 ans et 3 mois.
Myxœdème congénital.

visage a l'aspect d'une « pleine lune ». La peau est sèche, glabre, d'une pâleur cireuse ; les cheveux sont rares, courts, secs, cassants. Le crâne est gros, le front étroit ; la bouche entr'ouverte laisse voir une langue volumineuse, qui fait saillie entre les lèvres. Le cou est court, le thorax globuleux, le ventre saillant avec une hernie ombilicale ; les membres sont courts et épais.

Le pouls est un peu fréquent (90 pulsations), la pression artérielle faible et la pression différentielle presque nulle : maxima = 9, minima = 7, avec l'oscillomètre de Pachon.

L'enfant est très petite et grosse. Elle pèse 16 kilos et mesure 90 centimètres ; le rapport du poids à la taille est 177. Les membres inférieurs paraissent courts et la grande envergure mesure 88 cm. 5.

La marche est chancelante et l'enfant ne fait que quelques pas avec difficulté.

L'*idiotie* est complète. L'enfant ne reconnaît personne, ne demande pas à manger. Elle exprime ses besoins par des cris inarticulés et des pleurs ; elle ne sait que quelques mots orduriers ; elle se met facilement en colère. Cependant elle ne gâte pas sous elle.

Somme toute, cette fille présente le tableau caractéristique du *myxœdème congénital*. Notamment son développement corporel est très retardé ; elle a la taille d'une enfant de 4 ans et le poids d'une enfant de 6 ans ; le rapport $\dfrac{P}{T}$ est celui de 8 ans.

Pendant 17 mois, cette malade a été soumise à *l'opothérapie thyroïdienne*. Ce traitement l'a nettement améliorée. Elle a, à ce moment, *11 ans et 9 mois* (fig. 8).

L'aspect général est le même qu'à notre premier examen ; mais la bouffissure et la pâleur sont moindres. La marche est un peu plus facile, l'intelligence un peu plus éveillée, la vivacité un peu plus

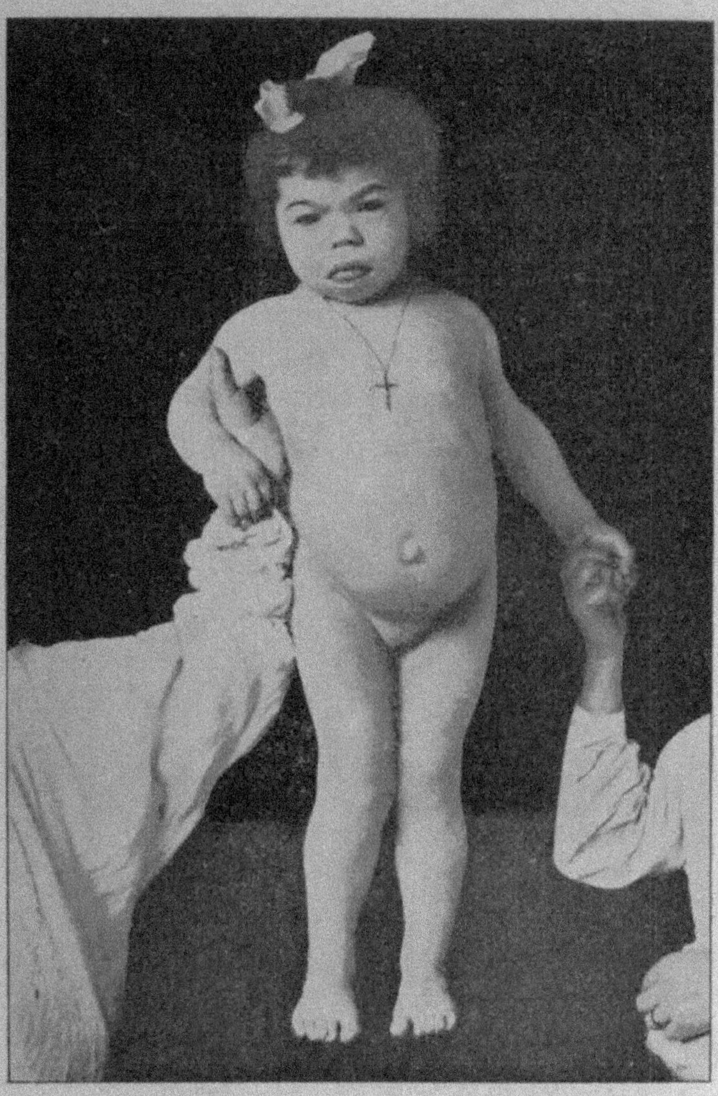

Fig. 8. — L.... Henriette, à 11 ans et 9 mois.
Myxœdème congénital.

grande : l'enfant s'amuse avec une poupée, sourit, mange, prononce quelques paroles ; elle reconnait les infirmières et leur témoigne quelques sentiments affectifs : l'idiotie n'est donc plus aussi profonde.

La *taille* a augmenté de 5 centimètres, le *poids* de 3 kilogs ; ils sont de 95 centimètres et de 19 kilogs.

Le rapport $\dfrac{P}{T}$ est passé de 177 à 200.

Le *buste* mesure 55 cm. 05 et la *hauteur réduite des membres inférieurs* 39 cm. 5. Le *coefficient de Manouvrier* $\dfrac{S}{B} = 0,71$.

Les membres supérieurs se sont allongés, la grande envergure est passée de 88 cm. 5 à 95 centimètres.

Le périmètre thoracique mesure 58 cm. 5.

Le coefficient de Pignet est 17,5.

Le périmètre cranien est de 51 centimètres.

On ne remarque *aucun signe de puberté*.

Cette fille présente donc un *grand retard de la croissance staturale et de la croissance pondérale* : à 11 ans et 9 mois elle a la taille d'une enfant de 4 ans et demi et le poids d'une enfant de 7 ans et demi. Son poids est trop élevé pour sa taille et le rapport du poids à la taille est celui d'une enfant de 10 ans ; c'est une obèse. D'ailleurs son périmètre thoracique est également trop grand pour sa taille : c'est celui d'une enfant de 8 à 10 ans. L'exiguïté de la taille, le poids et le périmètre thoracique trop forts expliquent la faiblesse du coefficient de Pignet, qui est celui d'un bébé de 2 ans. De même le périmètre cranien est celui d'une enfant de 7 ou 8 ans.

Le buste et la hauteur réduite des membres inférieurs, ainsi que le coefficient de Manouvrier $\dfrac{S}{B}$, correspondent à peu près à la taille et non pas à l'âge.

Somme toute cette enfant est très petite pour son

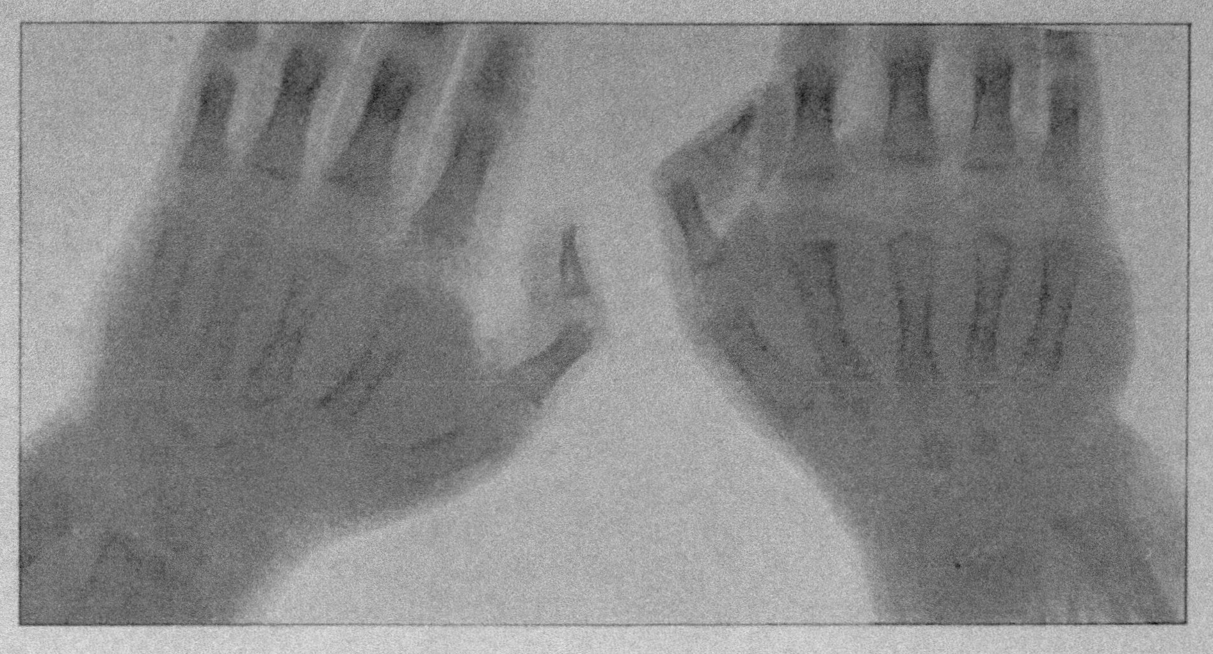

Fig. 9. — L.... Henriette, à 11 ans et 9 mois.

Myxœdème congénital. — Radiographie des poignets et des mains.

âge : elle a la taille, la hauteur du buste et des membres inférieurs d'une enfant de 4 ans et demi. Par contre, sa corpulence est exagérée pour sa taille : c'est celle d'une enfant de 7 ou 8 ans.

L'examen de l'enfant révèle encore diverses particularités.

Beaucoup de *dents* sont cariées. La *première dentition* persiste et une seule *dent de remplacement*, l'incisive médiane inférieure gauche, est sortie. Comme *dents permanentes d'emblée*, il n'existe que les deux premières grosses molaires inférieures ou dents de 6 ans. L'évolution de la dentition est très retardée : c'est la dentition d'une enfant de 7 ans.

La *pression artérielle* est toujours basse : 9 pour la maxima, 6 pour la minima. C'est celle qu'on enregistre chez les nourrissons.

Le *sang* présente les caractères d'une *anémie légère* avec hypopolynucléose :

Hématies	3.040.000 par millimètre cube
Leucocytes	7000 —
Polynucléaires neutrophiles	47 °/₀
Hémoglobine.	70 °/₀

Sur les *radiographies* (fig. 9), on voit :

au niveau de l'épiphyse inférieure du radius, un point complémentaire à l'état d'ébauche ;

au carpe, 2 points d'ossification seulement ;

pour les métacarpiens et les phalanges, l'absence de points complémentaires.

C'est l'ossification d'une enfant de 2 ou 3 ans (fig. 2).

Louise C... est née de parents bien portants. Des cinq autres enfants, 3 sont morts de broncho-pneumonies, 2 sont en bonne santé. Il n'existe aucune suspicion de syphilis et le Bordet-Wassermann est négatif.

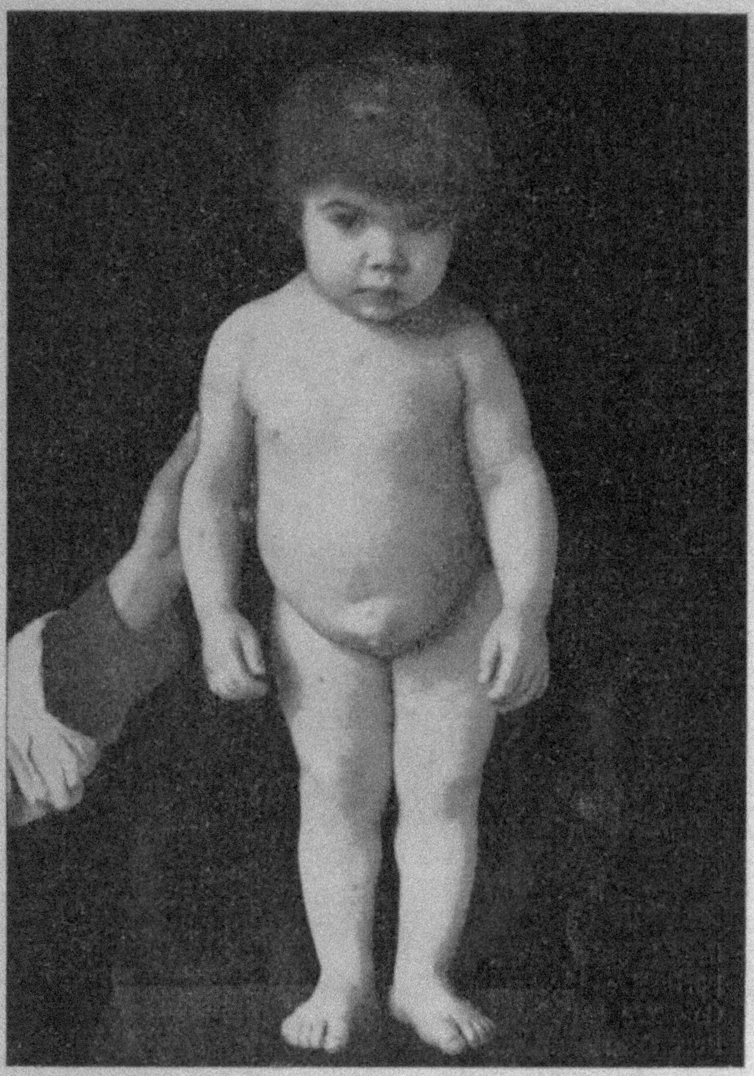

Fig. 10. — C... Louise, à 7 ans et 8 mois.
Myxœdème congénital.

L'enfant a eu sa première dent à un an. Elle a fait ses premiers pas à 18 mois, mais a toujours mal marché. A 5 ans, elle aurait eu une broncho-pneumonie.

Je la vois à *6 ans et 7 mois.*

Elle présente le même aspect myxœdémateux qu'Henriette. Sa démarche est difficile et chancelante. Son retard intellectuel est très grand : elle ne parle pas, mais elle comprend des ordres simples : s'asseoir, se lever, manger.

Le traitement thyroïdien poursuivi pendant 13 mois détermine une amélioration manifeste.

A ce moment l'enfant est âgée de *7 ans et 8 mois* (fig. 10).

Les téguments sont moins infiltrés. L'intelligence est plus éveillée; l'enfant sourit, joue, parle un peu. Mais elle marche toujours difficilement et n'avance qu'en poussant une petite chaise devant elle.

Voici les données anthropométriques relevées à l'entrée à l'hôpital et au bout de 13 mois.

	6 ans 7 mois	7 ans 8 mois	Différences
T	82 cm.	89 cm.	+ 7 cm.
P	15 kg.	18 k. 500	+ 3 k. 500
P/T	182	207	+ 25
S	—	38 cm. 5	—
B	—	50 cm. 5	—
S/B	—	0.76	—
Grande envergure . .	81 cm.	85 cm.	+ 4 cm.
Périmètre thoracique	—	85 cm.	—
Coefficient de Pignet.	—	12,5	—
Périmètre cranien . .	—	55 cm.	

A 7 ans et 8 mois, la *première dentition* existe seule. Les dents de 6 ans et les incisives médianes de remplacement ne sont pas sorties.

Le *sang* présente les caractères de l'anémie :

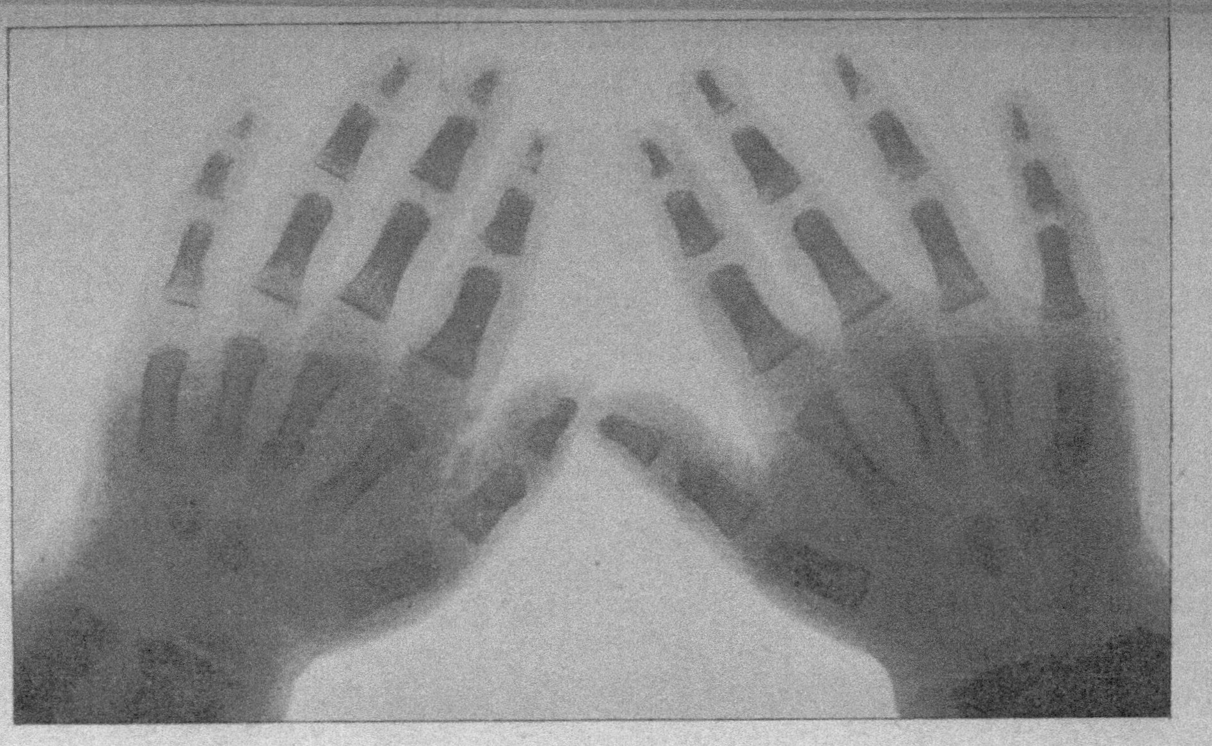

Fig. 11. — C.... Louise, à 7 ans et 8 mois.

Myxœdème congénital. — Radiographie des poignets et des mains.

Hématies. . . . . 2.640.000 par millimètre cube
Leucocytes . . . .   6.200   —
Polynucléaires neutrophiles . . . . 58 %
Hémoglobine. . . . . 70 %

La *radiographie* des poignets et des mains (fig. 11) montre le point complémentaire de l'extrémité inférieure du radius et les points d'ossification du grand os et de l'os crochu. C'est le stade de la troisième année (fig. 2).

Louise, à l'âge de 7 ans et 8 mois, présente donc un *grand retard de la croissance staturale :* elle a la taille d'une enfant de 3 ans et demi. Par contre le *poids* est celui de son âge ; mais il est trop élevé pour sa taille et le *rapport du poids à la taille* est celui d'une enfant de 11 ans et demi. D'autre part le *périmètre thoracique* est celui d'une enfant de 8 ou 9 ans. Aussi le *coefficient de Pignet* est-il très faible : c'est celui d'un nourrisson. Le *périmètre crânien* est très grand ; c'est celui d'un sujet de plus de 14 ans.

Le *buste* et la *hauteur réduite des membres inférieurs*, de même que le *rapport de Manouvrier*, sont intermédiaires aux valeurs correspondant à la taille et à l'âge.

Louise est donc comparable à Henriette. Comme celle-ci, elle est très petite pour son âge, mais, comme elle est plus jeune, le retard de la croissance staturale est moins apparent : il n'est que de 4 ans au lieu de 7 ans. Chez toutes deux, le rapport des membres inférieurs au buste correspond plutôt à la taille qu'à l'âge. La corpulence est exagérée pour la taille ; mais, pour la plus jeune, elle est supérieure à celle des enfants de son âge, tandis que, pour la plus âgée, elle est celle d'une enfant plus jeune de 3 ou 4 ans.

Lucienne B..., est née à terme le 25 mai 1907, de parents bien portants. Elle est fille unique. Il n'y a pas

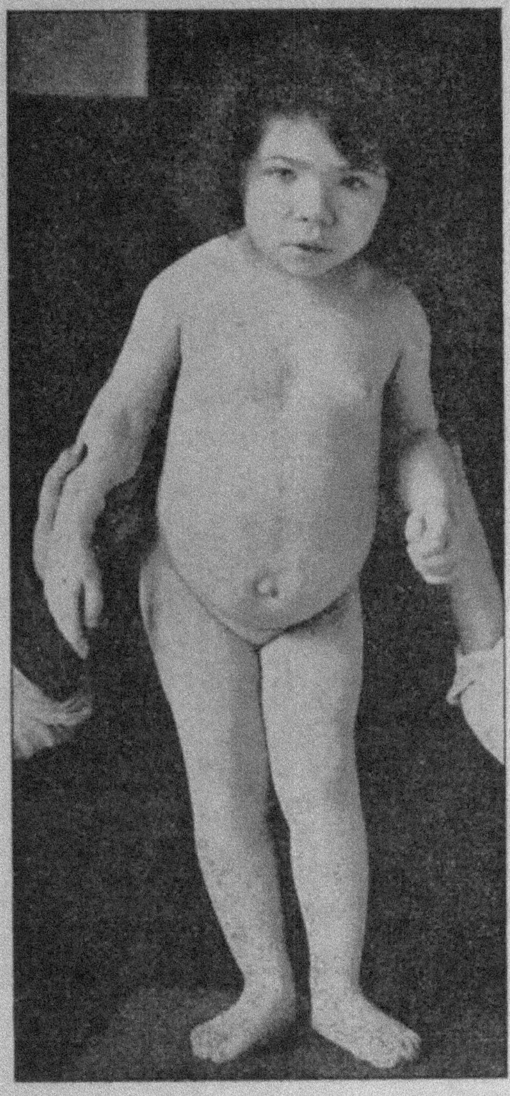

FIG. 12. — B... Lucienne, à 13 ans et 9 mois.
Myxœdème congénital.

de syphilis ; la réaction de Bordet-Wassermann est négative.

A la naissance, l'enfant était bien constituée et grosse ; elle pesait 4 kilos 500. Elle a eu, aussitôt après, une ophtalmie purulente de longue durée.

Elle a commencé à parler à 2 ans, à marcher à 2 ans et demi. Après quelques mois elle a cessé de marcher.

Je l'ai vue, le 4 septembre 1920, à *13 ans et 4 mois.*

A ce moment, l'aspect myxœdémateux est typique ; les téguments sont pâles et infiltrés. Le crâne est volumineux, le front bas et étroit, le visage en pleine lune, etc.

La marche est très difficile ; l'enfant craint de tomber, titube ; il faut la soutenir.

L'*idiotie* est presque complète : la malade prononce quelques phrases, demande à manger, préfère certains aliments. Elle est assez affectueuse pour sa mère. Son caractère est tranquille.

Depuis cette époque, l'enfant a été soumise régulièrement à l'*opothérapie thyphoïdienne* (fig. 12 et fig. 13). Elle a présenté des périodes d'amélioration et de stagnation. Après deux ans de traitement, l'amélioration est appréciable : les téguments sont peu infiltrés, l'enfant marche mal, mais seule ; son intelligence est plus éveillée ; elle reconnaît les personnes de son entourage ; leur sourit, parle un peu.

A plusieurs reprises nous avons établi ses données anthropométriques. Il est intéressant de les comparer.

	13 ans 4 mois	13 ans 10 mois	15 ans
T	103 cm.	105 cm.	108 cm.
P	22 k. 850	25 kg.	26 k. 850
P/T	221	238	248
S	—	45 cm. 5	49 cm.
B	—	59 cm. 5	59 cm.
S/B	—	0,76	0,83

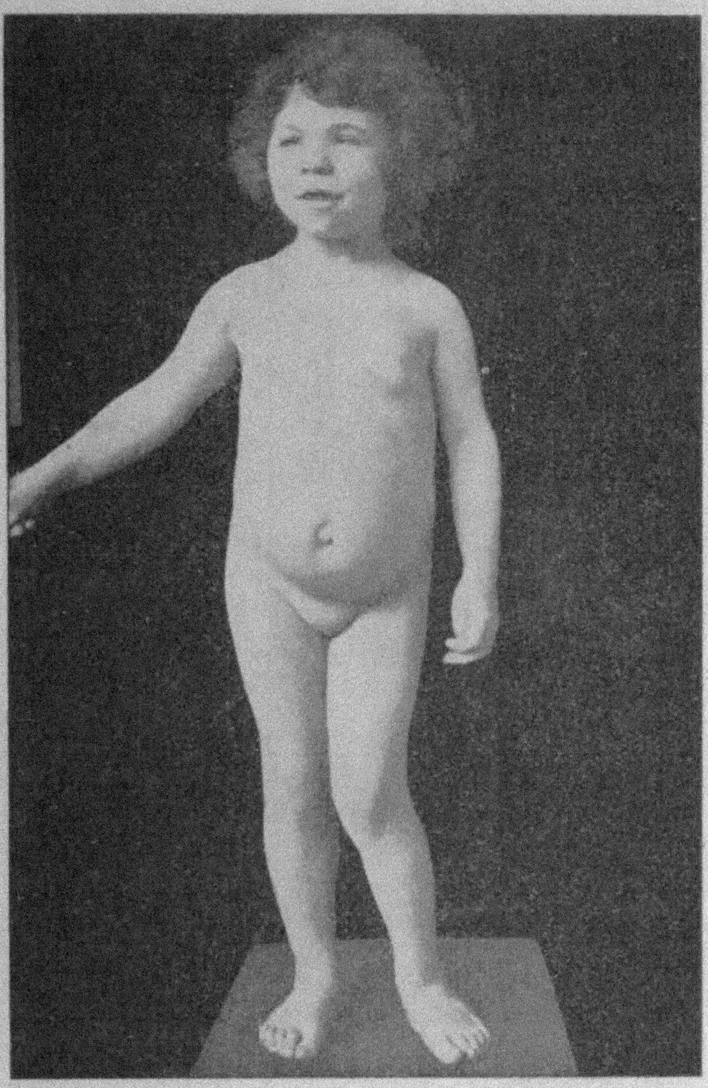

Fig. 13. — B... Lucienne, à 15 ans et 5 mois.
Myxœdème congénital.

	13 ans 4 mois	13 ans 10 mois	15 ans
Grande envergure . .	102 cm.	105 cm.	107 cm.
Périmètre thoracique .	—	62 cm. 5	70 cm.5
Coefficient de Pignet .	—	18	11
Périmètre crânien . .	—	54 cm.	55 cm.

La *dentition* est mauvaise. Les incisives de remplacement ont poussé de 14 à 15 ans, mais sans provoquer la chute des dents de lait. A 13 ans, elle avait ses dents de 6 ans ; mais à 15 ans, les dents de 12 ans font toujours défaut.

La *pression artérielle* est basse. A 13 ans, au Pachon, on notait 12 pour la maxima, 7 pour la minima.

Le *sang* est anémique (hématies = 3.680.000 par millimètre cube).

A 15 ans, il n'existe *aucun signe de puberté.*

La *radiographie* des mains et des poignets montre, à 15 ans (fig. 14) :

les points complémentaires des épiphyses inférieures du radius et du cubitus, ce dernier à peine ébauché ;

les points d'ossification du grand os, de l'os crochu, du pyramidal assez gros ; ceux du semi-lunaire, du trapèze, du scaphoïde, du trapézoïde à peine ébauchés ;

les points complémentaires des métacarpiens et des phalanges, grêles.

Sur une radiographie, faite quelques mois plus tard, à 15 ans et 5 mois (fig. 15), on constate que le point complémentaire de l'épiphyse inférieure du cubitus, les points d'ossification du carpe et du métacarpe sont plus épais.

Lucienne présente donc un *grand retard de la croissance staturale*. De 13 à 15 ans, elle n'a grandi que de 5 centimètres et sa taille est restée celle d'une enfant de 6 ans à 6 ans et demi. Le retard s'est donc accentué avec l'âge : il est passé de 7 à 9 ans environ.

Elle présente également un *retard de la croissance*

pondérale. De 13 à 15 ans, son poids a augmenté de 4 kilos; mais il ne dépasse pas celui d'une enfant de 10 ans et demi.

Toutefois son poids est trop fort pour sa taille. Le *rapport du poids à la taille* est celui d'une enfant de

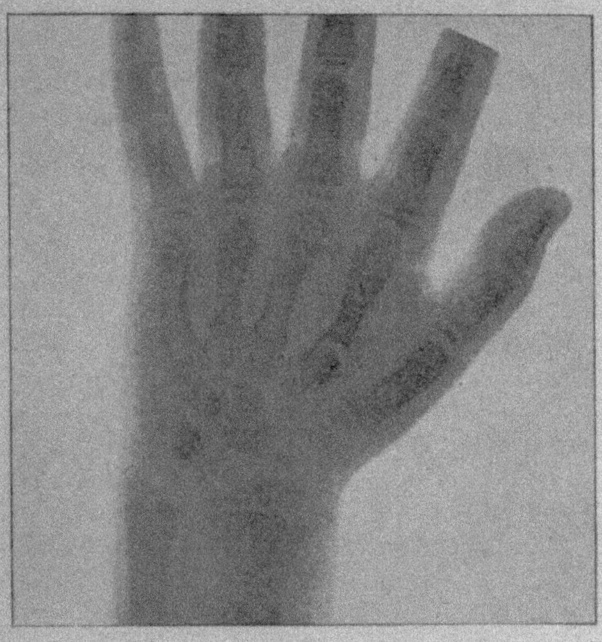

Fig. 14. — B.... Lucienne, à 15 ans.
Myxœdème congénital.
Radiographie du poignet et de la main.

13 ans et demi. Le *périmètre thoracique* est celui d'une enfant de cet âge. Le *coefficient de Pignet* est naturellement très faible : c'est celui d'un nourrisson.

Il est à noter que la *corpulence* a augmenté plus que la taille, comme en témoignent le rapport des poids à la taille plus élevé et le coefficient de Pignet, plus faible à 15 ans qu'à 13 ans et 10 mois.

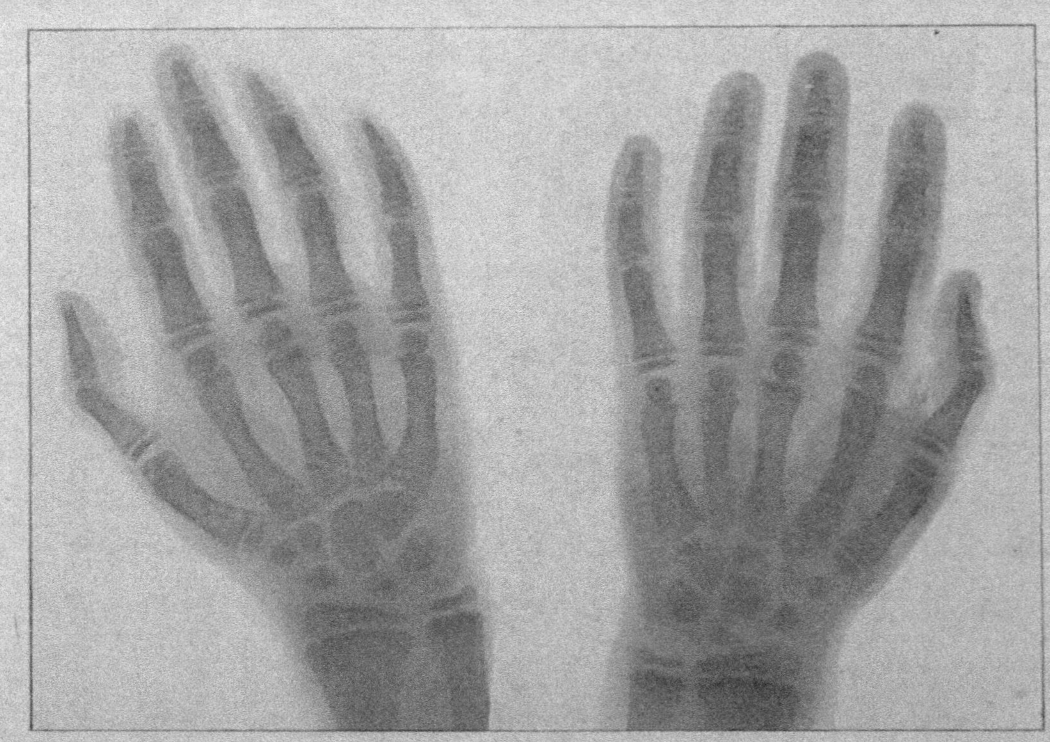

Fig 15. — B.... Lucienne, à 15 ans et 5 mois.

Myxœdème congénital. — Radiographie du poignet et de la main.

Le *crâne* est volumineux ; le périmètre cranien est fort, même pour l'âge de la malade.

La *hauteur du buste* et celle des *membres inférieurs*, à 13 et 10 mois, étaient celles d'une enfant de 6 ans, environ ; elles correspondaient donc à sa taille. A 15 ans, les membres inférieurs se sont un peu allongés, tandis que le buste ne se modifiait pas : le rapport de Manouvrier est devenu celui d'une enfant de 9 à 10 ans.

Lucienne présente donc les mêmes caractères morphologiques que Louise et Henriette, à savoir une taille très petite et une corpulence trop forte. Toutefois le rapport de Manouvrier, qui était d'abord celui de la taille, a augmenté légèrement et s'est rapproché de celui de l'âge, tout en étant loin de l'égaler.

Lucienne présente enfin des troubles importants du *métabolisme basal*.

Celui-ci représente la dépense d'énergie minima produite par le corps. C'est la quantité de chaleur émise par l'organisme, à jeun depuis douze à quatorze heures, au repos complet, et en état d'équilibre thermique avec le milieu extérieur. On rapporte habituellement cette quantité au mètre carré de surface et à l'heure. Dire d'un enfant que son métabolisme basal est de 45, par exemple, c'est dire que cet enfant émet 45 calories en une heure par mètre carré de surface du corps dans les conditions d'expérience citées plus haut.

Avec Henri Janet, nous avons trouvé chez notre malade, vers 14 ans et demi, en dehors de tout traitement, un métabolisme basal moyen de 37,3. Or la normale à cet âge est 44. L'écart est — 6,7 ou — 15 p. 100. Le métabolisme basal est donc très abaissé, de 15 p. 100 au-dessous de la normale.

Pendant la première partie du traitement thyroïdien le métabolisme basal se modifie peu ; au bout d'un certain temps de traitement ou peu après son interruption, le métabolisme basal s'élève à 45,6, à 52,8 ; puis il baisse plus ou moins lentement et revient à son niveau primitif.

*
* *

Il est exceptionnel que le nouveau-né présente des signes d'un myxœdème caractérisé. Parfois pourtant on remarque son poids élevé, un visage un peu bouffi, une langue tuméfiée.

Le plus habituellement les premiers mois se passent sans que rien de spécial attire l'attention. Mais, quand le bébé avance en âge, on remarque que l'intelligence ne s'éveille pas : le regard reste vague ; l'enfant ne s'intéresse à rien ; il reste immobile. Plus tard, il ne cherche pas à parler, ni à se tenir sur ses jambes. La croissance cependant se poursuit ; le poids est même trop élevé. En même temps, les téguments s'épaississent et deviennent pâles ; le visage paraît bouffi.

Les symptômes s'accentuent peu à peu et finalement le **syndrome myxœdémateux** est constitué.

Les enfants myxœdémateux se reconnaissent au premier coup d'œil : leur habitus général, l'aspect de leurs téguments, leur morphologie, leurs troubles intellectuels sont, en effet, caractéristiques. Qu'on se rappelle les malades dont les observations viennent d'être exposées.

Les enfants sont *petits* et *gros*.

Les *téguments* sont épaissis, infiltrés, comme œdématiés ; mais il ne s'agit pas d'œdème, car le doigt, qui les presse, ne laisse pas d'empreinte. La *peau*, d'une pâleur cireuse, est sèche, écailleuse, parfois ichtyosique (ἰχθύς, poisson), comme celle d'un poisson ; chez les grands enfants et les jeunes gens, elle reste glabre.

Le *visage* est « en pleine lune » ; les traits sont grossiers, inertes, dépourvus de toute expression. Les lèvres sont épaisses; la bouche entr'ouverte laisse passer une langue volumineuse (*macroglossie*) et s'écouler la salive. Le menton est petit, le front bas et étroit; les paupières sont bouffies, les cils et les sourcils peu fournis, les oreilles épaisses. Le crâne est gros; la fontanelle antérieure ne se rétrécit pas et ne se ferme pas en temps voulu. Les cheveux sont clairsemés, gros, secs, cassants; des plaques d'alopécie et l'eczéma du cuir chevelu sont fréquents.

Le cou est court et épais, les creux sous-claviculaires sont effacés par des masses pâteuses qui simulent des tumeurs graisseuses ou lipomes (*pseudo-lipomes*). A la palpation, on ne sent pas le corps thyroïde au-devant du conduit laryngo-trachéal; mais il ne faut pas en conclure à son absence ou à son atrophie, car, même si le corps thyroïde est normal, la palpation peut être négative.

Le *thorax* est trop volumineux pour la taille, cylindrique.

L'*abdomen* est gros, il s'étale et tombe comme « un ventre de batracien ». Fréquemment il existe une *hernie ombilicale* ou une *pseudo-hernie*.

Les *membres* sont courts, épais, boudinés, leurs extrémités froides et violacées. Souvent les os longs sont incurvés comme ceux des rachitiques.

Les enfants sont frileux. Souvent la respiration est gênée et bruyante à cause de *végétations adénoïdes* qui obstruent le naso-pharynx. L'appétit est médiocre, la constipation fréquente.

L'enfant reste immobile, indifférent à tout, dans un état de déchéance intellectuelle profonde. Il ne cherche pas à remuer, ne sait pas marcher, bien qu'il ne présente aucun signe de paralysie.

Analysons les principaux symptômes.

Le facies, l'infiltration des téguments, la pâleur, la sécheresse de la peau et des cheveux, la tendance à la cyanose, la frilosité, les troubles digestifs, etc., se rencontrent à tous les âges.

Taille et croissance staturale. — La *petitesse de la taille* est caractéristique du myxœdème congénital ou précoce. Il entraîne, en effet, un *retard considérable* et même l'*arrêt de la croissance staturale*. Le phénomène est d'autant plus manifeste que l'enfant est plus âgé : la taille se fixe, à un âge donné, bien avant qu'elle ait atteint la hauteur qu'elle devrait avoir.

A la naissance, la taille est normale. Pendant 1, 2, 3 ou 4 ans elle s'allonge. Plus tard, elle ne progresse plus ou ne progresse que d'une façon insensible.

Des grands enfants, des jeunes gens, des adultes même mesurent 70 centimètres, 80 centimètres, 90 centimètres, 100 centimètres, comme des enfants de 1, 2, 4 ou 5 ans. Le « Pacha de Bicêtre », qui mesurait 90 centimètres à 19 ans, est célèbre. Les filles dont je viens de parler, mesurent 89 centimètres à 7 ans et demi, 95 centimètres à 11 ans et demi, 108 centimètres à 15 ans ; elles ont les tailles d'enfants de 3 ans et demi, de 4 ans et demi, de 6 ans et demi ; leurs tailles sont respectivement inférieures de 25 centimètres, de 39 centimètres, de 45 centimètres aux tailles moyennes de leurs âges.

Les sujets, qui ont des tailles aussi inférieures aux tailles moyennes de leurs âges, sont, d'après la définition qui a déjà été donnée, de véritables *nains*. Il existe un *nanisme myxœdémateux*. Tous les nains ne rentrent pas dans ce groupe, mais beaucoup en font partie. « Dans l'exhibition de nains, qui a parcouru le monde entier de capitale en capitale sous le nom de Lilliput, écrit Apert, sur 150 nains exhibés, plus des deux tiers étaient des dysthyroïdiens ». On cite dans l'histoire des nains célèbres par la vivacité de leur intelligence, ce qui exclue le myxœdème. Des autopsies ont montré l'intégrité de la thyroïde chez certains nains (Ettore Lévi, Vigouroux et Delmas). Nous rencontrerons chemin faisant des nanismes attribuables à d'autres troubles endocriniens.

Les mensurations du buste et des membres inférieurs, le rapport de Manouvrier établissent que, chez les myxœdémateux, ces divers éléments correspondent non à l'âge, mais à la taille du malade. Ces sujets sont des *mésoskèles*, si on considère leurs tailles; ils sont des *brachyskèles*, c'est-à-dire ont des membres inférieurs proportionnellement trop courts, si on considère leurs âges.

Certains myxœdémateux toutefois ont un rapport de Manouvrier un peu supérieur à celui qui correspond à la taille et se rapprochant de celui qui correspondrait à l'âge. Sous l'influence de l'opothérapie longtemps poursuivie, quand la taille s'accroît, c'est surtout par l'allongement des membres inférieurs ; par suite, le rapport de Manouvrier s'élève.

Louise, qui, en un an, a grandi de 7 centimètres et mesure, à 7 ans et 8 mois, 89 centimètres, a un rapport de Manouvrier = 0,76 : or les enfants de même taille, âgés de 3 ans et demi, ont un rapport de 0,62 et ceux de 7 ans et demi, mesurant 114 centimètres, ont un rapport de 0,79.

Pour Lucienne, qui, en un an, a grandi de 3 centimètres et mesure, à 15 ans, 108 centimètres, le rapport de Manouvrier est passé de 0,76 à 0,83 ; or les enfants de même taille, âgés de 6 ans à 6 ans et demi, ont un rapport de 0,76 ou 0,78 et ceux de 14 à 15 ans, mesurent 150 à 153 centimètres, ont des rapports de 0,89 ou 0,90.

Les mensurations de la *grande envergure* montrent également la brièveté relative des membres supérieurs. A partir de 10 ans, elle reste généralement inférieure à la taille, au lieu de lui être égale et, plus tard, supérieure.

Dans l'évaluation de la taille et du rapport de

Manouvrier, il existe chez les myxœdémateux, une cause d'erreur, dont il faut tenir compte. Elle réside dans les incurvations des os des membres inférieurs et de la colonne vertébrale; mais elle ne change pas le sens des faits.

Les *incurvations de la colonne vertébrale* apparaissent surtout à partir de 10 ou 12 ans. Il s'installe alors, comme l'a montré Chipault, en 1902, une *scoliose* dorsale inférieure ou dorso-lombaire, généralement à convexité gauche, dont la flèche peut mesurer jusqu'à 5 centimètres.

Poids et croissance pondérale. — Le *poids* du myxœdémateux est, tout au moins à partir d'un certain âge, inférieur au poids moyen des sujets de son âge; mais il est notablement supérieur au poids moyen des sujets normaux de sa taille. Son poids élevé contraste avec sa petite taille.

Le *rapport du poids à la taille* $\frac{P}{T}$ rend le fait évident. Il est plus fort que ne le comporte la taille et même, pendant les premières années, que ne le comporte l'âge.

A 6 ans et demi, Louise, a un rapport $\frac{P}{T}$ de 182, au lieu de 152, correspondant à sa taille de 2 ans et demi, et de 160, correspondant à son âge.

A 10 ans, Henriette a un rapport $\frac{P}{T}$ de 177, au lieu de 155, correspondant à sa taille de 4 ans, et de 196, correspondant à son âge.

A 15 ans, Lucienne a un rapport $\frac{P}{T}$ de 248, au lieu de 155, correspondant à sa taille de 6 ans à 6 ans et demi, et de 290 correspondant à son âge.

Le poids augmente proportionnellement davantage

que la taille, malgré l'opothérapie. Aussi le rapport $\frac{P}{T}$ s'élève avec l'âge, souvent plus rapidement que chez les enfants normaux. Il passe, chez Henriette, de 177 à 200, en 17 mois; chez Louise, de 182 à 207, en 13 mois; chez Lucienne, de 221 à 248 en un an et demi.

Les myxœdémateux apparaissent donc comme des *obèses*. Certes ils présentent un développement anormal de la graisse; ce sont des *adipeux* (*adeps*, graisse). Mais la graisse ne contribue pas seule à l'exagération du poids; interviennent également l'infiltration des tissus, l'épaississement des os, l'augmentation de volume des organes. En tout cas, ces malades n'ont pas l'apparence de l'obèse floride; ils semblent envahis, suivant l'expression populaire, par de la *mauvaise graisse*.

Thorax. — Le thorax des myxœdémateux reste relativement court; il s'allonge peu. Par contre il s'élargit rapidement; la circonférence thoracique est supérieure à celle que comporte la taille; souvent elle est égale et même supérieure à celle des sujets de mêmes âges.

Henriette, à 11 ans et 9 mois, pour une taille de 4 ans et demi, a le périmètre thoracique d'une enfant de 8 à 10 ans.

Louise, a 7 ans et 8 mois, pour une taille de 3 ans et demi, a le périmètre thoracique d'une enfant de 8 ou 9 ans.

Lucienne, à 13 ans et 10 mois et à 15 ans, pour des tailles de 6 ans à 6 ans et demi, a des périmètres thoraciques qui correspondent respectivement à ceux d'enfants de 11 à 12 ans et de 14 ans.

Coefficient de Pignet. — Une taille très réduite, un poids élevé, une grande circonférence thoracique ont naturellement pour conséquence un *coefficient de Pignet faible*. Sa valeur est en effet obtenue en soustrayant de la taille la somme du poids et de la circonférence thoracique.

Le coefficient est très inférieur à la moyenne de l'âge ; il est également inférieur à la moyenne correspondant à la taille du myxœdémateux.

Chez nos malades, il est de 17,5 (Henriette), de 12,5 (Louise), de 18, puis de 11 (Lucienne), c'est-à-dire qu'il est égal à celui de bébés de 2 ans et même d'un an, alors qu'aux âges de ces enfants il est supérieur à 30 et même à 40.

Ces faits démontrent la réalité de l'opinion exprimée plus haut qu'un coefficient de Pignet bas n'indique pas toujours une grande robusticité. Chez les myxœdémateux, le coefficient de Pignet témoigne seulement d'un corps très volumineux pour la taille.

Crâne. — Le crâne est volumineux pour la taille et même pour l'âge du myxœdémateux.

Le périmètre cranien d'Henriette, qui, à 11 ans et demi, possède une taille de 4 ans et demi, est celui d'une enfant de 7 à 8 ans.

Le périmètre cranien de Louise, qui, à 7 ans et demi, possède une taille de 3 ans et demi, est celui d'un sujet de plus de 14 ans.

Le périmètre cranien de Lucienne, qui, à 13 ans 10 mois et à 15 ans, a des tailles d'enfants de 6 ans à 6 ans et demi, est celui d'enfants de plus de 14 ans.

Le gros crâne des myxœdémateux est dû, pour une part, au développement de l'encéphale qui est très rapide pendant les premières années de la vie, alors que le myxœdème n'est pas toujours très apparent, pour une autre part, à l'ossification sous-périostique, qui est peu influencée dans le myxœdème et entraîne l'épaississement des os plats.

Au contraire, l'ossification cartilagineuse est très

ralentie. Aussi la fontanelle antérieure reste longtemps
ouverte ; elle n'a pas de tendance à se fermer ; elle
persiste bien au delà des limites normales, chez de
grands enfants, des jeunes gens et même des adultes.

**Radiographies du squelette et processus d'ossifi-
cation.** — Les retards ou les arrêts de la croissance
des os longs sont le résultat d'un trouble du processus d'ossification au niveau du cartilage diaphyso-
épiphysaire. La radiographie permet d'en apprécier
les modalités. Elle montre que ce cartilage ne s'ossifie
pas, qu'il reste épais, que la soudure de l'os diaphysaire et de l'os épiphysaire ne s'effectue pas en
temps voulu, que les points complémentaires d'ossification apparaissent tardivement et restent grêles.
Elle montre des faits de même ordre pour les os
courts.

La radiographie de l'*extrémité inférieure des os de
l'avant-bras, du carpe, du métacarpe et des phalanges*
fournit un résumé de toute l'ossification. La comparaison des radiographies de sujets normaux et de
myxœdémateux est instructive. Il suffit de se rappeler
les constatations faites chez nos trois malades.

A 7 ans et 8 mois, l'ossification de Louise, à 11 ans
et 9 mois, celle d'Henriette sont au stade observé
chez un enfant de 2 à 3 ans.

A 15 ans, l'ossification de Lucienne est celle d'un
enfant de 8 à 9 ans ; encore les points complémentaires sont-ils plus grêles que normalement.

Donc les myxœdémateux présentent une *persistance
anormale des cartilages*, un *retard dans l'apparition
des points d'ossification*, une *gracilité de ces points
d'ossification*. Chez des enfants déjà grands, le point
épiphysaire est à peine développé et l'extrémité de
l'os est presque complètement cartilagineuse; il n'est
pas possible de distinguer un cartilage diaphyso-
épiphysaire.

6

Ces caractères des os, qu'a signalés Hertoghe en 1896, persistent encore chez les myxœdémateux adultes. Ceux-ci ont des os d'enfants.

Pour les os longs, de même que pour les os du crâne, l'ossification sous-périostée se poursuit. Aussi ces os s'épaississent-ils, surtout quand le malade a atteint l'âge de la jeunesse. Cet épaississement contribue à former les membres massifs des myxœdémateux.

L'anthropométrie précise les caractères morphologiques des myxœdémateux congénitaux ou précoces, qu'une simple inspection suffit à faire remarquer.

Ce sont des enfants, des jeunes gens ou des adultes beaucoup *trop petits*, ce sont des *nains*. Ces sujets n'ont pas grandi comme les normaux; ils conservent les proportions du buste et des membres inférieurs des sujets normaux de leur taille : par suite leurs membres inférieurs paraissent trop courts, si on les compare à ceux des sujets, de statures normales, qui ont leurs âges.

Ces sujets trop petits sont *trop volumineux* pour leur taille. Le poids est trop fort, le thorax et le crâne ont des périmètres trop étendus. La corpulence est exagérée.

Si on n'envisage que la taille, on peut dire que ces myxœdémateux paraissent plus jeunes qu'ils ne sont. Mais par ailleurs ce jugement est erroné. Le corps n'a ni les proportions ni l'harmonie de celui de l'enfant normal de taille correspondante. Il est *dysharmonique*. Cette dysharmonie donne aux myxœdémateux une apparence grotesque et pénible à voir.

Dentition. — Quand le myxœdème est congénital ou précoce, la *première dentition* est retardée dans son apparition et prolongée dans son évolution : les premières dents n'apparaissent que dans la deuxième année et les dernières après 2 ans et demi. Le retard n'est cependant pas toujours très grand et la première dentition peut même évoluer régulièrement.

Beaucoup plus grande est l'influence du myxœdème sur la *seconde dentition*. Elle est retardée ou même ne se produit pas. Les dents de lait ne sont pas poussées par les dents de remplacement et persistent indéfiniment. Les dents permanentes d'emblée ne sortent pas ou ne sortent que plus ou moins longtemps après leur date normale d'apparition.

Louise, à 7 ans et 8 mois, n'a pas de dents de 6 ans. Henriette, à 11 ans et 9 mois, n'a que les 2 dents de 6 ans inférieures, et, comme dent de remplacement, que la seule incisive médiane inférieure gauche qui sort à 7 ans. Lucienne, à 13 ans et 4 mois, avait ses dents de 6 ans; à 15 ans, elle n'a pas de dents de 12 ans et les incisives de remplacement sont seules sorties, sans provoquer d'ailleurs la chute des dents de lait.

Il n'est pas facile dans bien des cas, d'apprécier si les dents sont des dents de lait ou des dents de remplacement. Les dents en effet sont généralement petites, mal implantées; souvent elles s'usent ou se carient et tombent de bonne heure.

Appareil circulatoire. — Le pouls, de fréquence variable, est faible et petit. Assez souvent le pouls radial n'est pas perceptible; il y a *microsphygmie* (μιχὸς, petit : σφυγμὸς, pouls), comme l'a signalé Variot en 1908. J'ai noté ce symptôme, à cette époque, chez un bébé myxœdémateux âgé d'un an.

La *pression artérielle* est faible. Elle correspond à celle des enfants de même taille et non pas à celle des enfants de même âge. Jeandelize et Parisot, en 1908, notent, chez une idiote myxœdémateuse de 7 ans, qui a une taille de 79 centimètres, avec le sphygmomanomètre de Potain, une pression de 5, 8 au lieu de 12, moyenne de son âge.

Chez mes malades j'ai enregistré avec l'appareil de Pachon :

Pour Henriette, à 10 ans et 3 mois, ainsi qu'à 11 ans et 9 mois, une pression maxima de 9 et une minima de 6 ou 7, c'est-à-dire la pression maxima d'une enfant d'un an.

Pour Lucienne, à 13 ans et 10 mois, une pression maxima de 12 et une minima de 7, c'est-à-dire des pressions d'enfants de 6 à 10 ans.

Sang. — L'étude du sang permet de se rendre compte, dans une certaine mesure, de l'activité de la moelle osseuse, qui est l'organe générateur des globules rouges et de certaines catégories de globules blancs. Elle a été poursuivie par Krœpelin, Mendel, Mason et surtout Vaquez, en 1895 et 1897.

Le nombre des *globules rouges* est diminué : il tombe souvent à 3 millions et même à 2 millions 500.000 par millimètre cube. Le taux de *l'hémoglobine* est abaissé à 65 ou 70 pour 100. Il existe donc une *anémie* moyenne.

Quelquefois on constate la persistance du *diamètre fœtal* des hématies et la présence d'*hématies nucléées*.

Le nombre des *leucocytes* est, en général, normal ; il est de 6.500 à 7.000 par millimètre cube. Il n'est pas rare de constater un abaissement de la proportion des *polynucléaires neutrophiles* : chez nos malades, elle était de 58 pour 100 à 7 ans et demi, de 47 pour 100 à 11 ans et demi, de 50 pour 100 à 13 ans et demi ; or la normale est de 61 à 62 pour 100 à partir de 5 ans.

Le sang présente, somme toute, les caractères des *anémies banales*, communes dans l'enfance. Celles-c témoignent d'une insuffisance de la fonction hématopoïétique de la moelle osseuse, comme la petitesse

de la taille témoigne d'une insuffisance de sa fonction
ostéoformatrice.

Fonctions cérébrales. — Dans le myxœdème
congénital et le myxœdème précoce, les fonctions
cérébrales ne se développent pas ou se développent
insuffisamment. L'enfant ne fait aucune acquisition
intellectuelle, affective et morale, ou fait seulement
des acquisitions très réduites. Il est un *idiot* et son
idiotie est d'autant plus complète que le début du
myxœdème a été plus précoce. C'est sous l'appellation d'*idiotie myxœdémateuse* que le myxœdème des
enfants a tout d'abord été décrit par Bourneville,
J. Voisin, etc..

Quand l'idiotie est *complète*, l'enfant ne présente
aucune manifestation intellectuelle ou affective.
L'instinct de la conservation même lui fait défaut. Il
reste inerte, incapable de tout mouvement volontaire, bien qu'il ne soit pas paralysé; il ne sait ni se
tenir debout, ni marcher, ni saisir un objet. Il ne
parle pas et ne profère que quelques cris bruyants,
stridents, rauques. Il traduit ses sensations de faim
et de soif par des cris inarticulés ; mais il ne reconnaît pas les aliments et n'essaie pas de manger. Il ne
témoigne aucune affectivité pour les personnes qui le
soignent. Suivant l'expression de Roesch, c'est un
véritable *homme-plante*.

Quand l'idiotie est *incomplète*, l'enfant a quelques
lueurs d'intelligence et d'affectivité. Il manifeste à
la vue d'un objet qui lui est agréable ou désagréable.
Il fait comprendre qu'il a faim ou soif; il distingue
les aliments qui lui plaisent et ceux qui ne lui
plaisent pas. Il parle; mais la parole est lente et le
vocabulaire réduit à quelques mots. Son caractère
est, en général, assez doux, mais souvent il s'irrite et
se met en colère. Il est d'ailleurs apathique et reste
immobile. Il peut marcher, mais sa marche est lente,

hésitante et, au bout de quelques pas, il s'arrête. C'est l'*homme-animal* de Rœsch.

Symptômes divers. — L'observation des myxœdémateux, à côté des symptômes qui viennent d'être analysés, en montre bien d'autres intéressants.

Chez les enfants, on constate souvent de *l'hypertrophie chronique du tissu lymphoïde du pharynx*, de grosses amygdales palatines et des végétations adénoïdes.

Comme à tous les âges la *nutrition* est ralentie, les urines sont pauvres en sucre et en acide urique. Cependant le sucre est en général bien utilisé. L'épreuve de la *glycosurie alimentaire* est négative.

Lucienne, à 15 ans, n'a présenté que des traces de sucre dans l'urine après ingestion en une seule fois de 4 gr. de sucre de canne par kilo et n'en a pas eu avec 3 gr. 20 par kilo.

Enfin le *métabolisme basal* est nettement abaissé. Nous avons constaté avec M. Janet, chez Lucienne, un métabolisme de 15 pour 100 au-dessous de la moyenne de son âge. Chez d'autres myxœdémateux de 8 ans et de 11 ans, M. Janet a observé des métabolismes abaissés de 48 pour 100 et de 26 pour 100.

Le myxœdémateux congénital ou précoce poursuit ainsi une enfance lamentable. Arrivé à la période où, chez les enfants normaux, évolue la **puberté**, on n'en voit apparaître aucun des symptômes : les poils pubiens et axillaires ne poussent pas, les organes génitaux restent grêles, les mamelles des filles ne se forment pas et leur bassin ne s'élargit pas, les règles restent absentes.

En un mot, les organes sexuels ne mûrissent pas et les caractères sexuels secondaires ne se montrent pas.

Le myxœdémateux qui a atteint l'âge de la jeunesse, puis l'âge adulte, reste donc, un *infantile*. Il réalise alors au maximum le type de l'*infantilisme myxœdémateux*. Au syndrome thyroïdien s'est associé un syndrome sexuel ; c'est le premier exemple de ces *syndromes pluriglandulaires* que nous rencontrerons chemin faisant.

Les sujets, chez qui le myxœdème est apparu dès le début de la croissance, présentent donc trois ordres de symptômes particuliers : le *nanisme*, l'*infantilisme* et l'*idiotie*, auxquels s'associent les autres troubles, qui viennent d'être décrits, pour réaliser un tableau clinique caractéristique.

L'opothérapie thyroïdienne améliore dans une certaine mesure l'état de ces sujets ; elle stimule leur croissance et éveille leur intelligence ; mais elle n'en fait jamais des individus normaux. Le traitement doit être poursuivi pendant toute la vie ; quand on l'interrompt, les phénomènes pathologiques ne tardent pas à se montrer de nouveau.

La mort peut survenir pendant l'enfance ou la jeunesse. Assez souvent les malades atteignent l'âge adulte. Dans la moitié des cas environ, ils ne dépassent pas 35 ans ; exceptionnellement ils atteignent la cinquantaine. Presque toujours la mort est due à une *maladie infectieuse* intercurrente.

B. Myxœdème tardif.

Le *myxœdème tardif* peut débuter, à partir de 2 ou 3 ans, à tous les moments de l'enfance (*myxœdème infantile*) ou de la jeunesse (*myxœdème juvénile*).

Il se traduit par les symptômes de la série myxœdémateuse *communs* à tous les âges, sur lesquels je ne reviens pas, et par des *symptômes particuliers* à la période de croissance.

Les modalités de ces symptômes varient suivant

l'âge où le myxœdème apparaît. Ils sont d'autant moins accentués que l'affection a débuté à un âge plus avancé.

Le retard et l'arrêt de la croissance peuvent entraîner un véritable *nanisme*, quand ils sont survenus pendant les dix ou douze premières années, avant la poussée de croissance pubertaire. Ils réalisent simplement une *hypotrophie staturale* plus ou moins manifeste, quand le processus est intervenu au moment de cette poussée de croissance. La taille est à peine influencée, quand il s'agit de myxœdème juvénile. Mais dans tous les cas les malades ont un poids et un volume exagérés.

Les troubles intellectuels ne réalisent pas une *idiotie complète*, comme dans le myxœdème congénital ou précoce ; mais, si l'enfant est atteint tout jeune, l'intelligence peut régresser et l'enfant présenter une *idiotie incomplète*. Quand le sujet est atteint à un âge où son intelligence était déjà développée, on remarque seulement qu'elle ne progresse plus et même s'affaiblit ; il devient apathique, indifférent, incapable du moindre effort d'attention ou de mémoire ; il a l'air hébété ; sa parole et ses mouvements sont lents et traînants.

Si le myxœdème débute avant ou pendant l'évolution de la **seconde dentition**, celle-ci est retardée ou incomplète ou ne s'effectue pas.

Suivant le moment d'apparition, l'**évolution pubertaire** fait défaut ou avorte. Si elle est déjà terminée, les poils tombent et la peau devient glabre, les fonctions génitales régressent, les règles cessent. Le sujet conserve les caractères soit de l'*infantilisme*, soit du *juvénilisme*.

Somme toute, quand la puberté est achevée et la croissance presque terminée, le malade se présente à peu près comme le sujet *devenu myxœdémateux à l'âge adulte*.

Le tableau clinique ne se rencontre pas toujours au complet. Certains sujets sont atteints de **formes dissociées**.

Par exemple, un malade, dont Marfan et Guinon ont publié l'observation en 1893, présentait l'habitus physique du myxœdémateux; mais son intelligence était conservée, à part un peu d'apathie et une mémoire faible.

D'ailleurs les **formes frustes** sont beaucoup plus communes que les formes avérées. Je les étudierai plus loin.

2° MYXOEDÈME ENDÉMIQUE. CRÉTINISME

On rencontre dans certaines *régions montagneuses*, dans les vallées des Alpes, des Pyrénées, des Andes, etc. des individus, enfants, jeunes gens et adultes, dont le développement physique et intellectuel s'est arrêté de bonne heure. Ils présentent un habitus particulier. Leur teint blafard leur afait donner le nom de *crétins* (*creta*, craie) et à l'affection, dont ils sont atteints, celui de *crétinisme*. Souvent leur cou, déformé par un *goitre*, c'est-à-dire par un corps thyroïde volumineux, les fait qualifier de *goitreux*.

Le *crétinisme* et le *goitre* sont particuliers à certaines contrées; ils y sont *endémiques* (ἐν, dans; δῆμος, peuple). Mais on peut les rencontrer, rarement il est vrai, dans des pays où ils ne sont pas habituels, où ils sont *sporadiques* (σποραδικός, de σπείρειν, disperser).

Il existe de grandes analogies entre le crétinisme et le myxœdème; le nom d'*état crétinoïde* a même été proposé, nous l'avons vu, pour désigner ce dernier. Cependant, tout d'abord, Bourneville, Bircher, Pal se sont attachés à différencier ces affections : l'atrophie du corps thyroïde, dans un cas, le goitre, dans l'autre, étaient invoqués à l'appui du dualisme. Cette opinion n'était pas justifiée et les travaux de Baillarger (1873), Régis, Combe, Thibierge, Kocher, etc., ont démontré que le crétinisme ne se différencie du myxœdème que par une étiologie spéciale et l'existence fréquente du goitre, que l'un est un *myxœdème endémique*, l'autre un *myxœdème sporadique*.

Le goitre endémique ne s'accompagne d'ailleurs pas toujours de crétinisme. On dit même que, dans certaines régions à goitres, ce dernier fait défaut. Cependant la coexistence est fréquente et souvent les goitreux ont des crétins dans leur descendance.

Il m'est donc permis d'être bref dans la description du crétinisme ou myxœdème endémique.

Les *premières manifestations* du crétinisme peuvent être constatées à la naissance, mais le fait est exceptionnel. Elles se montrent en général vers le milieu ou la fin de la première année ; rarement elles sont plus tardives, vers 2 ou 3 ans ou même jusque vers 7 ou 8 ans.

L'**habitus général** est le même que celui du myxœdémateux.

La *peau* est gonflée, comme boursouflée ; en certains endroits, sur le front, les joues, les fesses, elle paraît trop large et forme de grands plis ; les paupières, les mains, les pieds, la paroi abdominale semblent œdématiés. La coloration de la peau est d'un blanc spécial, rappelant la craie. La peau est sèche, squameuse, glabre. La *langue* volumineuse sort de la bouche. Les *cheveux* sont rares, courts, secs, raides.

Le *front* est bas, le *crâne* volumineux.

Le *cou* est court et souvent, dans les trois quarts des cas environ, déformé par un *goitre* plus ou moins gros. Quand celui-ci fait défaut, la palpation ne décèle pas le corps thyroïde.

Le *ventre* est gros et tombant.

Les *membres* sont courts et épais, les extrémités gonflées, froides et violacées.

La *taille* est très réduite. Les crétins sont de véritables *nains*. Leur petitesse contraste avec le volume du corps. L'ensemble est difforme.

La *dentition* est retardée et mauvaise.

La *puberté* ne se fait pas; les organes génitaux restent petits; les règles sont absentes, les seins ne se forment pas chez les filles.

Le *regard* est dépourvu de toute expression. L'*intelligence* est nulle ou peu développée. Suivant le développement intellectuel, on distingue :

1° Le *crétin*, véritable *idiot*, qui reste inerte, immobile, indifférent, incapable d'exécuter un mouvement volontaire et de marcher.

2° Le *mi-crétin*, idiot moins complet, susceptible d'une certaine éducation, qui marche difficilement et en chancelant.

3° L'*état crétinoïde*, véritable *crétinisme fruste*, dans lequel l'intelligence est seulement retardée, et qui est caractérisé, comme les degrés précédents, par une grande apathie physique, intellectuelle et morale.

Le crétin ne parle pas; il pousse des cris, des grognements qui traduisent la colère ou le contentement. Chez le mi-crétin, la parole est rudimentaire, la voix retentissante.

Les crétins *meurent* généralement jeunes, souvent d'une attaque d'*épilepsie*. Bien rarement ils atteignent la vieillesse.

Sur les *radiographies*, on constate les mêmes retards de l'ossification que chez les myxœdémateux. On peut même les retrouver également chez des habitants, sains en apparence, des pays à goîtres. Cependant, d'après Finkheiner, chez les crétins comme chez leurs compatriotes d'apparence normale, on rencontre aussi des ossifications accélérées.

3° MYXOEDÈMES FRUSTES

Le myxœdème ne réalise pas toujours le tableau clinique si caractéristique, dont la description vient d'être donnée. Dans bien des cas il n'entraîne qu'une *symptomatologie atténuée, fruste*; il réalise une série de *symdromes dégradés*, depuis les plus typiques jusqu'à ceux qu'on hésite à ranger dans ce groupe nosologique.

Ces syndromes cliniques ont été bien décrits par Thibierge (1891 et 1898), Brissaud (1894), Hertoghe, (1897 et 1899), Hutinel (1902), Léopold Lévi et H. de Rothschild, etc. On les groupe souvent sous l'appellation d'*hypothyroïdie*; mais cette appellation préjuge d'une conception pathogénique, qui, je l'ai déjà signalé, comporte des réserves.

Il s'agit d'enfants ou de jeunes gens dont la *taille* est au-dessous de la moyenne de celle des sujets de mêmes âges, par suite d'un arrêt ou d'un ralentissement de la croissance. Ces sujets, par contre, sont en général assez gros et ont un thorax large. Dans leur ensemble, ils sont *courts* et *trapus*.

Les traits sont un peu épais. La lèvre inférieure est légèrement pendante, le front bas et étroit, le crâne assez volumineux, le teint pâle. Les cheveux sont médiocrement fournis, secs et durs, les sourcils peu accusés. La dentition est souvent retardée. Les végétations adénoïdes sont fréquentes.

Ces sujets sont *peu actifs*, lents dans leurs mouvements, apathiques au physique comme au moral. Ils ne prennent pas volontiers part aux jeux bruyants de leurs âges; ils restent tranquilles. Leur caractère est doux; ils sont sages, même trop sages. Ils fixent diffi-

cilement leur attention et présentent de l'*aprosexie*
α, προσέχειν, être attentif). Le travail intellectuel leur
est difficile et pénible; ils s'y livrent sans entrain ou,
s'ils font quelque effort, c'est sans grand résultat;
leur mémoire est faible. Ce sont des *élèves médiocres*
ou *mauvais*; souvent les maîtres les considèrent
comme des paresseux; ils constituent une catégorie
d'arriérés scolaires.

Quand arrive la période de la *puberté*, celle-ci est
retardée et se fait mal. La poussée de croissance est
insuffisante ou avorte. Les poils pubiens et axillaires
n'apparaissent pas en temps voulu, restent peu fournis
ou même font défaut. Les testicules, la verge grossissent peu ; la voix reste grêle et le visage plus ou
moins glabre. Le bassin, chez les filles, s'élargit insuffisamment; les règles sont tardives et difficiles, les
seins restent petits, la rétro-flexion utérine, d'après
Hertoghe, est fréquente.

Un phénomène commun à tous ces sujets, enfants
et jeunes gens, est la *petitesse de la taille*. Celle-ci est
d'autant plus réduite que le processus est plus précoce, d'autant mieux développée qu'il est plus tardif.
Ces sujets sont, quant à la stature, des *hypotrophiques*;
ils sont atteints *d'hypotrophie myxœdémateuse*.

Un phénomène particulier aux grands enfants et
aux jeunes gens, quand le processus s'est développé
avant ou pendant la période pubertaire, c'est le *défaut
de développement* ou le *développement insuffisant des
organes génitaux* et de leurs fonctions, ainsi que
l'*absence* ou l'*insuffisance des caractères sexuels secondaires*. Ces sujets sont des *infantiles*; ils sont atteints
d'infantilisme myxœdémateux ou *infantilisme du type
Brissaud*.

A côté de ces phénomènes subordonnés à la croissance et à la puberté, se rencontrent, plus ou moins
au complet, plus ou moins manifestes, les symptômes
physiques, fonctionnels et subjectifs de la série myxœ-

démateuse, qui existent dans les myxœdèmes frustes, quel que soit l'âge où ils apparaissent.

Quelques observations montrent comment se présentent, le plus habituellement, les myxœdèmes frustes pendant l'enfance et la jeunesse, c'est-à-dire pendant la période de croissance.

Jeanne B.,.., dont j'ai recueilli l'observation avec mon interne Henri Janet, entre dans mon service le 8 décembre 1921.

Son père, tué à la guerre, était, paraît-il, bien portant. Sa mère est en bonne santé. Une sœur, d'un an plus jeune, se développe normalement. Il n'y a aucune raison de suspecter la syphilis.

L'enfant est née à terme, après une grossesse et un accouchement normaux ; elle pesait 3 kilos 500. Elle a été allaitée par sa mère jusqu'à 3 mois, puis au biberon. Elle a eu sa première dent à 8 mois et a fait ses premiers pas à 18 mois. Elle n'a eu d'autre maladie qu'une rougeole normale à 4 ans.

Sa mère l'amène à l'âge de 9 ans et demi, parce qu'elle s'inquiète de la voir *rester petite*. Mais par ailleurs la trouve normale et en bonne santé.

Sa *taille* est petite, son *embonpoint* un peu fort ; elle n'est cependant pas obèse (fig. 16).

Les *traits du visage* sont un peu mous, manquent de finesse. Les joues sont pleines et colorées. Le front est un peu bas et le crâne un peu fort. Les *cheveux*, d'un beau roux vénitien, sont longs et assez fins.

La *peau* est sèche et un peu écailleuse. Les téguments sont très légèrement épaissis et infiltrés.

Le *thorax* est régulièrement cylindrique, l'abdomen un peu proéminent. Les *membres* sont potelés.

Les *organes* ne présentent rien de particulier. Le *pouls* est à 80 ou 90. La *pression artérielle*, à l'oscil-

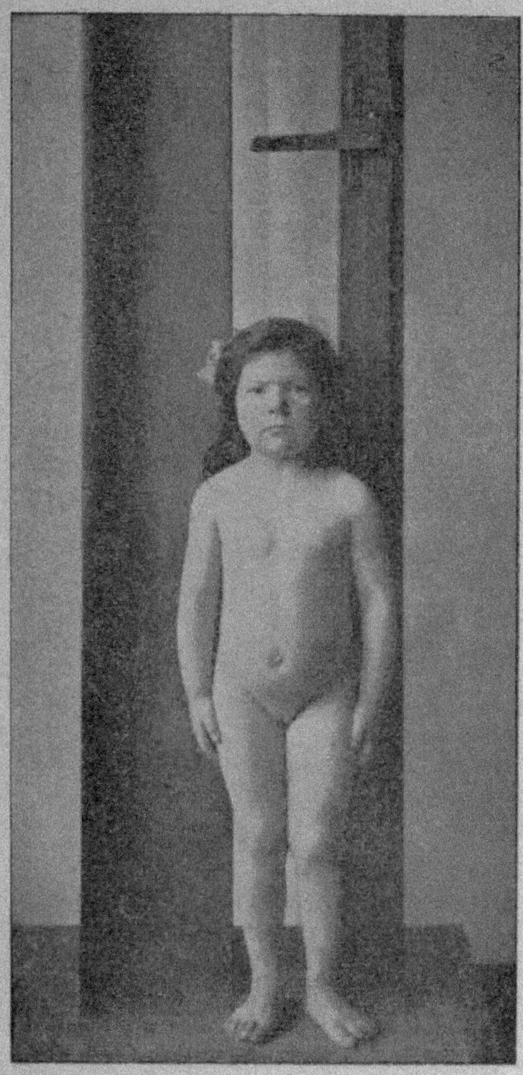

FIG. 16. — B.... Jeanne, 9 ans 1/2.
Myxœdème fruste.

lomètre de Pachon, est : $Mx = 9,5$; $Mn = 6$. La *température* est normale.

Le *psychisme* est normal. C'est celui des enfants du même âge. Jeanne a l'air intelligent, le regard éveillé ; elle va à l'école depuis 4 ans ; elle lit, écrit et sait calculer. Son *caractère* est tranquille, un peu apathique.

La *dentition* est très en retard. Les *dents de lait* persistent et sont incomplètes ; les deux dernières petites molaires supérieures manquent.

Aucune *dent définitive* n'est sortie ; même les dents de 6 ans font défaut.

L'*anthropométrie* apporte les precisions suivantes :

	Jeanne B...	Moyennes de 9 ans et demi.
Taille (T)	100 cm.	125 cm.
Buste (B)	53 cm. 5	69 cm.
Hauteur réduite des membres inférieurs (S).	46 cm. 5	56 cm.
Rapport de Manouvrier (S/B) .	0,86	0,80
Grande envergure	98 cm. 5	125 cm.
Poids (P)	17 k.	24 k.
Rapport (P/T).	170	190
Circonférence thoracique . . .	55 cm. 5	58 cm.
Coefficient de Pignet.	27,5	43

1° La *taille* est très petite. C'est celle d'un enfant de 5 ans et demi ; elle est en retard de 4 ans.

Mais, pour la taille, la hauteur réduite des membres inférieurs est proportionnellement trop forte et le *rapport de Manouvrier* trop élevé ; ce dernier est même trop fort pour l'âge et il existe de la *macroskélie*.

2° Le *poids* est faible pour l'âge, un peu fort pour la taille ; le rapport du poids à la taille est donc un peu élevé pour cette dernière. L'enfant est trop grosse, mais sans qu'on puisse parler d'obésité véritable.

Pour la taille, la *circonférence thoracique* est également un peu grande.

Au total, le *coefficient de Pignet* est faible, plus faible que ne le comporte la taille; l'enfant a une *corpulence exagérée*.

La *radiographie* (fig. 17) montre :

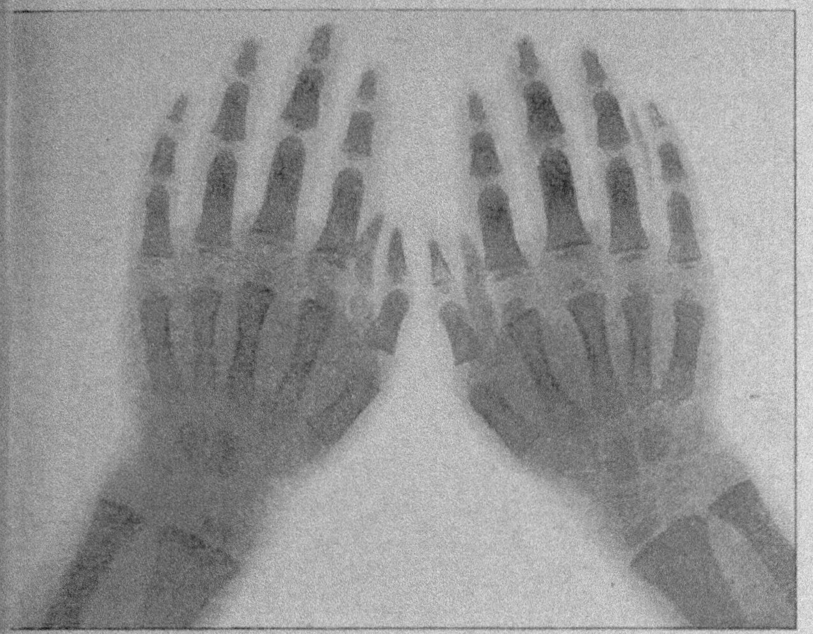

Fig. 17. — B..., Jeanne, 7 ans 1/2.
Myxœdème fruste. Radiographie des poignets et des mains.

le point d'ossification de l'épiphyse inférieure du radius, qui est grêle ;

les points d'ossification des os du carpe : grand os, os crochu, pyramidal ;

les points épiphysaires des quatre derniers métacarpiens et des phalanges correspondantes.

C'est l'ossification d'un enfant de 5 ans environ (fig.3).

Le *métabolisme basal* est de 32,5 au lieu de 53, normale à cet âge. Il est de 32 p. 100 au-dessous de la normale. L'abaissement est donc considérable.

En résumé, Jeanne présente un *retard de croissance staturale* important ; à 9 ans et demi elle a une taille de 5 ans et demi. Elle est atteinte d'*hypotrophie staturale*.

C'est là, nous l'avons vu, une des manifestations du myxœdème.

En faveur du myxœdème plaident l'aspect des téguments, une corpulence un peu exagérée, la mollesse du caractère, le retard de la dentition et de l'ossification, l'abaissement du métabolisme basal. De tous ces symptômes l'infiltration myxœdémateuse et l'exagération de la corpulescence sont les plus discrets ; elles passeraient facilement inaperçues pour un œil mal exercé. Par contre les *symptômes occultes*, dévoilés par la radiographie et la recherche du métabolisme basal, sont très caractérisés.

Mais la belle chevelure, l'intelligence éveillée, la makroskélie ne sont pas des phénomènes habituels du myxœdème.

On peut donc conclure que Jeanne est atteinte de myxœdème, mais d'un *myxœdème fruste, incomplet, atypique*. Il paraît avoir débuté vers 4 ou 5 ans, comme en témoignent la taille, l'ossification et la dentition.

Agnès Ch..., dont j'ai rapporté l'observation, en 1919, dans une leçon sur l'*hypothyroïdie de la puberté*, s'est bien portée jusqu'à 13 ans. Elle commence alors à se plaindre de fatigue, de céphalée, d'anorexie, de constipation ; elle devient frileuse, présente de la cyanose des extrémités et des engelures l'hiver. Ses premières règles se montrent à 14 ans ; elles sont douloureuses et peu abondantes. Depuis, elle n'a été réglée que trois fois en un an.

Je vois cette jeune fille à 15 ans et demi. Elle est petite et présente un embonpoint exagéré. Sa taille mesure 145 centimètres au lieu de 154 centimètres; elle pèse 46 kilos, poids moyen de son âge, mais, par suite de sa faible taille, le rapport $\dfrac{P}{T}$, qui est de 317 au lieu de 298, est trop élevé.

Le buste mesure 78 centimètres et la hauteur réduite des membres inférieurs 67 centimètres. Le rapport de Manouvrier est 0,84; il est trop faible pour son âge (0,90) et correspond approximativement au rapport normal des enfants plus jeunes dont la malade a la taille; pour sa taille elle est *mésoskèle*, pour son âge *brachyskèle*.

Le visage est plein, le teint pâle et terne, les traits sont épais, les cheveux un peu secs. Une *dent de 12 ans* n'est pas encore sortie.

Les *extrémités* sont épaisses, froides, cyanosées.

Les *seins* sont formés; les poils pubiens et axillaires sont peu fournis.

La malade est *apathique* et lente. Son intelligence paraît suffisante; elle occupait un rang moyen dans sa classe.

Rien ne permet de suspecter la syphilis et le *Bordet-Wassermann* est négatif. La mère est en bonne santé.

En résumé, Agnès, à 15 ans et demi, a la taille d'une enfant de 13 ans; son buste et ses membres inférieurs ont les proportions moyennes de cet âge. Il lui manque une dent de 12 ans.

Ce sont des caractères que l'on rencontre dans le myxœdème.

Elle n'a pas les grands symptômes de ce dernier. Mais le poids trop fort pour la taille, l'obésité, le facies et l'aspect des téguments, les troubles menstruels, les diverses manifestations permettent de porter le diagnostic de *myxœdème fruste*; celui-ci paraît s'être installé vers 12 ou 13 ans, au début de la période pubertaire.

Yvonne M... n'a rien de notable dans ses antécédents. Vers 7 ans, comme elle se développe mal et présente du retard intellectuel, un médecin prescrit l'opothérapie thyroïdienne, qui est suivie assez régulièrement pendant plusieurs années.

Je la vois à l'âge de *12 ans*. Elle présente de l'apathie, de la torpeur intellectuelle, une mauvaise mémoire ; cependant elle fréquente la même classe que les enfants de son âge. Le facies est un peu bouffi ; les extrémités sont froides et cyanosées ; mais les téguments du corps ne sont pas infiltrés. Quelques poils pulviens et axillaires apparaissent. La taille = 132 centimètres, le poids = 29 kg. 800 ; le rapport $\frac{P}{T} = 225$. La taille est celle de 11 ans ; le poids et le rapport $\frac{P}{T}$ sont à peu près ceux de l'âge.

Après une nouvelle année d'opothérapie thyroïdienne, à *13 ans*, Yvonne est plus active ; elle travaille mieux et ses professeurs pensent qu'elle pourra passer son certificat d'études. Les poils inguinaux et axillaires sont plus fournis, les seins formés. Les dents de 12 ans ne sont pas sorties.

L'anthropométrie donne les valeurs suivantes :

	Yvonne M...	Moyennes de 13 ans.
T	137 cm. 5	145 cm.
B	74 cm.	77 cm.
S	63 cm. 5	68 cm.
S/B	0,85	0,88
Grande envergure . . .	130 cm.	>T
P	30 k. 600	36 k.
P/T	222	248
Circonférence thoracique xiphoïdienne. , . . .	56 cm.	64 cm.
Coefficient de Pignet . .	51	45

Yvonne a donc grandi en un an de 5 centimètres, mais sa *taille* (137 cm.) reste inférieure aux moyennes de son âge; c'est celle d'une fille de 12 ans. D'autre part, ses membres inférieurs sont relativement courts pour son âge et le *rapport de Manouvrier* $\frac{S}{B} = 0,85$ est plus faible qu'à 13 ans (0,88).

Le *poids*, en un an, n'a guère varié. Il est inférieur à celui de l'âge; il correspond à celui de la taille. Le rapport $\frac{P}{T}$ est moyen pour la taille.

La *circonférence thoracique* est faible et pour l'âge et pour la taille.

Le *coefficient de Pignet* est supérieur à la moyenne de l'âge et par conséquent de la taille.

Six mois plus tard, *à 13 ans et demi*, les règles apparaissent avec les caractères normaux. Je constate que 2 dents de 12 ans commencent à sortir. L'enfant a grandi de 1 centimètre (138 cm. 5), uniquement par ses membres inférieurs; le rapport de Manouvrier $= 0,87$. Le poids a augmenté de 4 kilos (34 kg. 500) et le périmètre thoracique de 3 centimètres (59 cm.). Le coefficient de Pignet ne s'est pas modifié (45), mais le rapport $\frac{P}{T}$ est plus élevé (249).

En résumé, Yvonne est atteinte de *myxodème fruste*. Le diagnostic a été porté vers 7 ans, à cause de son habitus et du retard intellectuel.

Soumise, pendant six ans, à l'opothérapie thyroïdienne, elle s'est améliorée.

A 13 ans, elle est petite et présente une *hypotrophie staturale*. Mais en outre elle est grêle et atteinte d'*hypotrophie pondérale*. Sa corpulescence est même faible pour sa taille; à cet égard elle diffère des myxœdémateux.

Par contre, comme chez les myxœdémateux, les

proportions du buste et des membres inférieurs correspondent à la moyenne de la taille; l'enfant est *mésoskèle* pour sa taille, *brachyskèle* pour son âge.

Mais, six mois plus tard, à 13 ans et demi, bien qu'elle soit toujours trop petite, le rapport de Manouvrier tend à atteindre la moyenne de l'âge, grâce à l'allongement des membres inférieurs.

D'autre part, les règles se sont montrées à un âge normal.

Les enfants, dont nous venons de rapporter les observations, présentent donc, plus ou moins atténués, plus ou moins au complet, les caractères somatiques et psychiques des myxœdémateux avérés. Ils ont un air de famille avec ces derniers. Chez l'une d'elles, le diagnostic clinique est vérifié par la constatation du retard des processus d'ossification et d'un abaissement considérable du métabolisme basal.

On pourrait hésiter à ranger actuellement la dernière, Yvonne, dans le groupe des myxœdémateux, si son histoire n'élucidait pas le diagnostic. Elle diffère en effet de ces derniers par plusieurs caractères. A son sujet se pose la question des rapports des *hypotrophies* et des *infantilismes myxœdémateux* avec les *hypotrophies* et les *infantilismes simples*, c'est-à-dire qui ne dépendent pas ou ne paraissent pas dépendre d'un processus thyroïdien.

On rencontre en effet très souvent des enfants ou des jeunes gens, qui ont des tailles ou des poids inférieurs aux moyennes des enfants de leurs âges, qui sont des **hypotrophiques** comme les myxœdémateux frustes.

Leur habitus général diffère de celui de ces derniers. Ils sont mieux proportionnés, plus élancés, moins épais, moins corpulents (fig. 18); leur peau

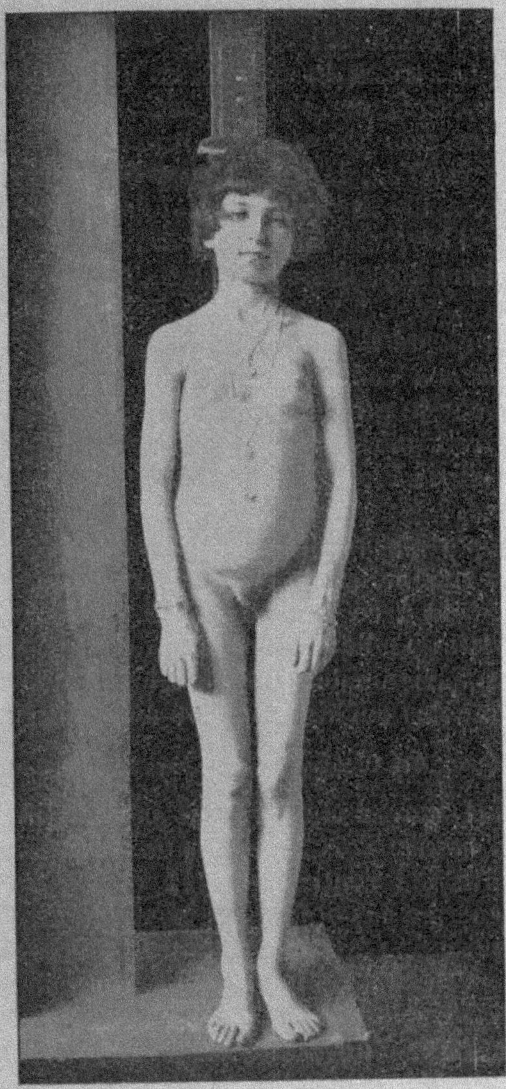

Fig. 18. — H... Elisa, 15 ans et demi.
Grand diabète avec hypotrophie.

est moins pâle; elle n'est pas sèche, rugueuse; elle est souple, élastique; les téguments ne sont pas épaissis. Les traits du visage sont fins, le crâne n'est pas trop volumineux et disproportionné; les cheveux, les cils, les sourcils sont suffisamment fournis. La mine est éveillée, le caractère n'est pas apathique, les mouvements sont vifs; l'intelligence est normale et le travail cérébral facile et fructueux.

Voici donc déjà des caractères différentiels importants.

L'anthropométrie fournit des données plus précises.

La *taille* est celle d'enfants plus jeunes. Habituellement, pour de grands enfants, le retard est de une, deux ou trois années : un enfant de 15 ans a la taille d'un enfant de 12, 13 ou 14 ans. Parfois le retard est plus grand.

Les proportions respectives du *buste* et des *membres inférieurs* sont celles de l'âge et non pas de la taille, contrairement à ce qui existe chez les myxœdémateux; certains enfants ont même des membres inférieurs proportionnellement plus longs que ceux de la moyenne des enfants de leurs âges. Le *rapport de Manouvrier* $\frac{S}{B}$ en témoigne : il est égal ou supérieur au rapport moyen de l'âge; il indique un certain degré de *macroskélie*. Une fille de 12 ans et demi, qui mesure 132 centimètres (11 ans) a un rapport de 0,85 comme les enfants de son âge. Une fille de 12 ans, qui a une taille de 122 centimètres (9 ans) a un rapport de 0,99, bien supérieur à celui de son âge (0,87). Une fille de 15 ans et demi, H... Elisa (fig. 18) atteinte d'un grand diabète avec hypotrophie, qui mesure 141 centimètres (12 ans et demi) a un rapport de 1,02, supérieur à celui de son âge (0,92).

Le *poids* est inférieur à celui de l'âge; il correspond à peu près à celui qu'on rencontre, pour la même taille, chez des enfants normaux plus jeunes. Par suite le *rapport du poids à la taille* $\frac{P}{T}$ est en harmonie avec cette dernière : il est de 222 (au lieu de 239 pour la taille) chez la diabétique, de 211 (valeur normale pour la taille) chez la fille de 12 ans et demi.

Sans doute le poids peut varier suivant les influences qui entraînent la maigreur ou l'embonpoint. En tout cas, il n'est pas exagéré comme il l'est, en général, chez les myxœdémateux.

Le *périmètre thoracique* est cependant en général plus grand que ne le comporte la taille; parfois même il a des dimensions correspondant à l'âge du sujet. Aussi le *coefficient de Pignet* est souvent plus faible que ne le comporte la taille; mais sa valeur n'est pas autant diminuée que chez les myxœdémateux.

Enfin la *circonférence cranienne* est celle des enfants de même taille, au lieu d'être plus grande, comme chez les myxœdémateux.

Les caractéristiques anthropométriques des enfants atteints d'hypotrophie simple diffèrent donc de celles des hypotrophiques myxœdémateux. Mais il ne faudrait pas leur attribuer une valeur trop absolue pour le diagnostic. En biologie et en médecine, où interviennent des facteurs complexes et qu'on ne connaît jamais tous, il n'y a pas de règle sans exception. On rencontre, et j'en ai cité des exemples, des myxœdémateux avérés ou frustes, qui présentent certains caractères anthropométriques de l'hypotrophie simple.

On peut découvrir cependant d'autres différences.

L'*éruption dentaire*, retardée chez les myxœdémateux, est régulière dans l'hypotrophie simple.

Sur les *radiographies du squelette*, les processus d'ossification, retardés chez les premiers, sont normaux dans la seconde. Dans cette dernière, les points d'ossification apparaissent en temps voulu et ont le volume qui convient; les cartilages interdiaphysoépiphysaires ne persistent pas indéfiniment. L'ossification de la diabétique de 15 ans et demi est normale (fig. 19).

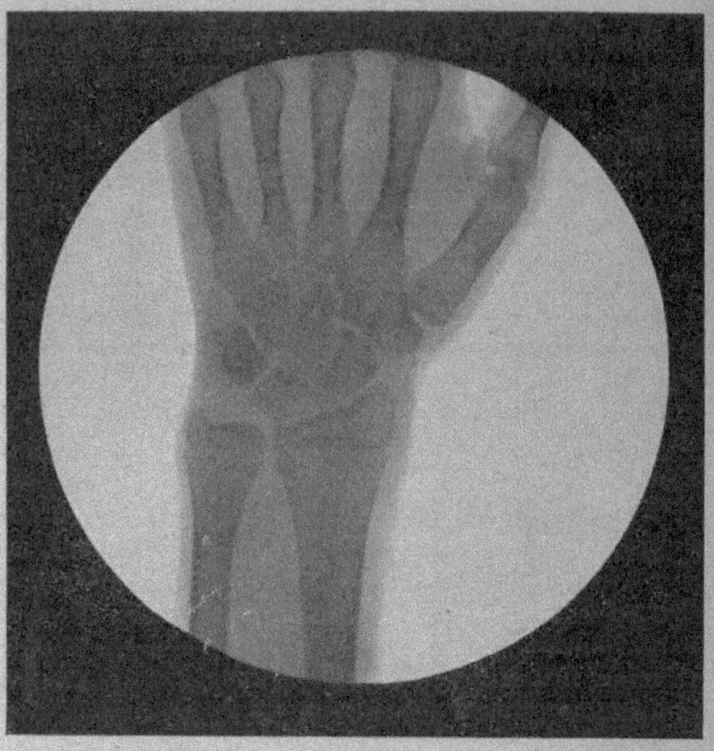

Fig. 19. — H... Elisa, 15 ans et demi.
Grand diabète avec hypotrophie. — Radiographie du poignet et de la main.

Enfin, j'ai constaté, avec Henri Janet, que le *métabolisme basal*, chez des enfants paraissant atteints d'hypotrophie simple, est normal ou même légèrement supérieur aux moyennes de leurs âges, sans qu'on puisse dire qu'il sort alors des limites physiologiques (écart de 10 p. 100 avec les moyennes). En tout cas, il n'est pas abaissé, comme il est, nous l'avons vu, dans les myxœdèmes avérés ou frustes.

On peut encore utiliser la *méthode des tests biologiques*, étudiée par H. Claude, R. Porak et leurs collaborateurs.

Dans les *états myxœdémateux*, l'injection intra-musculaire d'*adrénaline* ne modifie ni le pouls ni la pression sanguine et provoque, après un repas d'épreuve, une glycosurie moindre qu'à l'état normal; l'injection d'*extrait hypophysaire* ne modifie pas le pouls, abaisse la pression maxima et ne donne pas de glycosurie.

Nous n'avons pas observé ces phénomènes chez plusieurs enfants atteints d'*hypotrophie simple*. Il en était ainsi notamment chez une jeune fille de 14 ans et demi, hypotrophique, atteinte de rhumatisme chronique déformant, dont j'ai publié l'observation avec Nadal, en 1921.

Quant à l'injection intra-musculaire d'*extrait thyroïdien* elle ne donne pas de renseignements utiles. D'après Jacques Parisot et G. Richard, en effet, elle a les mêmes effets chez les hypothyroïdiens et les myxœdémateux que chez les sujets normaux : pas de modification ou légère accélération du pouls, élévation passagère de la pression minima, modifications peu appréciables et variables du réflexe oculo-cardiaque.

Quand l'enfant, atteint d'hypotrophie simple, est à la *période pubertaire*, l'évolution de cette dernière est souvent troublée. La poussée de croissance ne se produit pas ou est insuffisante. Les poils pubiens et axillaires, les seins des filles, les divers caractères sexuels secondaires sont retardés dans leur apparition ou se développent mal; les organes génitaux externes ne grossissent pas; les menstruations sont tardives et irrégulières. Cependant, en général, tôt ou tard, l'évolution sexuelle se poursuit. Ces divers phénomènes indiquent des troubles dans les fonctions endocrines des testicules ou des ovaires; ils n'impliquent pas nécessairement un trouble thyroïdien.

Arrivé à la jeunesse ou à l'âge adulte l'enfant, dont je viens de parler, reste un *hypotrophique*. Si en même temps les organes génitaux ont gardé les petites dimensions de l'enfance, si les caractères sexuels secondaires font défaut ou sont peu marqués, on le qualifie d'*infantile*.

C'est à de tels sujets que Brissaud, Meige, Hutinel, ont appliqué l'appellation d'*infantilisme type Lorain*. J'ai déjà dit les objections que soulevait cette appellation. Elle n'est pas exacte quand les caractères sexuels existent, ce qui est fréquent. Elle n'est pas exacte non plus, du point de vue morphologique, comme je l'ai montré tout à l'heure. Le sujet a, en effet, les formes de l'adulte, « mais, suivant l'expression de Meige, d'un adulte vu par le gros bout de la lorgnette : ... c'est un homme en miniature »; ce n'est pas un enfant.

Bauer, en 1909, a proposé, pour les sujets que Brissaud qualifiait d'infantiles du type Lorain, le terme de *chétivisme*. D'après lui, il exprime leur débilité, leur gracilité, leur petitesse. En réalité, ce terme prête à confusion. *Chétif* signifie malingre, rabougri, de faible constitution; il n'implique pas le retard de croissance staturale et pondérale, l'hypotrophie, la petite taille. D'autre part les hypotrophiques ne sont pas tous chétifs et, au contraire, des jeunes gens de grande taille le sont souvent.

Quant au mot *juvénilisme* qui peut être appliqué à certains adultes ayant conservé un caractère de jeunesse, il n'exprime pas complètement le caractère principal qui est le retard de la croissance et la petite taille; des *juvéniles* peuvent avoir une stature élevée.

La clinique, les données anthropométriques, la radiologie du squelette, certaines constatations biologiques permettent donc d'admettre, dans l'enfance et la jeunesse, des *hypotrophies myxœdémateuses* et des *hypotrophies simples*, qui paraissent indépendantes d'un trouble des fonctions thyroïdiennes.

On peut admettre, pour les hypotrophies, la distinction faite par Brissaud, Meige, Hutinel, etc., entre l'*infantilisme myxœdémateux* et l'*infantilisme type Lorain*.

Il est juste toutefois de rappeler que l'opinion de ces auteurs n'est pas admise par tous. A côté des *dualistes* il y a des *unicistes*.

« Je pense, écrivait Hertoghe en 1899, que tous les infantiles quels qu'ils soient, même ceux qui ont une taille supérieure à la normale, sont des desthyroïdiens ; ... l'arrêt de développement des infantiles type Lorain est dû à l'appauvrissement thyroïdien ».

« Contrairement à ce qu'a enseigné Brissaud, écrit Apert en 1921, ce second type, qu'il appelle type Lorain, est, comme le précédent, d'origine thyroïdienne ; la seule différence est que l'arrêt de croissance est survenu au stade adolescent, au lieu de remonter au stade enfant ».

Chez les nourrissons, on peut rencontrer des *états morbides*, qui permettent de penser à un *syndrome myxœdémateux fruste*. Il s'agit d'enfants gros, d'apparence adipeuse. Le visage est plein et arrondi, le crâne assez volumineux, le nez court et large. Il existe du coryza chronique, de la blépharite ciliaire, de l'hypertrophie chronique du tissu lymphoïde du pharynx ; les sourcils sont peu fournis, quoique souples ; le teint est pâle, la peau rarement un peu épaissie. Les érythèmes, l'eczéma sont fréquents. Ces bébés sont calmes et apathiques. Toutefois rien ne permet d'affirmer un trouble thyroïdien.

Comme pendant la moyenne et la grande enfances, et d'une façon particulièrement fréquente, on observe, dans la première enfance l'*hypotrophie*, c'est-à-dire le retard de la croissance staturale et pondérale. Variot en a bien précisé les caractères.

Le *bébé hypotrophique* n'est pas un cachectique. Cependant son *poids* est inférieur d'un tiers, de la moitié, des deux tiers au poids moyen des enfants du même âge ; souvent il reste stationnaire pendant des semaines ou subit des alternatives d'augmentation de stagnation ou même de diminution.

La *taille* est également inférieure à la moyenne normale du même âge ; cependant son accroissement est en général moins retardé que celui du poids.

Il existe souvent une *dissociation* des croissances staturale et pondérale ; mais elle résulte principalement d'un retard dans l'augmentation du poids et a pour conséquence un rapport du poids à la taille inférieur à celui des enfants dont le développement est régulier.

La *peau* conserve son élasticité ; elle n'est ni épaissie ni infiltrée.

Enfin la mine est éveillée, le regard vif, le développement des *facultés intellectuelles* normal.

Ces hypotrophiques ne présentent donc aucun des caractères qui permettent de reconnaître le *myxœdème fruste* ; ils ne paraissent pas devoir être classés dans ce groupe nosographique.

Sans doute, la radiographie peut montrer un retard dans l'apparition des points d'ossification, qui se forment pendant les trois premières années, au niveau du carpe, des métacarpiens, des phalanges et de l'extrémité inférieure du radius. Mais on ne peut pas attribuer exclusivement ce phénomène à un trouble des fonctions thyroïdiennes. La mauvaise hygiène alimentaire et les affections gastro-intestinales notamment, si souvent causes de ces hypotrophies, retentissent grandement sur la moelle osseuse, comme en témoigne la fréquence des anémies et du rachitisme.

On groupe, nous venons de le voir, parmi les myxœdèmes frustes, des syndromes cliniques dégradés, dans lesquels l'observation révèle, plus ou moins atténués et plus ou moins nombreux, les symptômes de la série myxœdémateuse. A la limite, ces symptômes sont si larvés que le rôle du corps thyroïde est discutable et discuté. Mais toujours l'élément important est une modification de l'état général et, pendant la croissance et la puberté, des modifications de ces processus physiologiques.

Chez les jeunes sujets, qui présentent les syndromes myxœdémateux, certains symptômes peuvent être prédominants et attirer l'attention ; il semble légitime de les rattacher aux troubles des fonctions thyroïdiennes. Par extension, on a pensé que ces troubles pouvaient jouer un rôle dans la production de ces symptômes, même quand ils sont isolés. Mais alors il ne s'agit plus véritablement de syndromes thyroïdiens.

Hertoghe a groupé ces manifestations sous l'appellation d'**hypothyroïdie bénigne chronique**. Léopold Lévy et H. de Rothschild font de certaines d'entre elles des **petits signes de l'insuffisance thyroïdienne**. Dans leur étude sur les *dystrophies glandulaires et particulièrement sur les dystrophies mono-symptomatiques* (1921), Hutinel et Maillet leur réservent une place importante.

La plupart des tissus et des organes peuvent en être le siège.

La *peau* est sèche, fendillée, rugueuse ; elle s'irrite facilement. Certains enfants se grattent sans cesse et sont couverts d'égratignures. « Il y a certainement chez les enfants, pense Hertoghe, une forme de *prurigo sec*, dépendant de l'inanition thyroïdienne ».

On peut encore observer des *eczémas secs*, de l'*ichtyose*, l'*alopécie*.

Les *pieds* et les *mains* sont souvent froids, moites, cyanosés, gonflés et couverts d'*engelures* pendant l'hiver.

Parfois ce sont des *œdèmes* plus ou moins persistants des paupières, du visage, des membres inférieurs, des *œdèmes segmentaires*, du *trophœdème* ; aux membres inférieurs, ils peuvent devenir chroniques et entraîner un aspect éléphantiasique.

On a signalé la *sclérodermie* générale ou partielle.

L'*adipose* est assez fréquente. Tantôt ce sont des *adiposes localisées* : l'*adipose cervico-dorsale* notamment, qui forme sur la nuque une sorte de bosse disgracieuse, n'est pas rare chez les jeunes filles. Tantôt c'est une véritable *obésité*.

L'*obésité d'origine thyroïdienne* est fréquente, surtout chez les filles à la période pubertaire. L'observation d'Agnès rapportée plus haut en constitue un bel exemple. On reconnaît son origine à la petitesse de la taille, au facies, au léger épaississement des téguments, à la cyanose des extrémités, à la disposition aux engelures, à l'aménorrhée ou à la dysménorrhée. Le tableau clinique est en général assez caractéristique.

Les *dilatations des veines* des membres inférieurs ou du dos de la main, le *varicocèle*, commun chez les jeunes gens, traduisent, d'après Hertoghe, « l'influence dystrophique de l'inanition thyroïdienne,... la sénilité précoce du système veineux. »

Des troubles thyroïdiens relèvent également, d'après Hertoghe, la *monorchidie*, la *rétroflexion utérine* « due à un manque de développement de la paroi postérieure de l'utérus », la *dysménorrhée* et les *ménorragies*.

On peut observer l'*anorexie*, la *constipation*.

Les *végétations adénoïdes*, l'*hypertrophie des amyg-*

dales palatines et de la *muqueuse nasale* peuvent être dues, pour Hertoghe, à l'insuffisance thyroïdienne.

La *chlorose*, qui n'est pas rare chez les filles à l'âge pubertaire, peut s'accompagner de manifestations plus ou moins nettes de myxœdème : plus souvent toutefois elle est associée à un syndrome basedowien.

Diverses *dystrophies osseuses* ont été rattachées à des troubles des fonctions thyroïdiennes.

On a pu incriminer ces troubles dans la production de l'*achondroplasie*, dystrophie du cartilage de conjugaison qui se réalise pendant la vie fœtale et a été confondue d'ailleurs avec le myxœdème, dans le *rachitisme*, si commun dans la première enfance, mais dont les lésions osseuses sont très différentes de celles du myxœdème.

On leur attribue encore un rôle dans la production du *genu valgum*, du *pied plat valgus*, des *incurvations de la colonne vertébrale*, déformations fréquentes dans la grande enfance et la jeunesse.

C'est ainsi que Gourdon et Dijonneau, sur 48 sujets de 8 à 20 ans, qui présentaient des symptômes divers de myxœdème fruste ont constaté 28 fois des affections du rachis et du thorax.

Les symptômes d'ordre physique ne sont pas les seuls. Souvent on observe des **manifestations d'ordre psychique.**

Le *développement intellectuel* est retardé. L'enfant ne peut pas suivre sa classe. Sa mémoire est médiocre. Il ne comprend pas le calcul. Il ne peut apprendre une orthographe correcte. Hertoghe va jusqu'à écrire : « Lorsqu'une personne ayant reçu une éducation soignée et prolongée fait montre d'ignorance grave en matière d'orthographe, il faut se défier et soupçonner l'inanition thyroïdienne. »

Cependant certains enfants sont intelligents, mais ils sont incapables d'attention.

Le *caractère* est généralement calme, indolent, paresseux. Mais d'autres enfants, dit Hertoghe, « sont très turbulents, anormalement remuants et agités ». Parfois, d'après Nathan, ils présentent un « déséquilibre émotif à réactions puériles, qui apparaît sous forme de peurs, de caprices, d'inégalité d'humeur, de colères futiles, de crises de larmes, d'affectivité exagérée dans des marques extérieures. »

Telles sont les principales manifestations — et leur énumération est certainement incomplète — qui ont été rattachées au myxœdème fruste. Quel que soit le rôle des troubles thyroïdiens dans leur production, il est certain qu'elles n'en relèvent pas toujours, que leur pathogénie n'est pas univoque, et que, pour certaines tout au moins, la preuve de l'intervention d'un trouble thyroïdien est difficile à produire. Il convient toutefois, quand on rencontre ces manifestations chez des enfants ou des jeunes gens, de penser à leur origine thyroïdienne possible. Pour reconnaître cette dernière, on recherchera avec attention les symptômes de la série myxœdémateuse. Une manifestation isolée n'est guère probante; un groupement de petits signes acquiert de la valeur.

Le myxœdème classique, congénital ou précoce, est *grave*. Le myxœdème fruste, surtout dans ses formes les plus légères, comporte un *pronostic bénin*; il a une tendance naturelle à évoluer vers la guérison et cette tendance est favorisée par un traitement bien conduit. Les manifestations, qui se montrent souvent à la période pubertaire s'atténuent, en général, spontanément pendant la jeunesse; toutefois les troubles de la croissance et de la puberté laissent des stigmates indélébiles.

Cependant, dans la suite, la tare thyroïdienne se retrouve assez fréquemment, chez les femmes plus que chez les hommes. Il n'est pas rare qu'elles présentent, soit spontanément, soit à l'occasion d'une grossesse ou de l'allaitement, qui demandent un excès de travail de la part du corps thyroïde, des troubles plus ou moins manifestes. « La femme qui, à 35 ans, se présente avec des symptômes d'hypothyroïdie, écrit Hertoghe, a été, de tout temps, dès le berceau, dans un état d'infantilisme plus ou moins prononcé. »

B. SYNDROMES BASEDOWIENS

1° GOITRE EXOPHTALMIQUE ; MALADIE OU SYNDROME DE BASEDOW

Au myxœdème s'oppose le *goitre exophtalmique*, dénommé encore, suivant les pays, *maladie de Flajani*, de *Graves*, de *Basedow*, des noms des médecins qui l'ont décrit les premiers.

C'est surtout une affection de l'adulte jeune, de 20 à 40 ans, et de la femme.

Chez l'enfant, il est plus rare et, en général, moins accentué. Il apparaît surtout à la période pubertaire et chez les filles. D'après la statistique de G. Barret (1901), sur 100 cas observés avant 15 ans, 64 se rencontrent entre 10 et 15 ans, 28 entre 5 et 10 ans ; 70 chez des filles.

Le *syndrome basedowien* s'installe parfois d'une façon rapide ou même brusque. Plus souvent le *début* est insidieux. L'attention des parents est attirée tantôt par la fréquence des battements du cœur (*tachycardie*), tantôt par le volume anormal de la région antérieure du cou (*goitre*) ou par une légère saillie des globes oculaires (*exophtalmie*), tantôt par le nervosisme de l'enfant.

Quand l'affection est constituée, les symptômes sont les mêmes, quel que soit l'âge des malades ; mais, dans l'enfance et la jeunesse, ils présentent plusieurs particularités.

Ce sont d'abord des **symptômes cardinaux**, qui permettent de porter le diagnostic : *tachycardie, exophtalmie, tremblement, goitre*.

La *tachycardie* est le premier symptôme dans le tiers des cas et le plus constant. Elle est permanente, mais variable et instable. En général la fréquence du pouls est de 100 à 120 ; un pouls plus rapide, à 150, 160 ou 180, est exceptionnel, tandis que, chez l'adulte, il n'est pas rare. L'accélération du cœur peut s'accompagner de *palpitations*, c'est-à-dire de la perception gênante ou douloureuse des battements cardiaques, mais elles ne sont pas communes et, en général, elles sont peu intenses.

Le *pouls* reste régulier ; il n'y a pas d'arythmie. Le *cœur* est souvent augmenté de volume ; comme le choc de la pointe est fort et ébranle la paroi thoracique, on parle souvent de l'*hypertrophie* de cet organe, mais, sauf exception, il s'agit plutôt de dilatation. Les *bruits du cœur* sont bien frappés ; fréquemment on entend des *souffles anorganiques*, qu'il faut éviter de prendre pour des souffles organiques, symptomatiques d'une lésion des orifices du cœur.

Les *battements des artères du cou* sont exagérés et visibles.

L'*exophtalmie* (ἔξω, hors ; ὀφθαλμός, œil) manque souvent, dans le cinquième des cas environ. Quand elle existe, la saillie des globes oculaires est en général peu prononcée. On est surtout frappé par l'*éclat des yeux*, par le caractère inquiet, étrange du regard. Les autres symptômes oculaires (*signe de Stellwag, signe de Möbius, signe de von Graefe*, troubles pupillaires) ou bien sont exceptionnels ou bien font défaut chez les enfants.

Le *tremblement vibratoire* ou *signe de Charcot* et *Marie* est très rare.

Le *goitre* est constant chez l'enfant, tandis qu'il manque souvent chez l'adulte. L'hypertrophie du corps thyroïde est généralement modérée ; elle porte sur toute la glande ou sur un des lobes ; la consistance est molle.

A côté de ces principaux symptômes peuvent se rencontrer des **symptômes secondaires**, symptômes de deuxième plan.

Les *symptômes psychiques* sont communs. Les malades sont nerveux, irritables, impressionnables, instables. Ils fixent difficilement leur attention. Leur sommeil est agité, troublé de cauchemars. Quelques-uns ont des phobies, des idées délirantes. Parfois apparaissent des *mouvements choréiques* ou *choréiformes*.

Les *troubles vaso-moteurs* sont communs ; ils se traduisent par des bouffées de chaleur, une sensation continuelle de chaud, des sueurs, la raie rouge dite raie méningitique, etc. On note quelquefois de l'*hyperthermie*, en dehors de toute complication infectieuse.

Les malades ont souvent des *troubles dyspeptiques*, parfois des crises de *diarrhée séreuse*. Ils peuvent avoir de la *polyurie* avec ou sans *glycosurie*. Quelques-uns présentent du *vitiligo*, de la *pigmentation* des paupières.

Je laisse de côté divers symptômes qui peuvent apparaître *occasionnellement*.

Il est particulièrement intéressant de considérer l'*habitus général* et les modalités de la **croissance** des enfants et des jeunes gens, atteints de goitre exophtalmique.

Chez certains malades la *croissance* paraît *exagérée*. Holmgreen, en 1906, a constaté, chez 10 patients âgés de 14 à 18 ans, des tailles supérieures aux moyennes des mêmes âges. Hutinel et Tixier, en 1909, citent le cas d'une fille de 12 ans, chez qui l'accroissement rapide de la taille avait déterminé l'apparition de *vergetures* transversales sur la face antérieure des genoux. Railliet, en 1914, signale également une croissance exagérée chez une fillette atteinte à 7 ans de goitre exophtalmique ; sa taille était, à 8 ans, de 120 centimètres ; à 9 ans, de 128 centimètres ; mais il convient de remarquer, que les différences avec les moyennes des mêmes âges (116 cm. et 122 cm.) ne dépassent guère les limites des variations physiologiques.

La croissance peut d'ailleurs être *retardée* et la taille rester *petite*. C'était le cas d'un garçon de 19 ans, basedowien depuis la petite enfance, soigné par Harvier, et d'un garçon de 14 ans et demi, observé par Hutinel. Ce dernier, qui avait un Bordet-Wassermann positif, présentait depuis deux ans de l'exophtalmie, de la tachycardie, un tremblement léger et un goitre ; peu développé physiquement et intellectuellement, il avait une taille de 135 centimètres, un crâne volumineux et un genu valgum droit ; la radioscopie des os montrait la transparence et la décalcification des os, comme dans l'ostéomalacie.

Quant au *poids* il est en général inférieur aux moyennes ; les basedowiens sont des sujets *maigres*.

L'*évolution pubertaire* est souvent troublée ; mais elle ne semble pas sensiblement précoce. Après la puberté, les troubles menstruels sont communs.

Le syndrome de Basedow peut avoir un début aigu, se constituer en quelques jours et se terminer rapidement en 10, 30, 40 jours. Plus habituellement, il a un début lent et persiste pendant plusieurs mois, 1, 2 ou 3 ans ; il n'est pas rare d'observer alors des rémissions et des paroxysmes passagers.

La *mort* est plus rare chez l'enfant que chez l'adulte : 10 p. 100 des cas, au lieu de 20 p. 100 ; elle est due à la *cachexie* ou à une *maladie intermittente*, broncho-pneumonie, tuberculose, etc.

La *guérison* survient dans 60 p. 100 des cas. Mais assez souvent il ne s'agit que d'une *amélioration* ; un léger goitre ou de la tachycardie persistent. L'affection peut *se prolonger* jusqu'à l'âge adulte. Les *récidives* ne sont pas rares. L'*avenir* doit toujours être réservé.

2° SYNDROMES BASEDOWIENS FRUSTES

Chez les enfants comme chez les adultes, on rencontre souvent des **syndromes basedowiens frustes**. Les symptômes sont peu accentués ou dissociés. On constate soit un petit goitre sans tachycardie ni exophtalmie, soit une tachycardie isolée. Le diagnostic est alors singulièrement délicat ; il ne repose sur aucun élément de certitude ; l'état nerveux et psychique en font reconnaître la nature.

Les syndromes frustes se rencontrent surtout *chez les filles au moment de la puberté*. Souvent on note une hypertrophie plus ou moins appréciable du corps thyroïde, qui disparaît au bout d'un ou deux ans, mais qui persiste quelquefois et peut aboutir à un goitre véritable. Dans d'autres cas, sans tuméfaction ou avec une légère tuméfaction de la thyroïde, les fillettes, écrit Hutinel, « sont impressionnables, irritables ; elles s'agitent sans raison, ne tiennent pas en place et semblent toujours fiévreuses. Leur pouls est trop fréquent et la tachycardie est ici un des symptômes les plus importants : il n'est pas rare, en pleine apyrexie, de compter 120 ou 130 pulsations... Les malades sont maigres, souvent mal réglées ; elles présentent quelquefois de l'albuminurie orthostatique, des malaises vagues, des troubles digestifs, de l'insomnie ».

Les faits sont souvent d'une interprétation délicate. En voici un exemple :

Un garçon de 9 ans et demi, que j'ai observé avec Henri Janet, est amené dans mon service pour des végétations adénoïdes.

Nous apprenons qu'il est capricieux, irritable et émotif. Nous constatons un petit *goitre* de consistance molle, sans aucun symptôme de basedowisme; le pouls est même lent, à 60 ; la pression artérielle, au Pachon, est Mx $= 13$, Mn $= 7$.

Ce garçon, *grand pour son âge*, a une taille de 140 centimètres, au lieu de 125 centimètres. Il pèse 31 kilos, au lieu de 24 kilos, et a un rapport $\frac{P}{T} = 244$, au lieu de 170. Le périmètre thoracique mesure 64 centimètres au lieu de 58 ou 59 centimètres. Le coefficient de Pignet est de 45, c'est-à-dire élevé. Le buste et la hauteur réduite des membres inférieurs mesurent respectivement 70 centimètres et le rapport de Manouvrier $= 1$. La grande envergure atteint 140 centimètres.

Malgré l'absence de tachycardie, on peut, à cause du goitre et du nervosisme, admettre un *syndrome de Basedow fruste*. Physiquement, l'enfant est le contraire d'un myxœdémateux, avec sa haute taille et ses membres inférieurs longs; sa croissance est exagérée et il paraît avoir 12 ans et demi ou 13 ans pour la taille, le poids, le périmètre thoracique; en outre, il est *macroskèle*.

Cependant, comme chez les myxœdémateux, le *métabolisme basal* est abaissé : il est de 44,7 au lieu de 54,5, c'est-à-dire de 18 p. 100 au-dessous de la normale de son âge.

L'association du syndrome basedowien et du myxœdème se rencontre d'ailleurs de temps en temps. C'est un myxœdémateux qui présente de l'exophtalmie et de la tachycardie; c'est un basedowien qui a des téguments infiltrés et de l'apathie intellectuelle et qui peut devenir un myxœdémateux véritable.

Il est donc intéressant d'explorer les *fonctions du corps thyroïde*.

Le *métabolisme basal* est très augmenté chez les basedowiens, dans la proportion de 50, 70 ou 80 p. 100, comme l'ont observé Magnus Lévy, Du Bois et d'autres. Dans les formes frustes cette constatation peut servir au diagnostic.

L'injection intra-musculaire d'un milligramme d'*adrénaline* (*épreuve de Gœtsch*) provoque, d'après Emil Gœtsch (1913), H. Claude et Mlle S. Bernard, Marcel Garnier, etc., de la tachycardie, de l'hypertension artérielle, des phénomènes divers (palpitations, anxiété, pâleur, etc.), et, après un repas d'hydrates de carbone, de la glycosurie.

L'injection intra-musculaire d'*extrait thyroïdien*, d'après Jacques Parisot et G. Richard, est suivie de ralentissement du pouls, d'une chute de la pression artérielle minima ; elle ne modifie pas le réflexe oculo-cardiaque, qui est positif chez les basedowiens, ou exagère le ralentissement (*signe de la thyroïde*).

Parmi les symptômes qu'on peut rencontrer dans le syndrome de Basedow, la *glycosurie* mérite une mention spéciale. Assez souvent on provoque de la *glycosurie alimentaire*. Parfois il s'agit d'un véritable *diabète sucré*.

Chez une fillette que j'ai soignée, sont apparus successivement de l'*albuminurie orthostatique*, un *petit diabète* et un *goitre* avec tachycardie, sans exophtalmie.

Madeleine B. D..., sans hérédité spéciale, a eu la coqueluche, la rougeole, la varicelle. A 11 ans elle s'est plainte de céphalalgie et a présenté de l'*albuminurie orthostatique* pendant 2 ans. A 12 ans, est apparu un *petit diabète sucré* (glycosurie = 2 grammes par litre) qui a persisté pendant 5 ou 6 mois et n'a plus reparu depuis.

Je la vois à *13 ans*. Elle a toujours froid aux extrémités, qui sont violacées. Sa pression artérielle est basse.

Elle est très grande (158 centimètres au lieu de 148 centimètres) et maigre, quoique d'un poids supérieur à celui des filles de son âge (44 kilos 500 au lieu de 38 kilos 400). Le rapport $\frac{P}{T} = 218$ est inférieur à celui de son âge (239) et à plus forte raison de sa taille.

Les *poils* pubiens et axillaires sont poussés et les *seins* formés. L'enfant n'est pas réglée.

On remarque un *petit goitre*, sans exophtalmie ni tachycardie.

Trois mois après, la taille a un peu augmenté (159 cm. 5), le poids est plus fort (47 kilos 100), le rapport $\frac{P}{T}$ plus élevé (295). Le goitre est un peu plus gros. Il existe une légère *tachycardie* (92). L'enfant est très nerveuse. Les règles sont apparues, assez fréquentes et abondantes.

On oppose habituellement la glycosurie des basedowiens à la haute tolérance des myxœdémateux pour le sucre. Toutefois l'opposition comporte des exceptions. Gordon, en 1904, a rapporté les observations de deux frères, âgés de 3 ans et de 4 ans et demi, atteints de *myxœdèmes* légers et de *diabètes* avec polydipsie, polyphagie, polyurie et glycosurie; les deux affections furent améliorées par l'opothérapie thyroïdienne.

Mais le diabète des myxœdémateux comme celui des basedowiens sont rares dans l'enfance.

La *chlorose*, chez les jeunes filles, est souvent associée à une hypertrophie du corps thyroïde, avec ou sans symptômes basedowiens. Il serait exagéré outefois de conclure à son origine thyroïdienne.

Les considérations qui précèdent suffisent à montrer qu'il existe encore bien des incertitudes au sujet du syndrome de Basedow. Dans les cas nettement caractérisés, ce syndrome diffère du myxœdème par un ensemble de caractères physiques et psychiques.

PATHOGÉNIE DES SYNDROMES THYROIDIENS

L'observation clinique montre l'existence, pendant l'enfance et la jeunesse, de syndromes attribués à des altérations et à des troubles fonctionnels du corps thyroïde. Ces *syndromes thyroïdiens* comprennent deux grands groupes : les *syndromes myxœdémateux* et les *syndromes basedowiens*.

Il est nécessaire maintenant de prouver la subordination de ces syndromes cliniques à des troubles thyroïdiens, de préciser comment ceux-ci réalisent ceux-là, en un mot d'en étudier la *pathogénie* (πάθος, maladie ; γένεσις, génération).

L'*anatomie pathologique* et l'*expérimentation* conduisent à ce but.

1° Syndromes myxœdémateux.

Etudions d'abord les *lésions*.

ANATOMIE PATHOLOGIQUE. — Les lésions portent sur le corps thyroïde et les divers organes ou tissus.

Corps thyroïde. — Dans le *myxœdème congénital*, le corps thyroïde est absent ou remplacé soit par une lame de tissu fibreux, soit par un petit amas de graisse. Stilling a constaté l'absence d'artère thyroïdienne. Au microscope, tantôt on ne trouve aucun vestige de la glande (Horsley, Stilling, etc.), tantôt on découvre de tout petits amas glandulaires (Rocaz et Cruchet).

Dans le *myxœdème précoce* et peut-être dans certains cas de *myxœdème congénital*, le corps thyroïde est très réduit, atrophié, soit en totalité, soit inégalement au niveau des lobes médian et latéraux ; il est blanc ou blanc-jaunâtre, dur, fibreux. Le microscope montre des bandes de tissu conjonctif infiltré de leucocytes, entourant les vaisseaux, qui sont atteints d'endartérite oblitérante. Les vésicules sont en petit nombre ; leurs dimensions sont très réduites ; certaines sont remplies de leucocytes ; les cellules glandulaires sont plus ou moins profondément altérées.

Dans le *myxœdème endémique* ou *crétinisme*, l'état du corps thyroïde est variable. Dans le quart des cas il fait défaut ou est remplacé par du tissu conjonctif. Dans les autres cas, il est volumineux et transformé en *goitre* ; celui-ci est généralemeut de nature colloïde.

Dans les *myxœdèmes frustes*, les lésions du corps thyroïde sont peu connues, faute d'autopsies.

Organes et tissus. — Au niveau de la *peau*, le derme est infiltré par une substance gélatineuse analogue à la mucine (*myxœdème*), par des leucocytes et des cellules graisseuses ; les faisceaux du tissu corporectif sont épaissis. Les follicules pileux, les glandes sébacées et sudoripares sont atrophiés.

Les *centres nerveux* ne présentent que des altérations minimes et peu caractéristiques.

Les altérations du *squelette* sont spéciales à la période de croissance ; elles sont au maximum dans le myxœdème congénital.

Les *os longs* sont petits. Leurs épiphyses sont tuméfiées. Les cartilages épiphysaires et interdiaphyso-épyphysaires persistent, même chez les adultes ; les points complémentaires d'ossification font défaut ou sont grêles. Au microscope, la substance fondamentale du cartilage est abondante, les cellules cartilagineuses et les ostéoblastes sont peu nombreux et atrophiés ; on ne constate aucune tendance à l'ossification. Il s'agit d'une véritable *chondro-dystrophie hypoplastique* (Kaufmann). Ces constatations confirment les données de la radioscopie.

Les os des myxœdémateux sont bien différents de ceux des *rachitiques*. Aussi l'opinion de certains auteurs (Hertoghe, Bourneville, etc.), qui ont pensé à l'intervention d'une déficiense des fonctions thyroïdiennes dans la production du rachitisme, n'a-t-elle pas été généralement partagée (Hofmeister, Siegert, Spillmann, Hutinel, Marfan, etc.). Dans le rachitisme, contrairement à ce qui se produit dans le myxœdème, les cellules du cartilage diaphyso-épiphysaire prolifèrent activement et le cartilage de conjugaison s'ossifie prématurément ; cette ossification prématurée est la cause de l'arrêt de croissance.

Les diverses *glandes endocrines* peuvent présenter des modifications.

Le *thymus* est tantôt normal (Rocaz et Cruchet) tantôt hypertrophié (Davel), tantôt petit. Il peut persister à l'âge adulte (Souques, Stilling, etc.) ; mais, nous le verrons en étudiant cette glande, cette persistance est commune même chez les sujets normaux.

L'*hypophyse* est quelquefois hypertrophiée (Raggowitch, Hofmeister, etc.) ; on a noté quelquefois des modifications de ses éléments cellulaires.

Les *testicules* et les *ovaires*, chez les sujets arrivés à a période pubertaire, ne présentent aucun caractère d'activité.

L'anatomie pathologique établit donc, comme la clinique, que les *altérations essentielles du myxœdème résident dans le corps thyroïde*, qu'elles consistent dans l'atrophie ou l'absence de la glande, qu'il y a *athyroïdie*.

EXPÉRIMENTATION. — L'expérimentation réalise, chez l'animal, l'*ablation* ou des *lésions destructives* du corps thyroïde. Elle a été effectuée, en quelque sorte, chez l'homme, par la *thyroïdectomie* pratiquée dans un but thérapeutique.

On décrit les effets de ces interventions sous les dénominations de *myxœdème opératoire* et de *myxœdème expérimental*.

1° *Myxœdème opératoire*. — En 1863,

J. Reverdin (de Genève) et Kocher (de Berne) décrivent les accidents consécutifs à l'ablation chirurgicale du goître. Les uns sont *aigus*; ils réalisent la *tétanie opératoire* et sont dus, comme on l'a montré ultérieurement, à l'ablation des glandes parathyroïdes dont je parlerai plus loin. Les autres sont *chroniques*; ils réalisent le *myxœdème* à des degrés divers, *formes caractérisées* et *formes frustes*, suivant que l'ablation du corps thyroïde a été totale ou partielle. Le chirurgien reproduit, somme toute, expérimentalement les syndromes myxœdémateux qui viennent d'être décrits. Ces syndromes varient suivant l'âge de l'opéré. Je ne m'occuperai que des myxœdèmes opératoires survenant à la *période de croissance*.

Le *début* est insidieux. Les symptômes se montrent vers le vingtième jour; d'abord très légers et à peine appréciables, ils ne deviennent véritablement manifestes que dans le troisième mois. Ce sont la pâleur, la bouffissure des téguments, de la fatigue, de la faiblesse générale, puis la déchéance psychique et enfin le retard ou l'arrêt de la croissance.

Le *faciès* et l'*habitus du corps* sont ceux du myxœdémateux. Le teint est d'une blancheur crayeuse, les téguments sont bouffis et infiltrés, les cheveux deviennent durs et cassants; ils tombent, etc.

L'*intelligence* diminue progressivement. La parole devient lente et bredouillante. L'enfant est plus silencieux, il semble « se replier sur lui-même » (Combe). A l'école il travaille de plus en plus mal ; il ne comprend plus et perd la mémoire ; il est incapable d'apprendre l'arithmétique, puis l'histoire, puis des poésies ; finalement il ne profite même plus des leçons de choses. Plus tard il ne peut exercer de métier. A 15 ans, un enfant opéré à 11 ans, écrit Lancereaux, ne savait plus lire ni écrire, et reconnaissait à peine ses parents.

Le *crâne* continue à grossir, mais la *croissance staturale* s'arrête. A 28 ans, un homme mesurait exactement 127 centimètres, taille qu'il avait à 10 ans, au moment de l'opération (Bruns).

La *puberté* ne se produit pas. Les *dents*, qui ne sont pas encore sorties, poussent mal. La carie dentaire est fréquente.

Dans les *formes frustes* (Reverdin, Combe), on remarque surtout l'*aspect myxœdémateux* et le *nanisme*.

Le myxœdème opératoire peut se terminer rapidement par la *mort* ; elle est précédée de troubles mentaux et de convulsions épileptiformes ou causée par une maladie intercurrente. Assez souvent, au bout de 2 ou 3 ans, les symptômes *commencent à s'atténuer*, et une amélioration très lente se produit, qui peut aller jusqu'à la guérison. Celle-ci est presque la règle dans les formes frustes. Il est permis de penser que, dans ces cas, il se produit une hypertrophie des fragments de la glande qui ont été respectés ou des thyroïdes accessoires.

Le myxœdème opératoire, commun autrefois (en 1883, Kocher en avait réussi 61 cas, provoqués chez des enfants ou des jeunes gens), est heureusement rare, grâce au progrès de la technique chirurgicale.

2° **Myxœdème expérimental.** — Les extirpations du corps thyroïde, pratiquées chez les animaux par Schiff, en 1859 et en 1884, Gley, en 1891, et bien d'autres physiologistes, ont donné des résultats tout à fait concordants avec les faits observés par les médecins et les chirurgiens. Les effets varient suivant les conditions de l'expérience. Il convient de retenir qu'*une petite quantité de glande suffit pour assurer les fonctions thyroïdiennes*.

Particulièrement importantes, du point de vue qui nous occupe, sont les extirpations pratiquées chez les *animaux nouveau-nés* par Hofmeister, von Eiselsberg (1893), Moussu (1897) Jeandelize (1903), etc. Elles ont été réalisées chez le lapin, la chèvre, l'agneau. Elles ont pour conséquence le *nanisme* et l'*idiotie*. Un agneau opéré à 7 jours pèse 10 kilogs, tandis que le témoin de la même portée pèse 36 kilogs; une chevrette opérée à 9 jours pèse 9 kilogs, au lieu de 20 kilogs, poids du témoin. Les os de lapins thyroïdectomisés sont d'un tiers plus courts que ceux des témoins d'une même nichée. Les épiphyses des animaux opérés présentent les mêmes altérations que celles des enfants myxœdémateux.

Des procé lés moins brutaux que la thyroïdectomie donnent les mêmes résultats. Roger et Garnier injectent du *naphtol*, substance sclérosante, dans une artère thyroïdienne chez un jeune chien et provoquent l'*infantilismĕ*.

La clinique, l'anatomie pathologique, la chirurgie, l'expérimentation établissent d'une façon évidente que le myxœdème est dû à la suppression des fonctions thyroïdiennes, à l'**athyroïdie**. Celle-ci a pour conséquence la privation des substances endocrines spécifiques sécrétées par le corps thyroïde, des *hormones* et des *harmozones* qui ont, tous les faits concordent à le prouver, une *action excitante puissante sur la nutrition et sur la croissance des os, des organes et des tissus*. Cette privation, chez l'enfant, est particulièrement fàcheuse pour l'os, la moelle osseuse, les glandes génitales. L'influence du corps thyroïde sur ces dernières est un exemple des *corrélations fonctionnelles humorales*, dont parlait Claude Bernard.

L'*athyroïdie* entraine donc des troubles dans le développement des divers tissus et organes; leur fonctionnement est vicié et cette viciation a des conséquences faciles à découvrir pour certains : la *moelle osseuse* et les *glandes sexuelles* notamment. De l'une relèvent les modifications du sang; des autres, qui restent inertes au moment de la puberté, la non apparition des caractères sexuels secondaires.

Le *syndrome d'athyroïdie* n'est donc pas absolument pur; à partir de la grande enfance, il s'y associe un syndrome sexuel, mais celui-ci reste un élément secondaire. Le myxœdème est vraiment un *syndrome uniglandulaire*, ou, si on veut, suivant l'expression de Claude et Gougerot, un *syndrome uniglandulaire avec lésions pluriglandulaires*.

On attribue généralement les *myxœdèmes frustes* à une diminution des sécrétions thyroïdiennes, à une *hyposécrétion* : ce seraient des **syndromes** d'**hypothyroïdie**. Si séduisante que soit, de prime abord, cette interprétation, elle soulève des objections. En effet, un petit fragment de thyroïde suffit à préserver les animaux contre les conséquences de l'extirpation. Mais il convient de remarquer qu'en pathologie humaine les processus morbides sont singulièrement plus complexes que l'ablation réalisée par le physiologiste. Ils peuvent entraîner à la fois une insuffisance et des viciations du *fonctionnement*, une *dyshypothyroïdie*.

Il convient de rappeler la *fréquence des syndromes myxœdémateux frustes*, qui se montrent *à la période pubertaire*, surtout chez les filles. A ce moment en effet, dans les conditions normales, les fonctions thyroïdiennes deviennent plus actives. Si la glande est incapable, pour des raisons diverses, de s'hypertrophier et de fonctionner avec suractivité, il se produit une *hypothyroïdie relative*, qui, suivant son degré, entraîne des troubles plus ou moins accentués et durables. Nous allons voir des phénomènes inverses se produire pour les syndromes basedowiens. Ce sont là des exemples de ces *synergies glandulaires*, dont Hutinel a montré l'importance en pathologie infantile.

Je n'ai pas à exposer ici ces questions d'ordre général. Je ne parlerai pas non plus des conséquences qu'entraîne la suppression des autres fonctions thyroïdiennes, de la *fonction antitoxique*, par exemple. Il n'y a là en effet rien de particulier à la période de croissance.

2° Syndromes basedowiens.

Dans le *goitre exophtalmique*, le corps thyroïde est gros, vascularisé; il présente de l'hyperplasie et de l'hyperthrophie des cellules glandulaires, une hypersécrétion de la substance colloïde; celle-ci est plus pâle et se colore moins bien par les réactifs que normalement.

On oppose volontiers à l'athyroïdie et à l'hypothyroïdie, causes des syndromes myxœdémateux, l'excès de sécrétion du corps thyroïde, l'**hyperthyroïdie**, cause des syndromes basedowiens. De fait l'ingestion ou l'injection, longtemps poursuivies, de corps thyroïdes peuvent déterminer l'apparition de quelques-uns de leurs symptômes; Moussu notamment, en 1899, a constaté que l'ingestion prolongée de corps thyroïde par un animal jeune provoque un accroissement plus rapide que celui des témoins, mais sans aboutir au gigantisme.

La théorie de l'hyperthyroïdie a été très discutée; elle a fait place aujourd'hui à celle de la *dysthyroïdie*. Mais celle-ci n'est pas mieux démontrée que pour les syndromes myxœdémateux frustes.

C'est donc à titre d'hypothèse que l'on parle de *dyshypothyroïdie* pour les syndromes myxœdémateux, de *dyshyperthyroïdie* pour les syndromes basedowiens, troubles fonctionnels liés les uns à une *dyshypoplasie thyroïdienne*, les autres à une *dyshyperplasie thyroïdienne*.

D'ailleurs, dans la production des syndromes basedowiens chez les enfants et les jeunes gens, intervient un *facteur sexuel*, dont l'importance doit être retenue. C'est, je le rappelle, surtout chez les filles, et à la période pubertaire, qu'ils se manifestent; à ce moment, surtout aux périodes menstruelles, le corps thyroïde se congestionne et s'hypertrophie, ses sécrétions paraissent activées; si ces phénomènes dépassent les limites physiologiques, des syndromes basedowiens plus ou moins intenses se produisent. Nous avons vu que, dans d'autres cas, surviennent des syndromes myxœdémateux.

Enfin l'intervention du système nerveux, du *sympathique* et du *pneumogastrique* ou *nerf vague* complique singulièrement la pathogénie; par sa complexité, elle pose une série de problèmes. Les basedowiens sont, à des degrés divers, des *sympathicotoniques* et des *vagotoniques*, c'est-à-dire possèdent un sympathique et un nerf vague hyperexcitables. L'*association sympatico-thyroïdienne* peut s'exercer dans un double sens : d'une part l'excitation du sympathique stimule l'activité thyroïdienne, et, d'autre part, les produits thyroïdiens augmentent l'excitabilité sympathique; celle-ci est diminuée après thyroïdectomie.

On a attribué un rôle à l'*hypertrophie du thymus*, qui se rencontre assez souvent dans les syndromes basedowiens. Mais elle se voit également dans les syndromes myxœdémateux. Nous verrons, en étudiant les syndromes thymiques, que les fonctions du thymus sont encore trop mal connues pour permettre d'établir sur des bases solides une théorie thymique des syndromes basedowiens.

La pathogénie des syndromes basedowiens est donc beaucoup plus complexe que celle des syndromes myxœdémateux. Ce ne sont pas des syndromes thyroïdiens purs; souvent ce sont des *syndromes pluriglandulaires* et tout particulièrement des *syndromes thyro-ovariens*; presque toujours, sinon toujours, ce sont des *syndromes thyro-sympathiques.*

ÉTIOLOGIE DES SYNDROMES THYROÏDIENS.

On peut trouver, à l'origine des syndromes thyroïdiens, deux ordres de facteurs étiologiques : les uns interviennent *au moment de la conception* et *pendant la vie intra-utérine*, les autres agissent *après la naissance*. Les premiers constituent l'*hérédité.*

1ᵉ Hérédité. — L'hérédité joue un grand rôle. « L'insuffisance thyroïdienne, écrivait Hertoghe en 1899, est essentiellement héréditaire. On ne devient pas hypothyroïdien. On l'est ou plutôt on l'a toujours été ». Mais il convient de ne pas limiter le domaine de l'hérédité à la seule insuffisance. En réalité, ce qui est héréditaire, c'est une modalité nutritive particulière du corps thyroïde, une *débilité thyroïdienne*, une *miopragie thyroïdienne*, qui, suivant les circonstances, peut réaliser tel ou tel syndrome : myxœdème franc ou myxœdème fruste, syndrome Basedowien peuvent se rencontrer chez plusieurs membres d'une même famille, en ligne directe ou en ligne collatérale, réalisant, suivant l'expression de Pierre Vallery-Radot (1921) des *dysthyroïdies familiales* et *héréditaires.*

La *débilité thyroïdienne* existe à des degrés divers.

Tantôt elle suffit pour entraîner l'apparition de troubles plus ou moins importants, tantôt elle ne se manifeste que sous l'influence soit de facteurs physiologiques, qui exigent une activité plus grande de la glande, comme la puberté et, plus tard, la grossesse ou l'allaitement, soit de processus morbides, comme certaines maladies infectieuses, qui exagèrent les troubles fonctionnels.

L'hérédité peut être **similaire** ou **dissemblable**.

Les *syndromes de Basedow* apparaissent parfois chez les membres d'une même famille et pendant plusieurs générations, chez les parents et les enfants ou chez des collatéraux, sous forme de goitre exophtalmique caractérisé, de basedowisme fruste ou simplement de nervosisme.

Voici un exemple, emprunté à Harvier.

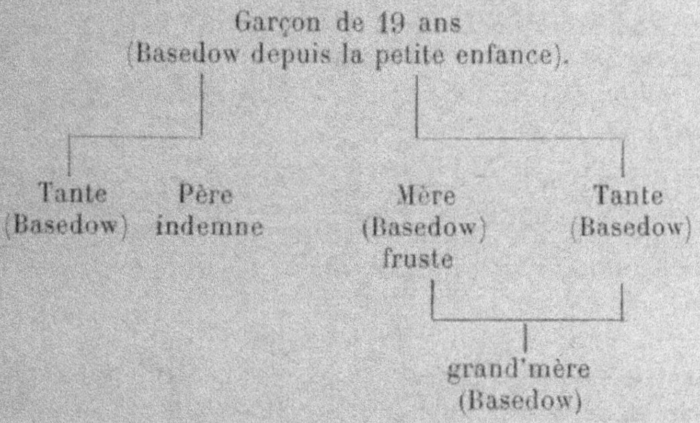

Les *syndromes myxœdémateux* se rencontrent souvent dans une même famille. Quelquefois un des parents, la mère surtout, a été atteinte, après la naissance de ses enfants, de myxœdème franc; le myxœdème, qui a débuté avant la puberté, entraîne la stérilité. Plus souvent on retrouve, chez les ascendants ou les collatéraux des petits malades, des myxœdèmes frustes. Hertoghe a avancé, que, 9 fois

sur 10, les mères des enfants atteints de myxœdème
congénital grave présentent du myxœdème fruste. Il
ne faudrait toutefois pas trop généraliser : les mères
des trois myxœdémateuses, dont j'ai rapporté plus
haut les observations, paraissent saines.

Les *divers syndromes thyroïdiens* peuvent se rencontrer dans une même famille (*hérédité dissemblable*) :
une mère basedowienne peut avoir un enfant myxœdémateux, ou bien avoir des enfants basedowiens et
d'autres myxœdémateux.

Dans le *myxœdème endémique*, l'hérédité peut jouer
un rôle; mais il est difficile à démontrer, car les
parents et les enfants sont soumis aux mêmes
influences.

Le *goître simple*, sporadique, peut se retrouver
chez la mère ou chez les collatéraux d'enfants atteints
de syndromes myxœdémateux ou basedowiens.

L'expérimentation confirme l'influence sur la descendance de la suppression du corps thyroïde. Les
animaux éthyroïdés, soit avant la conception, soit
pendant la gestation, ont des petits qui se développent mal, présentent des dystrophies osseuses,
sont parfois des myxœdémateux ; leur mortalité est
grande (Moussu, Lortat-Jacob, Richon et Jeandelize,
Ceni, Claude et Rouillard, etc.).

L'influence familiale sur le développement des
syndromes thyroïdiens ne se fait pas sentir seulement
par l'existence d'une hérédité thyroïdienne. D'autres
modalités peuvent s'observer.

A l'origine du *myxœdème congénital* on a signalé
l'alcoolisme chronique du père ou de la mère, leur
état d'ivresse au moment de la procréation, des *maladies infectieuses*, des *traumatismes*, des *émotions vives*
pendant la gestation, etc.

Une mention spéciale doit être faite de la **syphilis**.
Chose curieuse, la syphilis n'est guère signalée

comme cause de *myxœdème congénital* ou *précoce*.
Elle faisait défaut chez les myxœdémateuses, dont j'ai
parlé tout à l'heure. « La thyroïde, écrivent Hutinel
et Stévenin, ne semble pas être, pour les manifestations de la syphilis héréditaire, un siège de prédilec-
tion. Il n'est pas extrêmement commun de noter,
chez les hérédo-spécifiques, soit un myxœdème, soit
une hypothyroïdie nettement caractérisés... Ce que
l'on observe beaucoup plus fréquemment, ce sont des
formes légères ou frustes d'insuffisance thyroïdienne ».
De son côté Raymond Barthélemy s'exprime ainsi :
« Des cas de myxœdème d'origine hérédo-syphilitique ont été remarqués depuis longtemps. Ils sont
assez rares et nous n'apportons nous-même que peu
d'observations. » L'hérédo-syphilis serait donc surtout
responsable des *myxœdèmes frustes*.

Les *syndromes basedowiens* peuvent se rencontrer
chez des hérédo-syphilitiques, ainsi qu'en témoigne
un certain nombre d'observations.

La syphilis congénitale est si commune qu'il serait
étonnant qu'elle ne se rencontrât pas chez certains
enfants qui présentent des syndromes thyroïdiens.
Mais on doit admettre plus qu'une coïncidence.

Le corps thyroïde des hérédo-syphilitiques est
souvent altéré. Ces altérations sont très variables
comme intensité et comme nature. La glande peut
avoir un volume normal, être hypertrophiée ou atrophiée. Souvent sa consistance est ferme, par suite de
la sclérose ; celle-ci peut être généralisée. Les lésions
artérielles et veineuses sont communes. Les cellules
glandulaires sont parfois très lésées, nécrosées ;
plus habituellement il n'existe que des modifications
légères du protoplasma. On trouve ou non des *Spirochètes*.

Ces lésions se rencontrent chez les petits enfants
atteints de syphilis virulentes, qui les tuent rapidement. On peut supposer que les corps thyroïdes des

enfants moins sévèrement touchés présentent des altérations plus légères. Il en résulte un état de *débilité glandulaire*, une *dystrophie glandulaire*, qui, suivant son degré, suffit à réaliser les syndromes thyroïdiens ou favorise l'action d'autres facteurs étiologiques. Les syndromes thyroïdiens, qui se montrent chez des hérédo-syphilitiques indépendamment de signes d'une syphilis en activité, ne sont pas toujours des manifestations directement spécifiques.

La dystrophie thyroïdienne d'origine hérédo-syphilitique, qu'elle entraîne ou non des manifestations cliniques, peut se transmettre héréditairement et avoir les conséquences exposées plus haut. Il ne s'agit plus alors d'hérédité syphilitique mais d'une hérédité thyroïdienne. « Ce n'est pas seulement chez les sujets directement contaminés par leurs parents, écrit Hutinel, que les altérations des glandes endocrines apparaissent et exercent leur action dystrophiante ; pour peu qu'elles soient nettement caractérisées, elles se transmettent par voie d'hérédité et reparaissent plus ou moins modifiées chez les descendants. »

Ainsi s'explique un certain nombre de dysthyroïdies familiales et héréditaires. Mais, quel qu'important que soit le rôle de la syphilis, bien qu'il soit impossible d'apporter la preuve qu'un aïeul n'ait pas été atteint de spécificité, on doit admettre l'intervention d'autres facteurs encore mal connus. « Il n'est pas possible de retrouver la syphilis dans tous les cas, écrit Pierre Vallery-Radot. Nous l'avons trouvée seulement 9 fois, mais nous devons reconnaître que dans beaucoup de nos observations la réaction de Wasserman n'a pas été faite. Nous avons tenu compte cependant des signes cliniques qui nous paraissaient suspects ; 2 fois les troubles thyroïdiens étaient antérieurs à la syphilis qui n'a joué qu'un rôle aggravateur. »

2° Causes intervenant après la naissance. — Des causes multiples, d'importance variable, peuvent se retrouver à l'origine des syndromes thyroïdiens.

On peut voir apparaître des syndromes myxœdémateux ou basedowiens à la suite de *maladies infectieuses*, rougeole, coqueluche, pneumonie, érysipèle, rhumatisme articulaire aigu, angine, etc. On sait d'ailleurs que celles-ci entraînent des réactions au niveau du corps thyroïde.

Le *myxœdème endémique*, dont l'étiologie est mal connue, relève peut-être d'une infection.

Spolverini a observé l'apparition de symptômes myxœdémateux chez des bébés allaités par une *nourrice goitreuse* et leur disparition après le changement de nourrice.

Le *mode d'alimentation* peut intervenir. Thalmer Watson, expérimentant sur le rat sauvage, a constaté qu'avec du pain et du lait les vésicules thyroïdiennes offrent des caractères d'activité et d'hyperactivité; qu'avec de la viande maigre l'animal présente de la sécheresse de la peau, de la chute des poils, un mauvais état général, a un corps thyroïde diminué de volume et formé de vésicules affaissées.

Je ne veux pas énumérer tous les facteurs qui ont été incriminés comme causes des syndromes thyroïdiens. Très souvent on ne trouve *pas de causes appréciables*. C'est la débilité thyroïdienne, ce sont les influences physiologiques, au premier rang desquelles se place l'évolution pubertaire, qui jouent le rôle important.

TRAITEMENT DES SYNDROMES THYROIDIENS

Les syndromes myxœdémateux et les syndromes basedowiens comportent des traitements différents.

1° Traitement des syndromes myxœdémateux. — La *médication spécifique* (*species*, espèce; *facere*, faire) est réalisée par l'*opothérapie thyroïdienne*.

L'introduction dans l'organisme de la substance colloïde contenue dans les vésicules thyroïdiennes remplace la sécrétion déficiente du corps thyroïde altéré et répare les désordres qu'entraîne le déficit. L'action de cette substance est complexe. Elle a, d'après Hallion, une *action excitante fonctionnelle* par les *hormones* et les *harmozones* qu'elle renferme ; une action *homostimulatrice* sur le corps thyroïde lui-même, dont témoigne son gonflement après des injections de suc thyroïdien (Ballet et Enriquez), et enfin une *action symptomatique*, nullement spécifique, sur le rythme cardiaque, la pression artérielle et la nutrition.

La *greffe du corps thyroïde*, pratiquée dans quelques cas, ne donne que des résultats passagers, par suite de la résorption rapide du greffon, même si celui-ci est constitué par du corps thyroïde humain.

L'*ingestion de corps thyroïde frais* n'est plus utilisée.

On prescrit habituellement la *poudre de corps thyroïde desséché* dans le vide et à basse température ou *thyroïdine*. En général, 1 gramme de poudre correspond à 3,4 ou 5 grammes de glande fraîche. La poudre est aussi active que la glande fraîche ; son activité ne paraît pas diminuée par le passage dans le tube digestif. On prépare également des *extraits débarrassés des lipoïdes toxiques*.

On utilise encore des *extraits injectables*, glycérinés, aqueux, etc. La voie sous-cutanée ne paraît pas, de l'avis des auteurs, plus efficace que la voie buccale. Dans certains cas cependant les injections m'ont paru supérieures à l'ingestion pour le traitement d'attaque.

Il convient de préférer les produits contenant la totalité de la glande aux *extraits partiels*, tels que l'*iodothyrine* ou *thyroïodine*.

Les enfants *tolèrent* bien la médication thyroïdien ne La *dose moyenne de poudre* est de 0 gr. 02 centigr.

par année d'âge correspondant à 0 gr. 06, 0 gr. 08 ou
0 gr. 10 centigr. de glande fraîche. On prescrit
d'abord des doses faibles pour tâter la susceptibilité;
on augmente progressivement les doses; les doses
moyennes peuvent être insuffisantes ou, au contraire,
trop élevées. Pour des enfants de même âge, les
doses varieront suivant l'intensité du myxœdème, la
tolérance, les résultats constatés, l'ancienneté du
traitement.

Au début, on prescrit un *traitement d'attaque*, pour
lequel on atteint rapidement la dose suffisante ; on le
continue pendant plusieurs mois, avec des périodes
de repos, jusqu'à amélioration constatée ou ineffica-
cité avérée. Dans la suite, on prescrit un *traitement
d'entretien*, avec des doses plus faibles et des séries
plus espacées. S'il s'agit d'un myxœdème vrai, on le
continue pendant toute la vie ; une interruption trop
longue entraîne une aggravation. S'il s'agit de
myxœdèmes frustes, on le cesse, quand la guérison
est obtenue.

L'amélioration se traduit par une diminution de
l'infiltration des téguments, une augmentation de
l'activité, un éveil de l'intelligence, une stimulation
de la croissance staturale, du développement sexuel.
Quant au poids, tantôt il diminue, tantôt il continue
d'augmenter.

Dans le *myxœdème congénital* ou *précoce*, l'amélioration est souvent assez rapide au début ; ensuite elle
ne progresse plus d'une façon bien appréciable. Elle
atteint un certain niveau, qui est difficilement dépassé ;
le sujet reste toujours un anormal. Dans les *myxœdèmes
légers et frustes*, les effets sont beaucoup plus remarquables.

Certains médecins conseillent d'associer, au corps
thyroïde, d'autres produits glandulaires, *capsules
surrénales* et *hypophyse*. L'efficacité de cette *polyopothérapie* n'est pas démontrée dans les syndromes

myxœdémateux. Plus utile est l'*opothérapie testiculaire* ou *ovarienne*, au moment de la période pubertaire; j'en préciserai les indications et les règles en étudiant les syndromes sexuels.

Pendant le traitement thyroïdien on peut observer des *incidents* ou des *accidents*. Ils tiennent tantôt à l'emploi de doses trop fortes, tantôt à l'usage de produits altérés. Aussi le traitement doit-il être surveillé de près : la tachycardie, une baisse de poids trop rapide, des signes d'excitation nerveuse, etc., demandent la suppression momentanée.

Quand le médecin se trouve en présence d'un syndrome myxœdémateux avéré ou fruste, l'opothérapie thyroïdienne est formellement indiquée. On la conseille encore dans l'*hypotrophie simple* rencontrée aux différentes périodes de l'enfance, bien que le rôle de l'hypothyroïdie ne puisse, comme nous l'avons vu, être démontré. Assez souvent elle stimule la croissance et a une action utile. Marcel Maillet notamment a constaté, chez des bébés hypotrophiques, qu'elle entraîne assez rapidement une augmentation du poids et même de la taille, une accélération de l'ossification des os du crâne, du développement psychique et l'apparition des mouvements. Mais en pareille circonstance il faut conduire le traitement avec prudence ; assez souvent il n'est pas bien toléré.

A l'opothérapie, médication de fonds, il convient de joindre, suivant les indications particulières, d'autres **médicaments** : iode, arsenic, fer, chaux, magnésie, acides phospho-organiques, etc.

L'*iode* a une action spéciale. Donné d'une façon régulière, il prévient le développement du goître endémique. Une chienne, qui a subi la thyroïdectomie au début de la gestation, a des petits normaux si elle est soumise à un traitement iodé (Halsted).

Certaines pratiques de **physiothérapie** sont indiquées pour stimuler la nutrition et régulariser les circulations périphériques, massages, gymnastique méthodique, douches chaudes, frictions sèches ou alcooliques, bains salés.

Les *cures marines* ou *thermales* rendent souvent des services. On a recours notamment aux *eaux chlorurées complexes hyperthermales* : Bourbonne-les-Bains, Bourbon-Lancy, Bourbon-l'Archambault, Salins-Moutiers, Salies-de-Béarn, Biarritz-Briscous, etc.

Enfin on ne négligera pas l'**éducation médico-pédagogique**, dans la mesure où le permet l'activité physique et intellectuelle de l'enfant.

2° Traitement des syndromes basedowiens. — La médication *spécifique* est basée sur la théorie de l'*hyperthyroïdisation*. Elle est réalisée (Ballet et Enriquez) par l'ingestion de *sang d'animaux éthyroïdés* (*hématoéthyroïdine*). Bien que, nous l'avons vu, la théorie ne soit pas démontrée, l'observation montre l'efficacité fréquente de cette thérapeutique.

L'*opothérapie thyroïdienne* est, d'une façon générale, contre-indiquée, puisque les syndromes basedowiens s'opposent aux syndromes myxœdémateux. Dans certains cas toutefois, où les symptômes des uns et des autres se mélangent, le corps thyroïde à petites doses (quelques milligrammes) peut rendre des services, d'après divers auteurs.

La médication doit être surtout *symptomatique* et viser à calmer les phénomènes nerveux : bromures, valériane, belladone, hydrothérapie chaude, applications locales, humides et chaudes, cures thermales, sédatives, etc.

L'enfant doit vivre au calme, à la campagne, avoir un régime peu carné, etc.

Quant aux divers *traitements chirurgicaux* (thyroïdectomie partielle, ligatures des artères thyroïdiennes, sympathicectomie), ils ne sont pas indiqués pour les

enfants, car le goitre exophtalmique ne revêt pas chez
eux la gravité qu'il a quelquefois chez les adultes.

*
* *

Les *syndromes thyroïdiens*, qui se montrent pendant
l'enfance et la jeunesse, donnent l'exemple le plus
complet des *syndromes endocriniens*.

L'absence ou l'atrophie du corps thyroïde, son
extirpation chez l'homme et l'animal, réalisent des
syndromes myxœdémateux, qui sont bien spéciaux.
Les effets de la *médication substitutive* fournissent la
contre-épreuve. Comme le remarque Gley, « cet
ensemble de faits concordants » permet à juste titre
d'attribuer au corps thyroïde une sécrétion interne.

Plus complexe est l'interprétation des *syndromes
basedowiens*; il est légitime de les considérer comme
des syndromes thyroïdiens, mais ce ne sont pas des
syndromes purs, ce sont des syndromes *sympathico-
thyroïdiens*.

Une telle complexité, se retrouve pour la plupart
des autres syndromes endocriniens. L'étude des
syndromes thyroïdiens doit servir de base; elle
montre la méthode qu'il convient de suivre, en
clinique et en expérimentation.

CHAPITRE IV

LES SYNDROMES PARATHYROIDIENS

GLANDES PARATHYROIDES

Accolées au corps thyroïde ou noyées dans son épaisseur, sont de très petites glandes endocrines, que leur situation a fait appeler *glandes parathyroïdes*.

Ces glandes sont généralement au nombre de 4, placées symétriquement de chaque côté de la ligne médiane. Il peut n'y en avoir que 3 ou 2; rarement il en existe 5 (Harvier). On trouve en outre, dans le thymus ou dans la graisse qui le remplace, des *parathyroïdes accessoires*.

Les *parathyroïdes supérieures*, découvertes par Sandström, en 1880, sont accolées au bord postérieur des lobes latéraux du corps thyroïde, dans la rainure thyro-œsophagienne.

Les *parathyroïdes inférieures*, découvertes par Nicolas, en 1893, sont accolées aux pôles inférieurs des lobes thyroïdiens; leurs anomalies de situation sont fréquentes; on peut les trouver jusque dans le thymus.

Les parathyroïdes sont arrondies ou ovalaires, en grain de blé. Elles sont pâles chez le nouveau-né, de plus en plus grisâtres avec l'âge.

Pendant la première année, elles mesurent de 2 à 4 millimètres sur 1 à 3 millimètres et ont une épaisseur de 1 à 2 millimètres. Les inférieures sont les plus grosses (Yanasse, Harvier).

Vers 4 ans, le volume a doublé. C'est celui d'un grain de mil ou d'une lentille.

Les parathyroïdes sont des *formations épithéliales*, nées des *troisièmes* et *quatrièmes fentes branchiales*.

Leur **structure** se modifie avec l'âge.

Chez l'enfant, la glande forme une *masse compacte*, constituée par des travées de cellules épithéliales polyédriques, claires (*cellules fondamentales* ou *principales*), séparées par de fines cloisons conjonctives et des capillaires.

Plus ou moins tôt, vers 10 ans (Erdheim et Getzowa), déjà chez le nourrisson, tout au moins à l'état pathologique (Harvier) apparaissent des *cellules chromophiles, éosinophiles* ou *oxyphiles*, qui augmentent avec l'âge.

En même temps, la glande se divise en *lobules*, puis s'ordonne en *cordons cellulaires anastomosés*, séparés par des capillaires.

Il n'existe *pas de vésicules*, comme dans le corps thyroïde.

Les parathyroïdes du nouveau-né et de l'enfant ne contiennent pas de *substance colloïde*. Celle-ci, en petite quantité chez l'adulte, se collecte dans les interstices cellulaires. Chez le vieillard, elle devient plus abondante (M. Garnier).

Gley (1891), Moussu (1893), Vassale et Generali (1896), etc., ont pratiqué *l'ablation des parathyroïdes* dans diverses espèces animales. Pour les uns, elles constituent avec le corps thyroïde un même système physiologique et peuvent le suppléer; pour d'autres, parathyroïdes et thyroïde ont des fonctions complètement différentes.

Les incertitudes s'expliquent par les difficultés de la technique opératoire, par la multiplicité des glandes, par leurs anomalies de situation, par les différences qu'elles présentent dans les diverses espèces animales, enfin par leurs rapports avec le corps thyroïde, qui est souvent lésé en même temps.

Quoi qu'il en soit, on peut admettre aujourd'hui que les parathyroïdes n'ont aucune similitude de structure et de fonctions avec le corps thyroïde, qu'elles possèdent des *fonctions propres*.

SYNDROME TÉTANIQUE EXPÉRIMENTAL

L'*ablation totale* des parathyroïdes chez les animaux détermine l'apparition d'un *syndrome tétanique*.

La **tétanie** (τέτανος, de τείνειν, tendre) consiste dans un état de contracture, de tension des muscles volontaires. Il ne faut pas la confondre avec le *tétanos*, maladie toxi-infectieuse spécifique, due au *Bacille tétanique* ou *Bacille de Nicolaïer*.

Quelques heures après l'ablation totale des parathyroïdes — 3 heures chez le chat, 16 heures chez le lapin — la *tétanie aiguë* débute.

D'abord apparaît du *tremblement* des membres ; bientôt il se généralise. Puis surviennent des *accès de contracture* (*contrahere*, resserrer), pendant lesquels les muscles des membres, de la nuque, du dos, sont rigides ; ces accès se rapprochent et la contracture devient permanente. Entre temps se produisent des *accès de convulsions* (*convellere*, secouer), c'est-à-dire des secousses musculaires plus ou moins violentes. Très souvent il y a de la *dyspnée* par contracture des muscles de la respiration.

L'animal se cachectise et *meurt* en quelques jours en 8 ou 10 jours au plus. Deux singes, opérés par Pineles, ont survécu 40 et 60 jours.

L'*ablation incomplète* des parathyroïdes n'entraîne

pas de tétanie ou ne provoque qu'une tétanie transitoire (Vassale et Generali, Gley, etc.).

La tétanie déterminée par l'ablation des glandes parathyroïdes présente de *grandes analogies* avec la tétanie observée *chez l'homme* et, en particulier, *chez les enfants*. On a vu dans les altérations et les troubles fonctionnels des glandes parathyroïdes la cause des *syndromes tétaniques*; ceux-ci peuvent donc être considérés comme des *syndromes parathyroïdiens*. Nous verrons toutefois les réserves qu'il convient de formuler.

SYNDROMES TÉTANIQUES DANS L'ENFANCE

Dans l'enfance, on observe :
1° Un *syndrome tétanique aigu*;
2° Un *syndrome tétanique chronique*.

1° Syndrome tétanique aigu.

Le *syndrome tétanique aigu* apparaît après l'extirpation chirurgicale d'un goitre, aussi bien dans l'enfance qu'aux autres âges. Il débute quelques jours, parfois quelques heures, après l'intervention. C'est une *tétanie opératoire*, heureusement exceptionnelle aujourd'hui.

Le malade éprouve des fourmillements ou des *élancements douloureux* dans les extrémités des membres. Puis surviennent des *accès de contractures* douloureuses dans les muscles de la main et du pied; ces accès s'accentuent, s'étendent à d'autres groupes musculaires et se rapprochent. Finalement la *contracture* devient presque *permanente*. Souvent se montrent des *accès de convulsions clonques* (κλώνος, agitation), des *accès de dyspnée* par contracture des muscles respiratoires.

Dans les *formes graves* la mort peut se produire au cours d'un accès de dyspnée provoqué par un spasme de la glotte, associé ou non à un spasme du diaphragme. Dans les *formes moins sévères*, tantôt les contractures diminuent peu à peu et finissent par disparaître, tantôt, après s'être atténuée, la tétanie persiste à l'état chronique.

Les *formes légères* sont les plus communes. La tétanie est alors passagère et disparaît au bout de quelque temps.

Après la tétanie, on peut voir s'installer le *myxœ-dème*, qui est dû à l'ablation du corps thyroïde.

Le *chirurgien* peut donc, comme le *physiologiste*, réaliser la tétanie.

Tout d'abord, on pensait que la *tétanie était due à l'extirpation du corps thyroïde* : c'était la *forme aiguë du myxœdème opératoire*; sa *forme chronique* était la *cachexie strumiprive* qui a été décrite avec les syndromes thyroïdiens.

Aujourd'hui, on sait que *l'ablation du corps thyroïde n'est pas responsable de la tétanie*. Celle-ci ne s'observe pas dans le myxœdème congénital, malgré l'absence de corps thyroïde; elle peut apparaître après thyroï-dectomie, même si on a laissé une portion suffisante de glande.

La tétanie est due à l'ablation des glandes parathy-roïdes, qui est pratiquée, dans l'extirpation du goître, si on ne prend pas les précautions voulues pour les conserver. Suivant le nombre des parathyroïdes conservées, elle apparaît ou fait défaut, elle est grave ou légère. Les mêmes constatations ont été faites, nous l'avons vu, chez les animaux.

2° Syndrome tétanique chronique.

On rencontre chez les enfants un syndrome clinique caractérisé par des contractures des muscles des extrémités des membres. Décrit en 1832 par Tonnelé, comme une *nouvelle maladie convulsive*, presque en même temps que par Steinheim (1830) et Dance (1831), il a reçu de Constant, en 1835, l'appellation de *contracture essentielle des extrémités*, et de Lucien Corvisart, en 1852, le nom de *tétanie* ; ce dernier a été définitivement adopté.

Aux contractures des extrémités s'associent souvent des *convulsions cloniques* et la contracture des muscles du larynx ou *spasme de la glotte*.

Enfin, dans nombre de cas, les contractures restent *latentes* ou *frustes*, mais un certain nombre de phénomènes permettent de reconnaître l'existence d'une *hyperexcitabilité des nerfs et des muscles* ; celle-ci constitue le substratum d'*états tétanoïdes* (Escherich), de la *spasmophilie* (Heubner), d'une *diathase spasmophile* (Finkelstein, Thiemich).

Nettement caractérisée ou fruste, la tétanie peut se montrer *pendant toute l'enfance*. Elle est particulièrement commune *pendant la première*, de 2 mois à 3 ans ; 88 p. 100 des cas, d'après Filia, se produisent avant 3 ans.

Sa fréquence diffère suivant les *pays*. Elle se rencontre, par exemple, beaucoup plus souvent en Autriche et en Allemagne qu'en France. Peut-être la rareté dans notre pays est-elle, d'après Harvier, plus apparente que réelle et tient-elle à ce qu'on ne recherche pas aussi systématiquement les formes latentes et frustes.

Le phénomène essentiel du syndrome tétanique est la **contracture musculaire**. Elle se limite ou prédomine aux extrémités et est symétrique.

Les *membres supérieurs* sont le plus souvent intéressés. La main est en adduction forcée, la paume légèrement creusée en gouttière, les doigts serrés, allongés et légèrement fléchis sur la paume ; elle affecte, écrit Trousseau, la forme que « prend la *main de l'accoucheur*, lorsqu'il veut l'introduire dans le vagin ». En réalité cet aspect, décrit partout comme le plus habituel, est exceptionnel, même chez le nourrisson : chez celui-ci, la main est fermée, le pouce recouvert par les autres doigts, inclinée sur le bord cubital et en pronation. Dans les cas intenses, les poignets et les coudes sont en flexion et le bras est accolé au tronc.

Les *membres inférieurs* peuvent être également intéressés, et même, chez les nourrissons, les contractures isolées des pieds ne sont pas rares. Le pied, en extension, est dévié en dedans et repose sur son bord externe (*pied varus équin*) ; les orteils sont fléchis, le gros orteil au-dessous des autres ; la plante du pied est creusée en gouttière. Dans les cas intenses, la jambe et la cuisse sont raidis en extension.

La contracture peut intéresser d'autres muscles que ceux des membres. Souvent, une observation attentive montre que les *muscles de la face* y participent ; les paupières sont à demi ou inégalement ouvertes, les sourcils contractés, les lèvres pincées et projetées en avant ; le visage est effilé « en lame de couteau » (Guinon), boudeur (Soltmann), pensif, soucieux, malicieux (Uffenheimer).

Il n'est pas rare également de constater une certaine *rigidité de la colonne vertébrale* ; parfois la contracture des muscles cervicaux et dorso-lombaires la renverse en arrière, entraine l'*opisthotonos* (ὄπισθεν, en arrière ; τόνος, tension).

Les membres contracturés sont durs et rigides ; ils reviennent spontanément à leur position anormale, quand on arrive à les étendre.

La contracture peut être *intermittente* ou *permanente*.

Dans la *forme intermittente*, l'*accès de tétanie* dure de quelques minutes à 2 ou 3 heures ; il se répète à plus ou moins longs intervalles, de 2 à 20 fois par 24 heures, pendant des jours, des semaines et même des mois. La succession des accès réalise l'*attaque de tétanie*. Souvent les accès augmentent progressivement de nombre pendant une ou deux semaines, puis diminuent pendant deux ou trois semaines.

Dans la *forme permanente*, les contractures sont localisées aux extrémités ou généralisées.

En même temps que les contractures ou indépendamment de celles-ci, isolément, peuvent se produire du *spasme de la glotte* ou des *convulsions*.

Le spasme de la glotte ou **laryngospasme** est une contracture des adducteurs de la glotte, c'est une *convulsion interne*, qui le plus souvent est, comme l'a établi Escherich, une manifestation de la tétanie.

Il se produit assez souvent chez les nourrissons, entre 2 et 15 mois. Il survient par accès.

L'*accès* débute par un soubresaut du tronc et une inspiration sonore, bruyante.

Dans le *petit accès*, cette inspiration est suivie d'inspirations et d'expirations de plus en plus courtes et faibles; la face pâlit et se cyanose. Puis les inspirations redeviennent plus sonores et le rythme normal de la respiration se rétablit. En quelques secondes ou en quelques minutes tout est terminé.

Dans le *grand accès*, après une ou deux inspirations bruyantes, la respiration se suspend et l'enfant asphyxie; le visage est cyanosé, les yeux sont saillants et fixes; le diaphragme et les muscles inspiratoires sont en état de contraction spasmodique; c'est un *spasme phréno-glottique* (Bouchut). La mort semble imminente. Mais, au bout de quelques secondes, qui semblent interminables, il se produit une inspiration sonore, stridente, saccadée, puis une expiration entrecoupée et la respiration reprend.

L'accès peut rester *unique*. Généralement les accès

se répètent en plus ou moins grand nombre pendant des jours ou même des mois.

La *mort* peut survenir, au cours d'un accès, par *asphyxie progressive*. Parfois se produit une *mort subite* : le laryngospasme est, écrit Marfan, la cause la plus fréquente de mort subite chez les enfants.

La *mortalité du laryngospasme* atteint, dans certaines statistiques, 40 p. 100.

De la tétanie relèvent également, dans un certain nombre de cas, les **convulsions** dites **primitives** ou **essentielles**, l'**éclampsie** (ἐκλάμπειν, secouer), si communes chez les nourrissons. Mais il ne faut pas oublier que les convulsions, de même que le laryngospasme, sont des symptômes dont l'étiologie est complexe.

Les convulsions consistent en accès de secousses musculaires, en une succession rapide de contraction et de relâchement musculaires.

L'accès convulsif débute brusquement. La face pâlit, la tête se renverse en arrière, le tronc et les membres se raidissent en extension, les yeux se révulsent en haut, les pupilles se rétrécissent, les mâchoires se serrent. A cette *phrase* de *contracture*, qui dure quelques secondes, succèdent les *mouvements convulsifs* de la face, puis du cou, des membres. L'enfant est insensible et inconscient ; son visage est pâle et cyanosé. Au bout de quelques minutes les phénomènes s'atténuent, puis cessent.

Telles sont les *convulsions généralisées*. Dans d'autres cas, les convulsions restent *partielles*, localisées à la face et au membre supérieur, mais toujours accompagnées de perte de connaissance.

En même temps que les convulsions peut se produire du *laryngospasme*, et celui-ci causer la mort.

L'accès convulsif peut rester unique. Ou bien les *accès se répètent* pendant plus ou moins longtemps ; *l'attaque convulsive* est alors réalisée.

Les enfants et principalement les nourrissons, qui présentent les diverses manifestations de la tétanie, ont une *hyperexcitabilité électrique des nerfs moteurs* aux courants galvaniques et faradiques (*phénomène d'Erb*) et une *hyperexcitabilité mécanique* des nerfs moteurs et des muscles.

L'*hyperexcitabilité électrique* se recherche par des techniques délicates; elle est surtout marquée au niveau des nerfs cubital et péronier. L'hyperexcitabilité galvanique est caractéristique.

L'*hyperexcitabilité mécanique* est constatée par la pression du membre (*signe de Trousseau*), par la percussion du nerf facial inférieur (*phénomène du facial* ou de *Chvostek*) et supérieur (*signe de Weiss*), de l'orbiculaire des lèvres (*phénomène de la bouche*).

Ces réactions s'obtiennent non seulement quand la *tétanie est manifeste*, mais encore *chez des enfants qui ne présentent pas de symptômes apparents de tétanie*. Elles permettent de déceler :

la tétanie fruste ou **latente**, quand existe l'hyperexcitabilité mécanique et électrique ;

les états tétanoïdes, spasmophilie ou **diathèse spasmophile**, quand l'hyperexcitabilité électrique existe seule.

Tel est le *syndrome tétanique chronique* des enfants. Il est cliniquement bien défini. C'est ce syndrome qu'*une théorie attribue à des lésions et à des troubles fonctionnels des glandes parathyroïdes*. Il nous faut examiner ce que vaut cette théorie.

Rôle des glandes parathyroïdes dans le syndrome tétanique chronique.

L'origine parathyroïdienne du syndrome tétanique chronique est établie sur des *arguments d'ordre anatomique* et *d'ordre physiologique* ou *clinique*.

A. Arguments d'ordre anatomique. — Des lésions des **glandes parathyroïdes** ont été trouvées d'une façon plus ou moins constante à l'autopsie des enfants morts de tétanie par Escherich, Yanasse, Königstein, Erdheim, Harvier, Strada, Pollini, etc..

Les *hémorragies* sont assez fréquentes. Les *modifications cellulaires* consistent parfois dans la transformation chromophile, assez souvent dans une transformation pseudo-vésiculaire, une légère hypersécrétion colloïdale, un état pseudo-syncitial avec altérations des noyaux. Le *tissu interstitiel* peut être le siège d'une sclérose généralisée ou partielle.

Les lésions paraissent témoigner, les unes d'une *hyperactivité* glandulaire, les autres d'un état d'*épuisement* ou d'*insuffisance*.

D'après Harvier :

« L'insuffisance numérique des glandes peut être considérée, dans certains cas, comme une cause prédisposante de la maladie.

« Dans les formes légères (états tétanoïdes, tétanies latentes), les parathyroïdes présentent des modifications ou des lésions qui paraissent justifier l'insuffisance glandulaire dans 25 pour 100 des cas.

« Dans les formes sévères (tétanie de Trousseau) l'insuffisance glandulaire semble plus nette et plus fréquente : 75 pour 100 des cas. »

Des lésions semblables des parathyroïdes se rencontrent d'ailleurs à l'autopsie *d'enfants qui n'ont présenté aucun phénomène de tétanie* et qui sont morts d'affections gastro-intestinales, de scarlatine, de diphtérie, de tétanos, ou encore chez des hérédo-syphilitiques.

Le **système nerveux** n'offre que des lésions fixes du névraxe, portant sur les cellules et les fibres nerveuses, ainsi que sur les vaisseaux. Il est difficile de se prononcer sur la nature de ces lésions. Il peut s'agir, en effet, d'*altérations secondaires* à celles des glandes parathyroïdes. L'*ablation des parathyroïdes* détermine en effet fréquemment des lésions de la moelle épinière, constatées chez le chien par Donaggio, Friedmann, Vassale, et des lésions cérébrales, constatées chez le lapin par Russel, Babonneix et Harvier.

En résumé : il existe, d'une part, des tétanies avec lésions des parathyroïdes et des tétanies sans lésions de ces glandes ; d'autre part, des altérations parathyroïdiennes sans tétanie.

L'*anatomie pathologique* n'apporte *donc pas d'arguments décisifs* en faveur de la théorie parathyroïdienne de la tétanie.

B. ARGUMENTS D'ORDRE PHYSIOLOGIQUE OU CLINIQUE. — A l'appui de l'origine parathyroïdienne de la tétanie viennent les faits expérimentaux et cliniques qui ont été relatés plus haut.

1° La tétanie des enfants est analogue, sinon semblable, à la tétanie expérimentale réalisée par l'ablation des parathyroïdes. Ce sont les mêmes contractures spontanées et provoquées, les mêmes convulsions. Les animaux privés en totalité ou en partie de leurs glandes parathyroïdes présentent, en outre, comme l'ont constaté Babonneix et Harvier, le phénomène de Trousseau et de l'hyperexcitabilité électrique des nerfs.

2° La tétanie a été observée après l'extirpation des goitres, quand on ne respectait pas les glandes parathyroïdes.

Ces arguments légitiment, dans une certaine mesure, tout au moins, la *théorie parathyroïdienne* de la tétanie des enfants.

En 1909, Hutinel et Babonneix écrivaient : « Malgré quelques obscurités de détail, le rôle prépondérant de l'insuffisance parathyroïdienne dans le développement de la tétanie humaine.... paraît aujourd'hui démontré » ; et Harvier : « L'origine parathyroïdienne de la tétanie paraît infiniment probable sinon définitivement démontrée. »

Toutefois des réserves s'imposent encore, et on peut conclure, comme Marfan, en 1918 : « La théorie de l'origine parathyroïdienne de la tétanie n'est pas encore bien assise. »

PATHOGÉNIE DU SYNDROME TÉTANIQUE D'ORIGINE PARA-THYROIDIENNE — Si on admet que la tétanie soit un syndrome parathyroïdien, il faut expliquer comment le trouble des fonctions parathyroïdiennes la réalise.

L'hyperexcitabilité du système nerveux est le substratum physiologique de la tétanie. Les uns l'attribuent à des *troubles dans le métabolisme du calcium*, d'autres à une *intoxication*. Le problème revient donc à examiner le rôle des glandes parathyroïdes dans l'un et l'autre processus.

1° **Troubles du métabolisme calcique.** — Le auteurs, qui rattachent la tétanie à des troubles du métabolisme calcique, ne s'entendent pas sur leur nature. Tout d'abord, on a incriminé, avec Finkelstein, Stölzner, Silvestri, etc., une *rétention calcique*. Plus tard, au contraire, on a fait intervenir avec Lœb, Roncaroni et Regoli, Sabattini, Quest, Mac Callum, Parkon et Urechie, etc., la *déperdition calcique*.

Cette dernière opinion est la plus généralement admise : la diminution des sels de calcium entraîne l'hyperexcitabilité neuro-musculaire ; l'introduction de sels de calcium dans l'organisme diminue l'excitabilité. La tétanie est, suivant l'expression de Mac Callum, un véritable *diabète calcaire*.

Or, les glandes parathyroïdes paraissent jouer un rôle dans le métabolisme du calcium. D'après les uns, elles exercent une action frénatrice sur son excrétion ; d'après d'autres, elles règlent son dépôt dans les tissus.

Après parathyroïdectomie, on constate une déperdition de calcium et sa diminution dans le cerveau ; l'ingestion de chlorure de calcium retarde l'apparition des accidents nerveux, d'après Parhon et Urechie. Mac Callum, Berkeley et Beebe, Frouin, etc.

L'insuffisance des glandes parathyroïdes entraine la tétanie parce qu'elle détermine une perte de calcium.

Si on admet qu'il existe un trouble du métabolisme calcique dans la tétanie et chez les animaux ayant subi l'ablation des parathyroïdes, la pathogénie de la tétanie peut s'expliquer par la théorie qui vient d'être exposée.

Mais le trouble du métabolisme calcique dans la tétanie n'est pas admis sans conteste : la chaux était normale dans le cerveau de deux enfants morts de tétanie (Cohn).

Mais ce trouble du métabolisme de la chaux chez les animaux privés de glandes parathyroïdes n'a pas été trouvé par tous les expérimentateurs : la teneur en chaux du cerveau est la même que chez des animaux normaux d'après les analyses de Parhon, Dimitresco et Nissipesco (1909), de Cooke.

Mais le traitement de la tétanie des enfants et de la tétanie expérimentale par les sels de chaux est souvent inefficace.

Des réserves s'imposent donc.

2° **Théorie de l'intoxication**. — D'après cette théorie, la tétanie est due à une intoxication par des substances produites dans l'organisme ou provenant de l'extérieur.

Noel Paton et Findlay (1917) incriminent la *guanidine* ou la *méthyl-guanidine*, produit du métabolisme azoté. L'injection de cette substance reproduit la tétanie parathyréoprive. Les urines d'enfants téta-

niques contiennent 100 pour 100 de plus de guanidine que celles d'enfants normaux.

Les parathyroïdes auraient donc pour fonction,
comme le pensent Pineles et d'autres auteurs, de
neutraliser ces substances toxiques. On peut également supposer, avec Schafer, qu'elles régularisent
le fonctionnement d'un autre organe destructeur de
poisons, le foie par exemple; mais ce n'est qu'une
hypothèse.

Quoi qu'il en soit, d'après cette théorie comme
d'après la précédente, l'*insuffisance parathyroïdienne
est responsable de la tétanie*. Les explications du phénomène seules diffèrent.

Noël Paton et Schafer s'étaient demandé si les
glandes parathyroïdes ne sécréteraient pas une substance endocrine, une *chalone*, ayant pour fonction de
modérer l'excitabilité du système nerveux. Cette
opinion n'a pas été vérifiée.

SYMPTOMES DIVERS D'ORIGINE PARATHYROIDIENNE. —
Dans la tétanie des enfants, on peut observer quelques
troubles trophiques : chute des cheveux et des ongles,
hypoplasie de l'émail dentaire, cataracte.

Les **destructions lentes des glandes parathyroïdes**
déterminent des phénomènes analogues chez les
animaux.

L'*amaigrissement* est fréquent.

Harvier a constaté un *arrêt de croissance* de jeunes
lapins ou de jeunes chats.

Erdheim (1906), chez le rat, a vu se produire sur
les dents des taches blanchâtres par défaut de développement de l'émail; à ce niveau les dents se brisent
facilement. Il a observé, au bout de trois mois, la
formation d'une cataracte.

Harvier a noté, chez le lapin, au bout de quinze
jours, la *chute des poils*.

Ces faits permettent de penser que les glandes

parathyroïdes jouent un rôle dans la nutrition. Ils sont encore trop mal connus pour permettre des déductions cliniques.

Enfin G. Herbert Clark (1920) attribue à une insuffisance parathyroïdienne un état spécial, observé chez des bébés de 15 mois et 2 ans et demi, non congénital, caractérisé par la débilité mentale (véritable idiotie parathyroïdienne), des secousses musculaires, des tremblements fibrillaires, des convulsions, une impotence complète, etc. Ces enfants, traités par l'opothérapie parathyroïdienne, ont guéri.

Étiologie du syndrome tétanique chronique.

Les causes de la tétanie chronique sont encore mal connues. Toutes ne paraissent pas également susceptibles de réaliser des lésions et des troubles fonctionnels des glandes parathyroïdes.

On distingue des *tétanies secondaires* et une *tétanie primitive, idiopathique.*

Les **tétanies secondaires** surviennent au cours ou à la suite d'*affections gastro-intestinales aiguës* ou *chroniques*, d'*infections diverses*, comme la fièvre typhoïde, la scarlatine, la pneumonie, la diphtérie, etc. Or nous avons vu qu'en pareil cas il existait assez souvent des lésions parathyroïdiennes.

Les *affections gastro-intestinales* notamment paraissent être une cause fréquente de tétanie : dans les deux tiers des cas (Harvier), elles déterminent des lésions des glandes.

Assez souvent, la tétanie apparaît dans l'*atrophie-athrepsie*, cette cachexie particulière aux trois ou quatre premiers mois de la vie, véritable syndrome relevant de facteurs étiologiques complexes et, entre autres, d'affections gastro-intestinales. D'après

Thompson et Mattéi, les glandes parathyroïdes des athrepsiques sont atrophiées et présentent de la sclérose péri-vasculaire, de la tuméfaction claire du protoplasma cellulaire. Mais Harvier les a trouvées normales 5 fois sur 7.

Souvent les enfants atteints de tétanie sont des *rachitiques*. Kassovitz et Elsässer ont même attribué cette affection à un rachitisme grave avec craniotabes, opinion qui n'est plus admise. D'autres ont vu dans ce fait une preuve de l'intervention d'une insuffisance parathyroïdienne dans la production des altérations osseuses du rachitisme. Mais les parathyroïdes sont intactes ou peu lésées dans le rachitisme. Il est donc plus vraisemblable d'admettre, avec Marfan, « que les causes morbides qui provoquent les altérations médullaires du rachitisme peuvent, en certains cas, agir aussi sur les glandes parathyroïdes et déterminer la diathèse spasmogène ».

Les enfants tétaniques peuvent être des *hérédosyphilitiques*. Mais l'état des glandes parathyroïdes chez ces malades est peu connu. Garnier cependant y a constaté l'augmentation du tissu conjonctif.

Les **tétanies** dites **primitives** ou **idiopathiques** s'observent surtout pendant la saison froide (Escherich), chez des enfants habitant des logements insalubres, mal aérés, ayant une mauvaise alimentation. Il s'agit, en général, de bébés légèrement rachitiques, gras, constipés, anémiques, qui souvent ont de la splénomégalie. On a parlé, à leur sujet, d'une *dyscrasie tétanoïde*.

En pareille circonstance, on ignore tout de l'état des glandes parathyroïdes. En tout cas, cette symptomatologie ne rappelle pas l'amaigrissement observé expérimentalement dans les lésions lentes de ces glandes.

Nous verrons, en étudiant les syndromes thymiques, que la mort subite, comparable à celle que l'on observe dans la tétanie, a été attribuée à l'*état lymphatico-thymique*, qui serait lié à l'hypertrophie du thymus.

TRAITEMENT DES SYNDROMES PARATHYROIDIENS

L'opothérapie parathyroïdienne a été conseillée. On la réalise à l'aide de *poudre de glandes parathyroïdes desséchées*, prise par la voie buccale, ou d'*extraits injectables* par la voie sous-cutanée.

Quelques médecins ont obtenu des effets favorables dans la tétanie. La plupart ont constaté soit des améliorations transitoires, soit un échec complet. D'aucuns signalent même des aggravations.

D'ailleurs, dans la pratique, cette opothérapie est difficile à réaliser, à cause de la petitesse des glandes et de la confusion facile, lors du prélèvement, avec des glandes thyroïdes accessoires ou des ganglions lymphatiques.

La **greffe** de glandes parathyroïdes, pratiquée chez les animaux, n'empêche que d'une façon inconstante l'apparition de la tétanie après parathyroïdectomie.

Le médicament le plus habituellement prescrit est le **chlorure de calcium** à hautes doses.

* *

Les syndromes parathyroïdiens n'ont donc pas la même précision que les syndromes thyroïdiens. Tous deux n'ont cliniquement aucun caractère commun. Leur étiologie est bien différente ; nous ne retrouvons pas pour les premiers les facteurs héréditaires si importants pour les seconds. Les glandes parathyroïdes et le corps thyroïde d'ailleurs, du point de vue physiologique, ne sont pas comparables : celle-ci possède une sécrétion endocrine manifeste, agit par ses hormones et ses harmozones sur la nutrition,

la croissance du squelette et des organes génitaux ;
celles-là n'ont pas de sécrétions endocrines connues.
C'est là un premier et frappant exemple des différences
qui existent entre les organes réunis sous la dénomination de glandes endocrines.

CHAPITRE V

LES SYNDROMES HYPOPHYSAIRES

HYPOPHYSE OU GLANDE PITUITAIRE

L'*hypophyse* ou *glande pituitaire* provient de deux ébauches ayant des origines différentes.

L'une est un *diverticule ectodermique* de la *poche pharyngienne de Rathke*; elle apparaît chez l'embryon humain de 5 millimètres (3 semaines); elle constitue le *lobe antérieur*, d'*origine épithéliale*. A un moment donné le pédicule épithélial qui le relie au pharynx disparaît.

L'autre naît d'un bourgeon creux (*infundibulum*) du cerveau intermédiaire de l'embryon (troisième ventricule); elle forme le *lobe postérieur* ou *nerveux*.

Les deux lobes s'accolent l'un à l'autre; l'antérieur se moule sur le postérieur, qu'il embrasse dans sa concavité.

L'hypophyse occupe, à l'étage moyen de la base du crâne, la *selle turcique*, qu'elle remplit. Elle est recouverte par la dure-mère, qui forme la *tente de l'hypophyse*; à travers celle-ci passe la *tige pituitaire* qui, d'une part, aboutit à une dépression en forme d'entonnoir du plancher du troisième ventricule, l'*infundibulum*, d'autre part, se prolonge à l'intérieur de la glande.

L'hypophyse a la *forme* d'un noyau ellipsoïde, à grand axe transversal. Elle *pèse* 0 gr. 10 à 0 gr. 15 chez le nouveau-né, 0 gr. 30 à 0 gr. 40 à 10 ans. 0 gr. 60 à 0 gr. 70 à la période pubertaire, 0 gr. 60 à 0 gr. 80 chez l'adulte.

D'après Schœnemann, son poids est :

Chez le nouveau-né	0 gr. 13
à 10 ans	0 gr. 33
à 20 ans	0 gr. 54
à 30 ans	0 gr. 63

Elle est formée de 2 lobes et d'une **portion intermédiaire**.

Le *lobe antérieur* ou *glandulaire*, le plus gros, de coloration jaune rougeâtre et d'apparence granuleuse, est très vascularisé. Il est formé de travées séparées par des capillaires sanguins sinusiformes. Les travées sont constituées par trois variétés de cellules : cellules claires ne prenant pas les colorants ou *cellules chromophobes*, cellules à *granulations acidophiles* ou *oxyphiles*, cellules à *granulations basophiles*. A la naissance, il n'existe guère que des cellules chromophobes et seulement quelques cellules acidophiles; celles-ci augmentent de nombre jusqu'à la puberté et ensuite beaucoup moins; les basophiles apparaissent plus tardivement et finissent par prédominer chez les sujets âgés.

Le *lobe postérieur* ou *nerveux*, plus petit et grisâtre, s'enfonce dans le lobe antérieur comme dans la concavité d'un croissant. Il se continue en haut avec la tige pituitaire. Il est peu vascularisé. En réalité il ne contient que de très rares cellules et fibres nerveuses et est constitué par des *fibres* et des *cellules névrogliques* : c'est du *tissu nerveux dégénéré*. En outre, il renferme des éléments épithéliaux, surtout nombreux à l'insertion de la tige, et des masses de substance hyaline se colorant mal, légèrement basophile, qui témoignent de sa nature neuro-glandulaire (Pende).

Au milieu de la glande, entre les deux lobes, est la *fissure intraglandulaire*, fente linéaire, remplie de substance colloïde, généralement oblitérée ou divisée en petits kystes chez l'adulte; elle est tapissée de cellules épithéliales cubiques ou aplaties.

Entre cette fente et le lobe postérieur est la *partie intermédiaire*, qui lui adhère intimement et le pénètre plus ou moins. C'est une couche de tissu épithélial d'épaisseur variable, bien vascularisée. Les cellules contiennent de fines granulations neutrophiles; certaines tapissent de larges vésicules remplies d'une substance colloïde acidophile, d'autres se transforment en corps globulaires hyalins. En certains endroits, des cordons cellulaires et des corps globulaires hyalins pénètrent entre les fibres du lobe postérieur, dans l'intérieur duquel nous avons signalé déjà leur présence.

La complexité de structure de l'hypophyse témoigne de l'importance de ses fonctions et des conséquences multiples de ses altérations.

L'hypophyse présente des **rapports** de voisinage avec le plancher du troisième ventricule, où se trouve un renflement de substance grise, le *tuber cinereum*, au centre duquel est l'*infundibulum* (*région tubéro-infundibulaire*), le *chiasma optique* et les *tubercules quadri-jumeaux*. Quand elle est hypertrophiée, elle comprime, irrite ou détruit ces parties. Il en résulte une intrication de symptômes et il n'est pas toujours facile d'établir le départ entre les *symptômes hypophysaires* et les *symptômes nerveux*.

Des symptômes attribués à une lésion hypophysaire peuvent se rencontrer avec une hypophyse intacte. Aussi, à l'heure actuelle, physiologistes et médecins procèdent-ils à une révision des syndromes hypophysaires; plusieurs d'entre eux sont considérés comme des *syndromes dits hypophysaires*, des *syndromes tubéro-infundibulaires*, des *syndromes infundibulo-hypophysaires*.

Malgré les réserves que comporte l'interprétation pathogénique des faits, les descriptions cliniques conservent toute leur valeur. Divers syndromes cliniques, considérés comme des *syndromes hypophysaires*, méritent de conserver leur place dans le cadre nosographique. Ce sont :

1° Des *syndromes d'hypertrophie staturale* et d'*hypercroissance*, avec leurs deux modalités principales : le *gigantisme* et la *dystrophie des adolescents*.

2° Un *syndrome d'hypotrophie staturale avec nanisme*.

3° Le *syndrome acromégalique*.

4° Le *syndrome adiposo-génital*.

5° Un *syndrome cachectique*.

6° Le *diabète insipide*.

L'origine hypophysaire de ces syndromes ne peut, le plus habituellement, être affirmée que dans les cas, où la glande augmentée de volume détermine l'apparition de *symptômes d'emprunt* par compression des régions voisines du système nerveux et la *dilatation de la selle turcique*, constatée par la radiographie de la base du crâne.

1° SYNDROMES D'HYPERTROPHIE STATURALE ET D'HYPERCROISSANCE

(Gigantisme. Dystrophie des adolescents).

Parmi les manifestations attribuées à des troubles des fonctions hypophysaires se placent l'*hypertrophie staturale* et l'*hypercroissance*, c'est-à-dire l'exagération de la taille, une croissance trop rapide et démesurée.

Chez l'adulte, la croissance démesurée aboutit, dans quelques cas, au **gigantisme**.

Comme je l'ai déjà mentionné, le *géant* est un individu, qui a une *taille excessive* par rapport aux dimensions moyennes de sa race et présente en outre une *dysharmonie morphologique*.

Les anomalies de croissance du squelette, qui aboutissent au gigantisme, se présentent sous deux types principaux ; elles permettent de distinguer, avec Launois et Pierre Roy, un *gigantisme acromégalique* et un *gigantisme infantile*.

Le *gigantisme acromégalique* est caractérisé par l'existence, à un degré plus ou moins accentué, des déformations des extrémités osseuses, en quoi consiste l'*acromégalie*. Je décrirai plus loin ces déformations.

Le *gigantisme infantile* se reconnaît, conformément à la définition déjà donnée de l'*infantilisme*, par la persistance, chez un sujet ayant dépassé l'âge de la puberté, de certains caractères appartenant à l'enfance.

Les *futurs géants* commencent à grandir démesurément, soit pendant l'enfance, à 4 ans, à 8 ans, à 11 ans, à 13 ans, soit vers la fin de la jeunesse, de 18 à 20 ans.

Le *gigantisme* est un état pathologique de l'âge adulte.

Toutefois, il est fréquent de rencontrer des enfants ou des jeunes gens, dont la croissance est précoce, rapide, exagérée ; mais l'hypercroissance, au lieu de se poursuivre à l'âge adulte, s'arrête à un moment donné. Ces sujets tantôt deviennent des hommes de haute stature, tantôt cessent de grandir avant d'avoir atteint une taille démesurée. Launois et P. Roy ont proposé, pour désigner ces croissances exagérées, l'expression de *gigantisme passager*, qui n'est pas justifiée, Hutinel les décrit sous l'appellation de *dystrophie des adolescents*.

La dystrophie des adolescents est un syndrome

clinique, qui se montre à la fin de l'enfance ou au début de la jeunesse, chez les garçons et chez les filles, peut-être plus souvent chez les premiers.

La croissance est plus rapide que normalement. Comme il est de règle à cette période de la vie, l'allongement du squelette se produit surtout au niveau des membres inférieurs : ceux-ci sont trop longs par rapport au buste : le rapport de Manouvrier est supérieur aux moyennes ; il y a *macroskélie*.

L'accroissement en volume ne marche pas de pair avec la croissance staturale : le thorax reste étroit, le poids insuffisant ; d'ailleurs la maigreur est fréquente. Aussi le *coefficient de Pignet* est-il supérieur aux moyennes. Ces enfants et ces jeunes gens, malgré leur haute taille, sont chétifs, peu robustes ; pour eux, le coefficient de Pignet précise le degré de faiblesse et justifie son appellation de *coefficient de robusticité*.

Souvent, il se produit une *scoliose* plus ou moins accentuée, de la *cyphose*, une exagération de la *lordose*. Parfois les *mains* et les *pieds* sont volumineux, ce qui pourrait faire penser, comme nous le verrons plus loin, à de l'acromégalie.

Les *circulations périphériques* sont défectueuses, les extrémités froides, cyanosées. L'*essoufflement* est facile. Les *palpitations* sont communes. Le *cœur* est souvent augmenté de volume ; on parlait autrefois d'*hypertrophie cardiaque de croissance* ; en réalité il s'agit d'une dilatation des cavités, due à la faible tonicité du myocarde, d'une *fausse hypertrophie cardiaque*, ou parfois d'une *ptose cardiaque*.

Le pouls est rapide et la tachycardie osthostatique exagérée ; la pression artérielle est basse.

L'appétit est irrégulier. Les digestions gastriques sont pénibles et l'estomac est souvent dilaté ou ptosé. La constipation et le syndrome colique fétide sont fréquents. Le foie est habituellement gros.

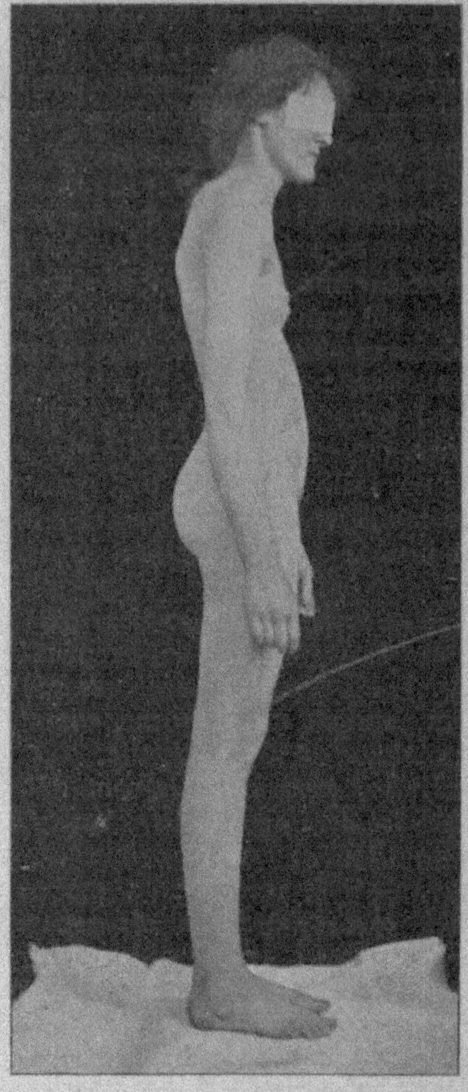

FIG. 20. — D..., Marie, 14 ans et demi.
Dystrophie des adolescents.

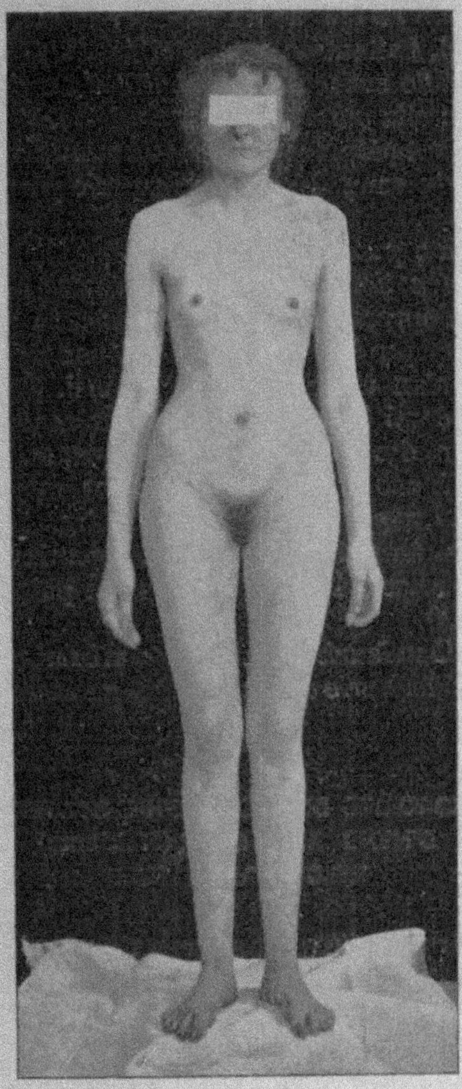

Fig. 21. — D... Marie, 14 ans et demi.
Dystrophie des adolescents.

Le malade se fatigue au moindre effort. Le travail intellectuel, l'attention sont pénibles. La céphalalgie, qu'on qualifie souvent de *céphalée de croissance*, est habituelle ; elle gène le travail scolaire.

Le teint est pâle, les muqueuses sont peu colorées ; l'examen du sang décèle une *anémie* plus ou moins accentuée.

L'*évolution pubertaire* est retardée.

La *menstruation est tardive* ; les règles sont irrégulières, douloureuses, tantôt insuffisantes, tantôt exagérées ; il se produit parfois des ménorragies.

Mais il n'en est pas toujours ainsi. Une fille de 14 ans et demi (fig. 20 et 21), qui présentait un type complet de dystrophie des adolescents, avait été réglée à 12 ans et depuis avait des menstruations régulières. Les poils pubiens et axillaires étaient bien développés. La taille mesurait 170 centimètres et la grande envergure 175 centimètres ; le poids était de 52 kilos 200.

Enfin l'*albuminurie intermittente, albuminurie osthostatique, albuminurie de station*, est commune.

2° SYNDROMES D'HYPOTROPHIE STATURALE, D'HYPOCROISSANCE (Nanisme) ET D'INFANTILISME

Le syndrome d'hypotrophie staturale s'oppose au précédent. A un moment donné, les enfants cessent de grandir ; ils restent petits.

Devenus jeunes gens ou adultes, ces sujets ont une taille très inférieure à la taille moyenne de la race : se sont des *nains*.

Le nanisme est plus ou moins accusé. On relève dans les observations des tailles de :

102 centimètres à 37 ans (Walter M. Kraus).
112 — à 49 ans (Paltauf).
125 — à 20 ans (Nagari), à 25 ans (Burnier).
127 — à 27 ans (Souques et Chauvet).
131 — à 21 ans (Lereboullet).
133 — à 20 ans (Ettore Levi).
138 — à 56 ans (Léri).
142 — à 48 ans (Walter M. Kraus).

Ces adultes ont donc des tailles d'enfants de 5, 6, 10 ou 13 ans. C'est vers ces différents âges que le processus pathologique a exercé son influence.

L'habitus des *nains hypophysaires* est bien différent de celui des *nains myxœdémateux*. Leur corps ne présente pas la même *dysharmonie morphologique* que celui de ces derniers. D'une façon générale, les proportions des membres inférieurs et du buste, la corpulence, le volume du crâne sont plus ou moins exactement ceux des adultes. On peut répéter, à propos d'un de ces nains, la phrase de Meige, que j'ai déjà citée : il s'agit : « d'un adulte vu par le gros bout de la lorgnette ;... c'est un homme en miniature ».

Le *nanisme hypophysaire* ne se présente pas toujours avec cette pureté.

Il y a des sujets, chez qui la **puberté** s'effectue d'une façon régulière. Le développement des organes génitaux et des caractères sexuels secondaires est normal. C'était le cas de l'homme observé par Léri à l'âge de 56 ans, qui mesurait 138 centimètres, taille d'un enfant de 12 à 13 ans.

Plus souvent, la puberté ne s'est pas produite ou a avorté : les organes génitaux restent rudimentaires ; les poils pubiens et axillaires font défaut ou sont rares ; la voix reste faible et grêle, etc. Il s'agit alors d'un *nanisme* avec *infantilisme hypophysaire* (Souques et Chauvet).

Parfois les extrémités présentent des *déformations acromégaliques* ou il existe un certain degré d'*obésité*.

Ainsi se trouve réalisée, d'une façon plus ou moins manifeste, l'association avec les syndromes qui vont être décrits.

L'hypotrophie staturale des hypophysaires ne réalise pas toujours le nanisme. La réduction de la taille dépend en effet de l'âge où a débuté le processus pathologique. Quand on assiste à ce début chez un grand enfant ou un jeune homme, la taille peut être normale à ce moment : elle était de 145 centimètres chez un garçon de 13 ans, de 152 centimètres chez une fille de 14 ans, observés par Léri.

3° SYNDROME ACROMÉGALIQUE

L'*acromégalie* (ακρον, extrémité ; μεγας, grand) ou *maladie de Pierre Marie* est, suivant la définition donnée par cet auteur en 1886, une affection caractérisée par « une hypertrophie singulière, non congénitale, des extrémités supérieures, inférieures et céphalique ».

C'est une affection de l'adulte. Tantôt elle est isolée, tantôt elle est associée soit à l'hypotrophie soit à l'hypertrophie staturales.

On a beaucoup discuté sur ses rapports avec le gigantisme. Ces états peuvent d'ailleurs coexister ; il existe un *gigantisme acromégalique*, un *acromégalo-gigantisme* (Brissaud). Ces deux modalités tiennent à la période de la vie où évolue le processus, qui n'est que l'exagération du processus normal : accroissement des os en longueur avant la puberté, accroissement en épaisseur après elle. Brissaud et Meige ont écrit, en 1895 : « L'acromégalie est le gigantisme de l'adulte, le gigantisme est l'acromégalie de l'adolescent. » Plus tard Brissaud a précisé : « Le gigantisme est l'acromégalie de la *période de croissance* proprement dite, l'acromégalie est le gigantisme de la période de *croissance achevée* ; l'*acromégalo-gigantisme* est le résultat d'un processus commun au gigantisme et à l'acromégalie, empiétant de l'adolescence sur la maturité. »

On conçoit donc pourquoi l'acromégalie est *rare pendant l'enfance et la jeunesse*. Elle se rencontre cependant et Hutinel, en 1910, a consacré une leçon à son étude.

L'acromégalie peut apparaître dès la première enfance : à 7 mois chez un malade de Field. Salle a même parlé d'une *acromégalie congénitale*. Plus souvent, c'est entre 10 et 15 ans, que les déformations du squelette attirent l'attention.

Le *début* est insidieux dans la plupart des cas. Même quand il existe de la céphalée, des troubles de la vision, de la mémoire, etc., qui témoignent d'une tumeur hypophysaire, il est souvent méconnu.

Pendant longtemps le tableau clinique est incomplet : en général, disent Babonneix et Paisseau, l'acromégalie est *fruste*. Quand il est suffisamment caractérisé, les principaux *symptômes* sont les suivants.

La *face* est augmentée de volume. Le visage est allongé, le front bas, le nez gros ; les rebords orbitaires et les pommettes sont saillantes, les lèvres épaisses ; le menton est proéminent. La langue est énorme. Par contre le *crâne* est peu modifié ; le diamètre antéro-postérieur est cependant légèrement augmenté.

Le *poignet* est un peu hypertrophié ; les *mains* sont larges et épaisses, *en battoir*.

Le *cou-de-pied* et surtout le *pied* sont épaissis.

La *colonne vertébrale* présente une *cyphose cervico-dorsale* plus ou moins accentuée.

Les *radiographies* montrent l'*épaississement des os*. Les *parties molles* contribuent également à l'hypertrophie des extrémités.

La *croissance staturale* est diversement influencée. Chez certains malades, elle se poursuit régulièrement ; chez d'autres, elle est exagérée et la taille est élevée, sans que cependant on puisse parler de gigantisme ; d'autres restent petits.

Les *cartilages diaphyso-épiphysaires* ont, sur les radiographies des aspects différents suivant les cas ; ils peuvent être normaux ou soudés prématurément.

La *puberté* ne s'effectue pas ou est anormale. D'ailleurs on assiste, chez les adultes acromégaliques, en général, à l'atrophie des organes génitaux.

On peut observer de l'*obésité*, de la *polyurie*, quelques signes de *myxœdème* ou de *basedowisme*.

De même que de grands enfants et des jeunes gens présentent des croissances rapides et exagérées, qui ont fait parler, nous l'avons vu, de *gigantisme passager* ; de même ces sujets ou d'autres, dont la croissance staturale est normale, peuvent avoir des grands pieds, des mains larges, un gros nez, une voix grave, qui s'atténuent peu à peu et disparaissent, quand la croissance est achevée. Ces symptômes réalisent, d'après Brissaud, une *acromégalie passagère*, d'après Mossé et Babonneix, un *syndrome acromégaliforme*.

Le garçon de 17 ans (fig. 22), dont Babonneix a rapporté l'observation, avait grandi rapidement et mesurait 174 centimètres ; il avait une grande envergure de 176 centimètres, de grands pieds, de grandes mains, une verge et des testicules volumineux, des poils pubiens suffisants ; son poids était de 53 kilos. Il ne présentait aucun signe clinique d'hypertrophie de l'hypophyse.

Ces acromégalies passagères, ces syndromes acromégaliformes voisinent, il est facile de s'en rendre compte, avec la dystrophie des adolescents.

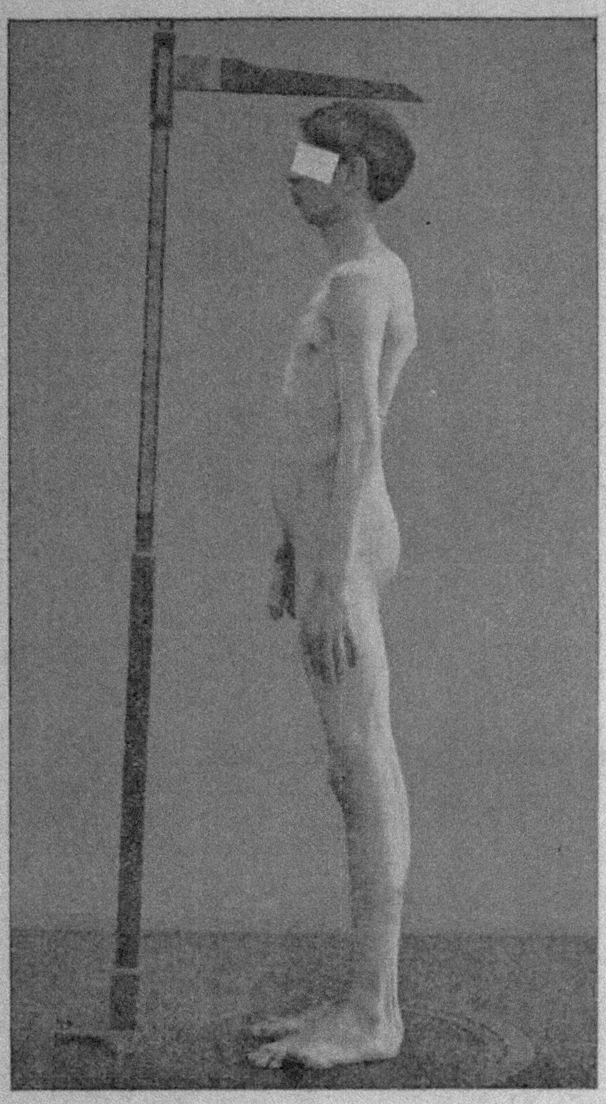

Fig. 22. — B..., 17 ans.
Syndrome acromégaliforme.

4° SYNDROME ADIPOSO-GÉNITAL

En 1900, Babinski, chez une fille de 17 ans, et, en 1901, Fröhlich, chez un garçon de 14 ans, ont observé un syndrome clinique, caractérisé par l'obésité, un défaut de développement des organes génitaux, des troubles cérébraux et oculaires, syndrome qu'ils ont attribué à des tumeurs de l'hypophyse. Launois et Cléret l'ont appelé *syndrome adiposo-génital*; il porte encore le nom de *syndrome de Babinski-Fröhlich*.

Ce syndrome se montre généralement pendant l'enfance ou la jeunesse, parfois aussi à l'âge adulte. Il s'observe chez les filles et les garçons.

Bien qu'il puisse apparaître dans la petite et la moyenne enfances, il débute le plus habituellement de 10 à 15 ans. En tout cas, il n'est complet que pendant et après la période pubertaire.

Quand le syndrome est au complet, il existe des symptômes de tumeur encéphalique : le malade accuse de la céphalée et des troubles oculaires; il peut avoir des crises épileptiformes, des troubles intellectuels, etc.

L'obésité attire de suite l'attention. Elle est forte : une fille de 9 ans pèse 42 kilos, au lieu de 23 kilogs (Madelung); un garçon de 14 ans 54 kilos, au lieu de 36 kilogs (Fröhlich), une fille de 10 ans 81 kilogs au lieu de 26 kilogs (Hutinel).

La *graisse* envahit toutes les parties du corps, mais principalement les cuisses, les fesses, les hanches, l'abdomen.

La *taille* est tantôt normale, tantôt petite, tantôt exagérée. La malade d'Hutinel mesurait à 10 ans 162 centimètres, au lieu de 130 centimètres.

La peau est blanche, froide, sèche; elle peut, dans une certaine mesure, rappeler celle des myxœdémateux. Les extrémités sont froides et cyanosées.

Les troubles génitaux sont assez variables.

Les *filles*, pour la plupart, sont tardivement réglées ou souffrent de dysménorrhée ; assez souvent les règles se suppriment au bout de quelque temps. Parfois, au contraire, la menstruation est précoce. La fillette de 10 ans, dont parle Hutinel, « avait des seins comme une forte nourrice et des règles aussi abondantes qu'une femme adulte, tous les mois. »

Les *testicules* et la *verge* restent petits. L'*ectopie testiculaire* est fréquente. Les *caractères sexuels secondaires*, *l'appétit sexuel* ne se montrent pas. Les garçons ont un *type féminin* d'obésité.

Chez les filles comme chez les garçons, les *poils* pubiens sont rares, les aisselles glabres.

Dans des cas rares, on a noté une *hypertrophie génitale* et un *développement sexuel précoces*, avec caractères sexuels prématurés et exagérément développés.

Apert distingue même un *syndrome adiposo-hypogénital*, celui qui est classique, et un *syndrome adiposohypergénital*.

L'association de l'adipose et de troubles sexuels n'implique pas forcément leur origine hypophysaire, car les troubles sexuels sont habituels chez les obèses. Le syndrome adiposo-génital peut relever d'altérations thyroïdiennes, épiphysaires, surrénales et même des seules glandes sexuelles.

Au syndrome adiposo-génital peuvent s'associer :

des *déformations acromégaliques* ;

des *déviations de la colonne vertébrale* : scoliose, cyphose, lordose ;

du *genu valgum* ;

une *hypertrophie* ou une *hypotrophie staturales* ;

quelques symptômes de *myxœdème* ;

l'adipose douloureuse ou *maladie de Dercum* (Mouriquand).

5° SYNDROME CACHECTIQUE

Dans certains cas, on constate, avec des signes de tumeur hypophysaire, en général tardivement, un état cachectique. Pende a décrit une *cachexie grave* hypophysaire. Ce syndrome n'est pas encore bien individualisé.

6° DIABÈTE INSIPIDE

Le *diabète insipide* consiste dans une *polyurie* abondante et permanente, sans glycosurie.

Il peut être isolé ou associé aux divers syndromes, qui viennent d'être décrits.

On l'observe à tous les âges. Dans un tiers des cas environ, il apparaît avant 20 ans (Maranon) ; il est rare avant 13 ans, bien qu'on l'ait rencontré pendant les deux premières années de la vie.

Dans les divers syndromes, le diagnostic d'une lésion de l'hypophyse est porté quand il existe des **troubles encéphaliques** dus à une tumeur. Ce sont notamment des *signes* d'*hypertension intra-cranienne*, (crises de céphalée et de vomissements, crises épileptiques, etc.), des *troubles oculaires* dus à une altération de la voie optique (scotomes hémianopsiques, hémianopsie bitemporale), etc.

La radiographie décèle l'élargissement et l'altération de la selle turcique. L'élargissement est difficile à préciser, quand il n'est pas très grand, car les dimensions de la selle turcique sont très différentes suivant les âges et chez les sujets de même âge, en dehors de tout état pathologique.

Mais les tumeurs ne sont pas les seules lésions de l'hypophyse. Aussi les symptômes nerveux et les modifications de la selle turcique peuvent faire défaut ;

les radiographies peuvent ne rien révéler, même quand il existe une tumeur, si celle-ci se développe d'emblée vers l'encéphale.

Quand les signes locaux sont négatifs, on conçoit combien est difficile un diagnostic certain de syndrome hypophysaire.

Les syndromes hypophysaires sont en effet singulièrement complexes et dissemblables. Ils sont caractérisés :

1° par des *troubles de la croissance staturale :* tantôt hypercroissance et taille élevée, tantôt hypocroissance et petite taille,

2° par des *troubles de la croissance en épaisseur des extrémités* ;

3° par des *troubles de la nutrition*, réalisant l'*obésité* ;

4° par des *absences, des retards* ou *des arrêts de l'évolution pubertaire.*

Ces divers phénomènes peuvent *se grouper* et réaliser alors des syndromes complets ; ils peuvent être *dissociés* et alors un seul symptôme domine le tableau clinique.

Il nous reste maintenant à exposer le *rôle des altérations de l'hypophyse* dans la production des *syndromes dits hypophysaires.*

DU ROLE DE L'HYPOPHYSE
DANS LA PRODUCTION DES SYNDROMES
DITS HYPOPHYSAIRES

Pour élucider le rôle de l'hypophyse dans la production des syndromes qui viennent d'être décrits, il faut avoir recours à l'*anatomie pathologique*, à la *physiologie*, à la *chirurgie* et à l'*opothérapie*.

Les physiologistes réalisent soit l'*ablation totale* ou *partielle (hypophysectomie)*, soit des *lésions* diverses de l'hypophyse. Depuis Paulesco, en 1906, nombreux sont les expérimentateurs, qui se sont occupés de cette question ; ce sont notamment Harvey Cushing et ses collaborateurs, Ascoli et Legnani, Aschner, Biedl, Camus et Roussy, Percival Bailey et Bremmer.

La technique expérimentale est particulièrement délicate. Beaucoup d'animaux meurent rapidement. L'ablation totale entraîne la mort. Pour certains auteurs, l'hypophyse est indispensable à la vie ; mais, d'après Harvey Cushing, les animaux (chiens) adultes meurent plus vite, en 2 à 5 jours, que les jeunes, dont la survie est de 10 à 30 jours ; cette résistance plus grande tiendrait à une adaptation fonctionnelle plus facile des *glandules accessoires* qui existent dans la voûte du pharynx. Pour d'autres auteurs, tels que Aschner, Camus et Roussy, Horsley et Handelsmann, l'hypophyse n'est pas nécessaire à la vie ; la mort est due à une lésion du troisième ventricule, à une hémorragie ou à une méningite.

Je vais passer en revue successivement les *troubles de la croissance des os*, les *troubles du développement génital*, les *troubles de la nutrition* dans leurs rapports avec les altérations de l'hypophyse.

1° Troubles de la croissance des os

L'hypophysectomie totale, pratiquée sur des jeunes animaux, quand la survie est suffisante, provoque, d'après Aschner, Houssay et Hing, un arrêt de la croissance staturale et l'absence de soudure des épiphyses. D'autre part, les dents de lait persistent, le développement des organes sexuels est retardé, l'intelligence ne progresse pas, il se produit de la surcharge graisseuse. Enfin le thymus persiste, le corps thyroïde et la substance corticale des surrénales s'hypertrophient.

Les mêmes phénomènes s'observent quand on pratique l'*ablation du lobe antérieur* seul.

Dans un autre ordre d'idées, Gœtch a constaté que de jeunes rats *nourris avec des extraits du lobe antérieur* deviennent plus grands que les témoins et présentent une hypertrophie rapide des glandes sexuelles.

Il semble résulter de ces faits que *le lobe antérieur de l'hypophyse favorise la croissance staturale*, que *sa suppression la ralentit*.

Mais des *faits contraires* ont été relatés. Schafer, par injection du lobe antérieur, « n'a pas eu constamment d'action favorisante sur la croissance de jeunes animaux (rats blancs) ». Divers expérimentateurs ont observé que les injections sous-cutanées d'extraits ont pour conséquence un *retard de croissance* du squelette et du corps en général. Camus et Roussy n'ont pas constaté des troubles dans le développement du squelette après hypophysectomie.

D'ailleurs Aschner lui-même a fait des réserves et émis l'hypothèse d'une intervention des lésions de la base du cerveau dans la production des phénomènes qu'il a observés.

L'expérimentation n'a donc pas démontré, à l'heure actuelle, *que l'hypophyse joue un rôle dans la croissance des os longs*.

Voyons maintenant les observations anatomocliniques.

Dans le *gigantisme* observé chez l'adulte, il existe, 8 fois sur 10, d'après Launois et Roy, une *hypertrophie* ou une *tumeur de l'hypophyse*. On les reconnaît, pendant la vie, aux symptômes d'emprunt, que j'ai déjà signalés, et par la radiographie de la selle turcique. Aux autopsies, on a trouvé des *tumeurs de l'hypophyse* (épithélioma, adénome, angiosarcome, sarcome).

Mais il existe des faits de gigantisme sans lésions

cliniquement appréciable de l'hypophyse. Lereboullet, « dans plusieurs cas de taille excessive pouvant être apparentés au gigantisme », a « vainement cherché l'existence d'une altération hypophysaire décelable par l'examen de la selle turcique, l'examen oculaire ou la recherche des autres signes. »

Dans la *dystrophie des adolescents*, Hutinel a constaté sur les radiographies « que la selle turcique est généralement plus large et plus profondément escavée que chez les sujets normaux ; parfois ses diamètres égalent ceux des sujets atteints d'acromégalie. » Mais, en l'absence d'autopsies, il conclut : « Il ne s'agit certainement pas de lésions profondes de la glande, car leurs conséquences sont généralement passagères ; il ne s'agit même pas d'un véritable syndrome hypophysaire, mais d'altérations légères ou de simples troubles fonctionnels ».

Dans le *nanisme*, comme dans le gigantisme, on constate souvent des signes de tumeur hypophysaire. Aux autopsies on a trouvé des *tumeurs* (adénomes, kystes, tératomes, etc.) ou au contraire parfois des *glandes atrophiées*. Dans certains cas la tumeur, supposée hypophysaire, siégeait en dehors de la glande et la comprimait.

L'*acromégalie* n'a pas été reproduite expérimentalement. (Mais il s'agit de faits observés chez des adultes), elle est toujours associée à une hypertrophie ou à une tumeur de l'hypophyse, intéressant le lobe antérieur. Cette tumeur, écrit Lereboullet, est d'un type spécial : c'est un *adénome à cellules éosinophiles*. Elle peut, dans certains cas, subir des transformations malignes ou kystiques, aboutissant à la destruction du tissu glandulaire. Quelquefois la tumeur est d'emblée maligne, mais toujours il s'agit d'adénomes contenant de nombreuses cellules du type glandulaire normal.

De l'ensemble des *constatations anatomo-cliniques*,

il ressort la conclusion que des *troubles de la croissance des os en longueur et en épaisseur peuvent être
liés, dans un certain nombre de cas, à des altérations de
l'hypophyse*. Les faits les plus caractéristiques sont
ceux où il existe une tumeur de cette glande intéressant le *lobe antérieur*.

La clinique et l'anatomie pathologique jointes à
l'expérimentation ont permis d'établir la pathogénie
suivante :

1° La suppression, la diminution d'activité avec ou
sans viciation des fonctions du lobe antérieur de
l'hypophyse ont pour conséquence le ralentissement
ou l'arrêt de la croissance staturale, pouvant aboutir
au *nanisme* : l'*hypocroissance du squelette* est due à
l'*apituitarisme*, à l'*hypopituitarisme* ou plutôt au
dyshypopituitarisme.

2° L'exagération avec ou sans viciation des fonctions du lobe antérieur de l'hypophyse a pour conséquence une croissance exagérée du squelette, soit en
longueur et pouvant aboutir alors au *gigantisme*, soit
en épaisseur, réalisant alors l'*acromégalie* : ces syndromes relèvent de l'*hyperpituitarisme* ou du *dyshy-
perpituitarisme*.

On a pensé que le *gigantisme* serait fonction
d'*hyperpituitarisme*, l'acromégalie de *dyspituitarisme*;
mais on n'a fourni aucune preuve de cette opinion. Il
est permis de penser que chacun de ces syndromes,
suivant l'opinion de Brissaud, se réalise suivant la
période de la vie où intervient le processus hypophysaire. Pour que la taille s'allonge il faut nécessairement que la soudure diaphyso-épiphysaire ne soit
pas encore achevée. Quant à l'épaississement des
extrémités osseuses, il se produit pendant toute la
période de croissance, mais surtout après que l'allongement est presque achevé; il n'est donc pas surpre-
nant que l'acromégalie soit rare dans l'enfance et s'y
présente généralement avec des caractères frustes.

Quoi qu'il en soit, on admet généralement, en se basant sur la physiologie et la pathologie, que le *lobe antérieur de l'hypophyse* possède une sécrétion interne, contenant une *harmozone* qui stimule les processus d'ossification. Celle-ci est peut-être produite par les *cellules éosinophiles* qui, nous l'avons vu, se multiplient activement jusqu'à la puberté, beaucoup moins ensuite. Les troubles de cette sécrétion ont pour conséquence les anomalies de développement du squelette qui caractérisent les syndromes hypophysaires.

Il ne faudrait cependant pas négliger la *part d'hypothèse* que comporte encore cette pathogénie.

Des lésions analogues, des tumeurs de l'hypophyse, peuvent conduire tantôt au gigantisme, tantôt au nanisme, et il n'est peut-être pas suffisamment démontré que le premier relève d'une hypertrophie du type glandulaire avec hyperfonctionnement, le second du type destructif. En dehors des tumeurs, les lésions sont encore bien mal connues.

L'expérimentation, d'autre part, a donné des résultats qui ne concordent pas toujours; tous les expérimentateurs n'ont pas observé de retard de la croissance après hypophysectomie.

Certaines hypertrophies osseuses peuvent être provoquées par des *lésions du système nerveux*. Le syndrome acromégalique pourrait, d'après Camus, Bailey et Bremer, être dû à la compression par la tumeur hypophysaire des centres hypothalamiques. Lereboullet et Pichon ont tendance à attribuer, non pas à une lésion de l'hypophyse, mais à une *méningite hérédo-syphilitique de la base*, la petite taille (121 centimètres) d'une fille de 13 ans et demi dont ils ont rapporté l'observation. Un garçon de 18 ans, observé par Ricaldoni, qui mesurait 140 centimètres, avait une hypophyse intacte et une tumeur de l'étage supérieur du troisième ventricule ; j'en reparlerai plus loin à propos de l'infantilisme, dont il présentait également les manifestations.

Enfin, comme le fait remarquer Lereboullet, dans le gigantisme à type infantile, dans les cas de croissance exagérée, avec macroskélie, il ne faut pas négliger le rôle possible des *troubles sexuels endocriniens*, surtout quand il n'existe pas de lésions évidentes de l'hypophyse. Il faut penser également à des corrélations fonctionnelles entre l'hypophyse et les glandes sexuelles, ainsi qu'à des modifications dans la mœlle osseuse. Je reviendrai sur ces questions à propos des syndromes pluriglandulaires.

2° Troubles du développement sexuel.

L'hypophysectomie, pratiquée chez des animaux jeunes, qu'elle soit *totale* ou limitée au *lobe antérieur*, entraine non seulement l'hypocroissance, mais encore l'*absence ou l'arrêt du développement des glandes sexuelles*. Chez les jeunes mâles, on constate l'atrophie du testicule, la cryptorchidie, la petitesse de la prostate et des canaux déférents, une spermatogénèse faible et atypique, l'atrophie de la glande interstitielle. Chez les jeunes femelles, on remarque la suppression du rut, l'atrophie de l'utérus et de la glande interstitielle, l'arrêt de la maturation des ovules, l'accélération du processus d'atrésie des follicules de de Graaf. Tels sont les faits observés par Harvey Cuxhing, Biedl, etc.

D'autre part, j'ai déjà cité les expériences de Gœtch : l'*alimentation de jeunes rats avec des extraits du lobe antérieur* entraine l'hypercroissance et l'hypertrophie des glandes sexuelles.

Mais à ces résultats positifs s'opposent les *résultats négatifs* de Camus et Roussy, de Bailey et Bremer : l'hypophysectomie n'arrête pas le développement des organes génitaux ; l'arrêt est obtenu au contraire par une lésion de la base du cerveau.

Les **faits anatomo-cliniques** ont montré que les *géants*, les *nains*, les *acromégales* présentent, suivant l'âge, soit un défaut de développement, soit une régression de leurs glandes sexuelles. Les mêmes troubles caractérisent le *syndrome adiposo-génital*.

Dans les testicules atrophiés on constate l'absence ou le petit nombre des cellules interstitielles, et parfois même la disparition des tubes séminifères. La glande interstitielle de l'ovaire est également altérée.

Comme les troubles du développement du squelette, de même que le syndrome adiposo-génital, ont été attribués à des altérations du lobe antérieur de l'hypophyse, on en a conclu au rôle de ces dernières dans la production des troubles observés du côté des glandes sexuelles.

Mais on est frappé par des *faits contradictoires*.

Des manifestations sexuelles semblables peuvent être associées à des troubles osseux aussi différents que le gigantisme et le nanisme, attribuables à des modifications contraires du fonctionnement hypophysaire.

Des lésions de même ordre pourraient provoquer des troubles sexuels différents. D'après Apert, « dans le *syndrome adiposo-hypogénital* on est le plus souvent en présence de tumeurs nées en dehors de l'hypophyse et la comprimant ou de tumeurs destructrices (kystes, fibromes, ostéomes, etc.)... Le *syndrome adiposo-hypergénital* s'observe surtout en coïncidence avec des tumeurs de la base du cerveau, soit comprimant directement l'hypophyse, soit comprimant l'aqueduc de Sylvius et par suite provoquant l'accumulation du liquide céphalo-rachidien dans le troisième ventricule ; la tige pituitaire se dilate, comprime tellement l'hypophyse qu'elle la réduit à une lame mince en forme de copeau ».

D'autre part, il existe des cas de nanisme avec un développement sexuel normal et de syndrome adiposo-génital avec hypophyse intacte.

Ces constatations jointes aux faits expérimentaux doivent imposer des réserves sur l'origine hypophysaire des troubles du développement sexuel. Plusieurs auteurs attribuent ces derniers aux lésions de la *région tubéro-infundibulaire.*

En outre, des *tumeurs* siégeant dans d'autres parties des centres nerveux et n'*intéressant pas la région tubéro-infundibulaire* peuvent réaliser le même syndrome.

Le malade observé par Ricaldoni, dont j'ai déjà parlé, en est un exemple typique. A 18 ans, il avait les caractères somatiques d'un garçon de 13 à 14 ans : la taille, le périmètre thoracique, la circonférence céphalique, la dentition, l'état de l'ossification correspondaient à cet âge. Mais il ne présentait aucun caractère sexuel secondaire et ses organes génitaux externes étaient petits. Les signes de tumeur intra-cranienne faisaient penser à une tumeur de l'hypophyse : or la néoplasie « occupait l'étage supérieur du troisième ventricule, infiltrant les couches optiques, etc... Ni la région infundibulaire ni l'hypophyse étaient atteintes. » L'hypophyse, et notamment son lobe antérieur, étaient sains à l'examen histologique.

De même, un garçon de 12 ans, observé par F. Stern (1922), atteint d'une *encéphalite épidémique*, a présenté brusquement une éclosion des phénomènes pubertaires et un accroissement de la taille ; le tableau clinique rappelait celui de la macrogénitosomie, qui sera décrit ailleurs. Or dans l'encéphalite les lésions de la glande pituitaire sont légères et inconstantes (P. Marie et Tretiakoff, Marinesco, Lhermitte) ; les altérations siègent au contraire dans la substance grise du plancher du troisième ventricule.

3° Obésité et cachexie

L'hypophysectomie chez les jeunes animaux détermine, en plus des troubles de la croissance staturale et du développement sexuel; une *surcharge graisseuse* parfois très importante; celle-ci peut se produire sans qu'il y ait augmentation très notable du poids. Ainsi se trouve réalisé expérimentalement un *syndrome adiposo-génital*.

L'adipose est attribuée par Harvey Cushing à la *suppression du lobe postérieur*. Ce lobe présiderait au métabolisme des hydrates de carbone. Sa sécrétion serait déversée dans le liquide céphalo-rachidien du troisième ventricule par la tige pituitaire. L'hypofonctionnement entraînerait l'obésité.

Mais d'après Aschner, l'ablation du lobe postérieur ne reproduit pas le syndrome adiposo-génital et celui-ci est causé, au contraire, par celle du lobe antérieur.

D'autre part, tandis que, pour Crowe, Cushing et Homans, Borchardt, les *injections* répétées d'extrait d'hypophyse totale ou de lobe postérieur entraînent l'émaciation et la glycosurie, ces effets n'ont pas été obtenus par Mouriquand.

Enfin, les expériences d'Aschner, de Camus et Roussy, de Bailey et Bremer ont établi que les *lésions de la base du cerveau* et plus spécialement du *taber cinereum* provoquent l'engraissement rapide des animaux et le syndrome adiposo-génital.

Les **constatations anatomo-cliniques** faites chez les sujets atteints du *syndrome adiposo-génital* sont assez diverses.

Les premières observations de Babinski et de

Fröhlich et des observations ultérieures ont montré l'existence d'une *lésion de l'hypophyse*. Le plus souvent on a trouvé une *tumeur destructive*, un kyste par exemple. Parfois on a soupçonné une *atrophie* : Byrom Bramwell a porté ce diagnostic, chez un homme de 27 ans, parce que la radiographie montrait une petite selle turcique. Dans le fait rapporté par Madelung en 1904, la glande avait été détruite par une *balle* logée dans la selle turcique.

Dans une autre catégorie de faits, au moins aussi nombreux, les *altérations hypophysaires ne sont pas certaines* ou *font défaut*. Il s'agit de *tumeurs parahypophysaires*, qui tantôt compriment ou envahissent secondairement l'hypophyse, tantôt la laissent intacte. Un malade de Vigouroux et Delmas (1907) avait une tumeur du volume d'une noix développée au niveau de la tige pituitaire; l'hypophyse était normale. Un homme de 23 ans, observé par Lereboullet, Mouzon et Cathala, qui avait l'apparence d'un garçon de 14 ans, avait un épithélioma papillaire du troisième ventricule, occupant la face inférieure du cerveau et une hypophyse saine à l'examen histologique. Une jeune fille de 17 ans, autopsiée par Pfeiffer, avait une tumeur bénigne de l'infundibulum et du plancher du troisième ventricule. Une fille de 11 ans, observée par Ley, présente des signes de tumeur cérébrale et une adiposité très marquée : l'hypophyse était intacte; il existait une tumeur (gliome) occupant la région de l'infundibulum (tuber cinereum) et du lobe temporal gauche. Dans le cas de Maranon et Pintos, une balle de revolver avait lésé l'infundibulum, mais respecté l'hypophyse. Il est inutile de citer toutes les observations.

Enfin, certains enfants présentent un syndrome adiposo-génital, alors que *ni les symptômes cliniques ni la radiographie de la selle turcique ne permettent d'admettre une lésion de l'hypophyse.*

Il est donc permis de conclure que, si l'obésité peut relever d'une insuffisance fonctionnelle du lobe postérieur de l'hypophyse, elle relève, dans nombre de cas, d'une lésion des centres nerveux portant sur la *région tubéro-infundibulaire*. D'ailleurs le lobe postérieur, de par l'embryologie, est une dépendance de l'infundibulum.

L'obésité peut d'ailleurs apparaître au cours d'*altérations diverses de ces régions du système nerveux*.

On la voit à la suite des *encéphalites épidémiques*, dites *léthargiques*. Livet l'a signalée chez l'adulte ; j'en ai observé un cas chez une fille de 12 ans et demi et Fendel chez un garçon de 13 ans. Or, d'après Claude et Lhermitte, l'hypersomnie est un élément du syndrome infundibulaire et non pas, à l'encontre de l'opinion formulée par Salmon, un symptôme hypophysaire. J'ai signalé plus haut une évolution pubertaire précoce et exagérée dans la même maladie.

L'*hydrocéphalie*, c'est-à-dire l'augmentation du liquide ventriculaire, s'accompagne souvent d'obésité ; d'après Babonneix et Denoyelle, celle-ci serait sous la dépendance de l'irritation de la région tubéro-infundibulaire ; pour Cushing, l'hydrocéphalie entraînerait un trouble de la fonction hypophysaire.

Enfin, dans un autre ordre d'idées, l'*insuffisance sexuelle*, qui est fréquente dans les syndromes hypophysaires et est notamment un des éléments du syndrome adiposo-génital, peut, comme l'ont suggéré Weil et Mouriquand, jouer un rôle dans la production de l'obésité.

Faut-il opposer à l'obésité hypophysaire une **cachexie hypophysaire** ou **hypophyséoprive**, par *apituitarisme*? Il ne le semble pas.

Harvey Cushing a constaté la cachexie chez des animaux ayant subi l'hypophysectomie complète. Mais les expériences les plus récentes ne l'ont pas réalisée et nous avons vu qu'au contraire on constate plutôt de la surchage graisseuse.

D'autre part les injections répétées d'*extrait d'hypophyse totale* ou du *lobe postérieur seul* entraînent, nous l'avons vu, l'amaigrissement et la glycosurie.

Enfin les *faits anatomo-cliniques* ne sont pas plus concluants. On a constaté de l'atrophie hypophysaire chez des sujets cachectiques. Mais cette même atrophie a été incriminée comme cause d'adiposité. A l'autopsie d'une fillette de 9 ans, atteinte d'une tumeur cérébrale, qui mourut cachectique, Massadaglia a trouvé un volumineux sarcome parahypophysaire comprenant l'hypophyse et envahissant le troisième ventricule; en pareil cas, la cachexie s'explique facilement en dehors de toute intervention de l'hypophyse.

4° Polyurie et glycosurie.

Je ne fais que mentionner la *polyurie* et la *glycosurie*, qui ont été considérées comme des symptômes hypophysaires, car les discussions pathogéniques n'offrent rien de particulier aux enfants et aux jeunes gens.

La *polyurie* et le *diabète insipide* ont été attribués plus spécialement aux lésions du *lobe postérieur*. Or, d'après les expériences de Camus et Roussy, de Bailey et Bremer, la polyurie est due, non aux lésions de l'hypophyse, mais aux altérations ou à l'irritation du *tuber cinereum* Il existe à son niveau un centre régulateur de la circulation de l'eau dans l'organisme. Fait intéressant ce centre n'existe pas encore chez le jeune chien; chez lui les lésions de cette région ne provoquent pas de glycosurie.

Le diabète insipide peut même se rencontrer au cours de *tumeurs* siégeant dans d'autres parties des

centres nerveux, témoin, le malade de Ricaldoni,
dont il a été parlé plus haut.

Urechia et Elekes (1922) l'ont observé chez un
garçon de 13 ans pendant l'évolution prolongée d'une
encéphalite épidémique; l'enfant présentait en même
temps un arrêt de développement des glandes
sexuelles et des troubles psychiques. D. A. Thorn l'a
vu, chez une jeune fille de 18 ans, qui avait conservé
une attitude parkinsonnienne, persister encore au
bout d'un an.

Le *métabolisme des hydrates de carbone* et la *glycosurie* ne paraissent pas être sous la dépendance de
l'hypophyse. Ni la glycosurie alimentaire ni la glycosurie spontanée ne font partie des syndromes hypophysaires de l'enfance et, d'après divers expérimentateurs et médecins, la glycosurie attribuée à l'hypophyse est due à l'irritation du tuber cinereum et de la
substance grise infundibilaire.

L'exposé des faits anatomo-cliniques et expérimen
taux montre quelle réserve s'impose dans l'interprétation des *syndromes hypophysaires*, qu'il serait plus
juste d'appeler *syndromes de la région hypophysaire*.
Il paraît plus exact de parler de *syndromes dits hypophysaires*. La description clinique de ces syndromes
doit être conservée; leur pathogénie est très discutable.

Les divers symptômes, dont les groupements réalisent les syndromes en question, paraissent relever
tout autant des altérations de la région tubéro-
infundibilaire que de l'hypophyse elle-même.

Les troubles de la croissance du squelette sont
ceux qui peuvent être attribués, avec le plus de vrai-
semblance, mais non sans réserve, à l'hypophyse.

Les troubles du développement des organes sexuels
et l'obésité paraissent dus plutôt aux altérations du
système nerveux.

Les **causes** de ces syndromes sont surtout des *tumeurs*; adénones, kystes, adéno-sarcomes, épithéliomes, etc.

Quand il n'y a pas de tumeur, les altérations sont beaucoup moins connues. On sait seulement que les *infections* déterminent des lésions plus ou moins accentuées de la glande. On a surtout constaté de l'*hyperplasie du lobe antérieur* et celle-ci, d'après la théorie hypophysaire, pourrait intervenir, pour sa part, dans les poussées de croissance staturale qui se produisent à la suite des maladies infectieuses.

L'*hérédo-syphilis* lèse fréquemment l'hypophyse. Les lésions ont surtout été étudiées chez les nouveau-nés et les jeunes nourrissons. On a constaté une prolifération conjonctive, des altérations vasculaires, de l'atrophie des cellules, parfois des gommes miliaires, des foyers de nécrose. Les Spirochètes sont abondants (Sabrazès et Dupérié). D'après Hutinel et Stévenin, la syphilis interviendrait, plus ou moins fréquemment, dans la production de l'acromégalie, du gigantisme, de la dystrophie des adolescents, du syndrome adiposo-génital.

La *tuberculose* joue peut-être un rôle. Mouriquand a observé l'association du syndrome adiposo-génital à des *tuberculoses osseuses* et *ostéo-articulaires* (tumeurs blanches, coxalgie). Chez les tuberculeux l'hypophyse peut être sclérosée (Thaon, Delille).

Mais toutes ces notions étiologiques sont encore bien imprécises.

Divers **symptômes** ou **affections** ont pu être rattachés à des troubles hypophysaires. Tels sont la *sclérodermie*, des *dystrophies du système pileux, des ongles et des dents*, des *troubles circulatoires* (cyanose et refroidissement des extrémités, engelures, etc.), l'*acrocéphalosyndactylie* (Apert), etc. Nous ne savons rien de précis à ce sujet.

13

LES TROUBLES DES DIVERSES GLANDES ENDOCRINES DANS LES SYNDROMES HYPOPHYSAIRES

Certains troubles de la croissance du squelette, du développement des glandes sexuelles, de la nutrition sont communs aux syndromes hypophysaires et aux *syndromes thyroïdiens*. Quelquefois ces syndromes peuvent se combiner. Un hypotrophique hypophysaire, observé par Lereboullet, présentait des signes de dysthyroïdie : sécheresse de la peau, ichtyose, frilosité, retard intellectuel. Launois et Roy, à l'autopsie d'un géant (212 cm.) de 36 ans, ont trouvé une énorme hypertrophie du corps thyroïde, qui pesait 250 grammes, et un énorme épithélioma de la glande pituitaire.

Expérimentalement :

1° *L'ablation du corps thyroïde* détermine l'hypertrophie et des signes d'hyperactivité de l'hypophyse. Dans le lobe antérieur, on peut voir se développer des vésicules contenant de la substance colloïde (Ragowitsch, Degener); dans la portion intermédiaire et le lobe postérieur, on note une augmentation des masses granuleuses et hyalines, ainsi que des vésicules à colloïde (Herring, Halpenny et Thompson).

Les mêmes constatations ont été faites dans le myxœdème (Hale White).

On ne peut cependant pas parler d'une fonction de suppléance, car la substance colloïde de la pituitaire ne contient pas d'iode.

2° L'*ablation de l'hypophyse* entraîne une augmentation de la substance colloïde dans le corps thyroïde.

3° L'*ingestion prolongée d'hypophyse* entraîne l'atrophie du corps thyroïde et la diminution de la colloïde (Hallion et Alquier, Rénon et A. Delille). Par contre les *injections intra-veineuses* d'extraits hypophysaires entraînent l'hypertrophie de la thyroïde, dont les vésicules sont volumineuses et remplies de colloïde (Lucien et Parisot).

Ces faits ne comportent pas de déductions cliniques. Il est vraisemblable que la coexistence de syndromes thyroïdiens et hypophysaires n'est pas due à des *corrélations fonctionnelles*.

Quant au rôle que peuvent jouer les troubles des autres glandes endocrines j'y reviendrai à propos de chacune d'elles. J'ai déjà parlé d'ailleurs des *glandes sexuelles*.

TRAITEMENT DES SYNDROMES HYPOPHYSAIRES

Le traitement des syndromes hypophysaires ne saurait être univoque. Les indications thérapeutiques doivent être discutées pour chaque malade.

Si l'**hérédo-syphilis** est en cause, on institue le *traitement spécifique*, mercuriel et arsenical.

En cas de **tumeur**, l'opportunité d'une *hypophysectomie* doit être discutée. L'opération est difficile et grave ; la statistique de Cushing et Bailey comporte une mortalité opératoire de 10 p. 100. L'intervention est indiquée quand les troubles visuels témoignent d'une compression rétro-chiasmatique ; si elle n'est pas trop tardive, elle les améliore. Elle est discutable dans les autres cas. S'il n'y a que des troubles provoqués par la compression intra-cranienne, une *craniectomie décompressive* ou la *décompression sellaire* réalisée par la voie sphénoïdale peuvent suffire.

La *radiothérapie* de la tumeur a donné quelques résultats favorables à Béclère. Elle doit être essayée avant l'intervention chirurgicale. On a noté, sous son influence, la disparition des symptômes de compression et parfois l'arrêt du gigantisme et de l'acromégalie, la rétrocession du syndrome adiposo-génital.

L'intervention chirurgicale et la radiothérapie

peuvent être pratiquées, qu'il s'agisse d'une tumeur hypophysaire véritable ou d'une tumeur de la région.

L'extirpation de la tumeur et la radiothérapie sont justifiées dans le gigantisme et l'acromégalie, qui sont attribués à l'hyperpituitarisme.

Dans le syndrome adiposo-génital, elles peuvent avoir pour conséquence la diminution de l'obésité, l'atténuation des troubles sexuels et même l'apparition de quelques caractères masculins. Pour les uns, ces interventions agiraient en amenant la décompression du lobe postérieur; pour les autres, elles agissent en décomprimant la base du cerveau.

L'opothérapie hypophysaire est souvent prescrite. On utilise soit la glande totale soit un des lobes. On prescrit par la voie buccale la *poudre d'hypophyse desséchée*, par la voie sous-cutanée des *extraits injectables* de glande totale, du lobe antérieur ou du lobe postérieur.

L'activité des préparations hypophysaires est extrêmement variable, suivant la teneur des glandes en principes actifs et les modes de préparation.

Par cette thérapeutique, on a obtenu des effets favorables dans certains cas de dystrophie des adolescents, de syndrome adiposo-génital, de nanisme, de diabète insipide. Dans le gigantisme et l'acromégalie, l'opothérapie est en principe contre-indiquée.

Au lieu de l'hypophyse totale, on peut employer :

1° L'*extrait du lobe postérieur*, qui exerce une action constrictive sur les vaisseaux du rein. Il diminue la polyurie et, d'après certains auteurs, l'adiposité dans le syndrome adiposo-génital; mais ces derniers effets sont très inconstants. Lereboullet, sans pouvoir affirmer son action d'une façon certaine, déclare qu'il a paru influencer heureusement les dystrophies des adolescents avec troubles vaso-moteurs.

2° L'*extrait de lobe antérieur*, qui serait utile dans le nanisme et l'infantilisme.

Dans la pratique, les indications de l'opothérapie hypophysaire sont mal précisées. Certains médecins l'ont ordonnée dans des états qui relèvent les uns d'un hypofonctionnement, les autres d'un hyperfonctionnement. L'activité de cette médication dans les syndromes envisagés ici, n'est pas très grande; son action est lente et difficile à juger. « Il faut, chez certains sujets, des doses considérables d'extraits pour obtenir un succès thérapeutique », écrit Mouriquand. Assez souvent d'ailleurs on associe l'opothérapie hypophysaire aux opothérapies thyroïdienne et surrénale.

Le mode d'action est difficile à préciser. Il ne paraît pas s'agir d'une *médication substitutive* comparable à l'opothérapie thyroïdienne. Il s'agit vraisemblablement d'une simple *action pharmacodynamique.*

*
* *

Les *syndromes hypophysaires* ne s'imposent pas au médecin avec la netteté des syndromes thyroïdiens, tout au moins des syndromes myxœdémateux. Ils sont singulièrement complexes et la plupart, sinon tous, peuvent être réalisés par des lésions extrahypophysaires intéressant la région tubéro-infundibulaire; on discute même le rôle de l'hypophyse dans leur production et il vaut mieux parler de *syndromes de la région hypophysaire*, pour ne rien préjuger à cet égard. Ces syndromes sont d'ailleurs souvent mixtes, par suite de l'association à un moment donné de syndromes sexuels. Notons enfin le rôle des tumeurs dans leur production.

L'hypophyse n'a pas la même structure simple que la thyroïde. Ses deux lobes ont une origine différente; l'un est glandulaire, l'autre nerveux ou neuro-glandulaire. Ses fonctions endocrines sont encore mal connues : elles sont plus hypothétiques que réellement démontrées. Il n'existe pas pour elles le faisceau de preuves expérimentales, cliniques, anatomiques et thérapeutiques qui ont permis d'affirmer la sécrétion endocrine du corps thyroïde.

Nous allons retrouver les mêmes discussions et les mêmes hésitations à propos des syndromes épiphysaires.

CHAPITRE VI

LE SYNDROME ÉPIPHYSAIRE

ÉPIPHYSE OU GLANDE PINÉALE

L'épiphyse ou *glande pinéale* provient d'une *évagination de la voûte du troisième ventricule du cerveau.* Elle apparaît, chez l'embryon humain, pendant la cinquième semaine.

Elle est *située* au plafond du troisième ventricule, à son angle postéro-supérieur, et fixée par la toile choroïdienne, où passent les veines de Galien. Au-dessus et en avant d'elle est l'orifice ventriculaire de l'aqueduc de Sylvius. Sa face supérieure est logée dans le sillon qui sépare les tubercules quadrijumeaux antérieurs.

Les *tumeurs de l'épiphyse* se traduisent donc par des *symptômes d'emprunt* résultant de la compression des tubercules quadrijumeaux (troubles de la vision), de l'aqueduc et des veines de Galien.

L'épiphyse est proportionnellement plus grosse chez l'enfant que chez l'adulte. Elle *pèse* de 0 gr. 007 à 0 gr. 090 milligrammes jusqu'à 4 ans. Puis son poids augmente jusqu'à 0 gr. 22.

La glande est *constituée* par les éléments suivants :
fibres et *cellules névralgiques* ;
fibres nerveuses amyéliniques, cellules nerveuses sympathiques (l'existence de ces dernières est discutée) ;

cellules pinéales, groupées en travées non ordonnées, à noyau volumineux, à granulations abondantes éosinophiles, quelques-unes à granulations basophiles ;

corpuscules calcaires (corpuscules amylacés, sable cérébral).

A *partir de 7 ans* et surtout *après la puberté* l'épiphyse subit une *involution*. Le tissu conjonctif augmente, les corpuscules calcaires, rares jusque-là, deviennent plus nombreux, les cellules pinéales diminuent.

Les vaisseaux sanguins sont abondants.

L'épiphyse est donc, comme l'hypophyse, un *organe neuro-glandulaire*.

La pathologie de l'épiphyse est moins complexe que celle de la thyroïde ou de l'hypophyse. A l'heure actuelle, on ne peut décrire qu'*un syndrome épiphysaire* et non pas plusieurs syndromes, comme pour ces glandes.

LE SYNDROME ÉPIPHYSAIRE

Morgagni avait déjà constaté, à l'autopsie d'un enfant de 13 ans, particulièrement intelligent, mort d'accidents cérébraux, une glande pinéale très hypertrophiée. Mais c'est beaucoup plus tard que les observations se sont multipliées avec Bouchut (1872), Feilchenfeld (1885), Askanazy (1893), etc. Chaque année des faits nouveaux sont publiés.

Contrairement aux syndromes thyroïdiens et hypophysaires, le syndrome épiphysaire *est très spécial à l'enfance*. Il peut apparaître dès l'âge de 2 ans, mais se rencontre surtout de 10 à 15 ans, rarement plus tard. Il est exceptionnel chez l'adulte. Il se montre chez les filles et chez les garçons, mais avec une prédominance manifeste pour ces derniers : déjà en 1909,

Marburg relatait 43 cas chez les garçons et 11 cas seulement chez les filles.

L'observation publiée par Lereboullet, Maillet et Brizard montre comment se présente le syndrome épiphysaire.

Robert J..., est resté normal jusque vers 11 ans et demi; il était même plutôt petit et peu développé.

A ce moment, il se plaint de douleurs dans les jambes et les genoux. Puis il se met à grandir rapidement; sa voix change et prend un timbre grave ; les poils du pubis, des aisselles, la barbe et la moustache poussent; les organes génitaux grossissent.

Un peu plus tard, apparaissent des céphalées, une somnolence très marquée et bientôt des vomissements, des troubles oculaires, consistant surtout dans une vision défectueuse.

Vers 12 ans, l'enfant entre dans mon service des Enfants Malades (fig. 23 et 24).

La *taille* est élevée (149 centimètres, au lieu de 136 centimètres), le *poids* de 39 kilos, au lieu de 29 kilos, le rapport $\dfrac{P}{T} = 328$, au lieu de 213.

Les *proportions* du corps sont en harmonie avec la taille.

La *dentition* est normale.

Les *organes génitaux* sont très développés : la verge est celle d'un adulte, les testicules sont gros.

Les *poils* du pubis et des aisselles sont très fournis. L'enfant a *barbe* et *moustache*.

On note de la raideur de la nuque, du tronc et des jambes; une double papillite avec acuité visuelle de deux tiers seulement. Les mouvements des yeux sont limités dans le sens vertical.

L'intelligence est normale; elle ne paraît pas particulièrement précoce.

A la *radiographie*, les épiphyses présentent des

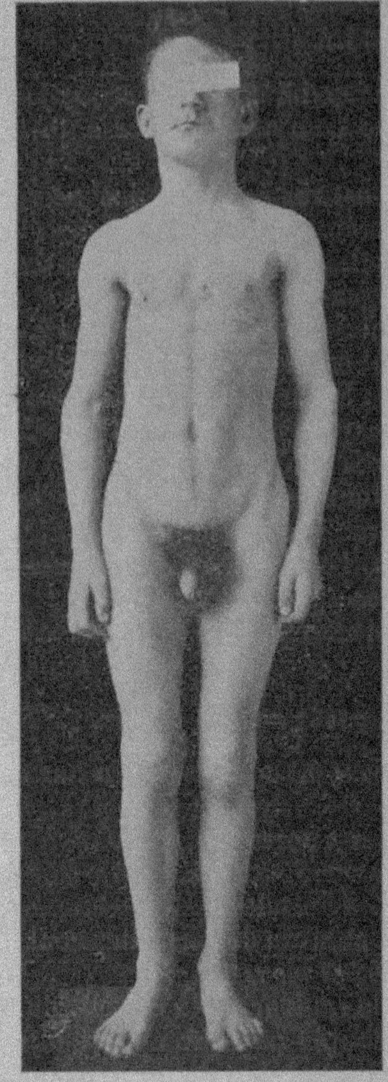

Fig. 23. — J... Robert, 12 ans.
Syndrome épiphysaire.

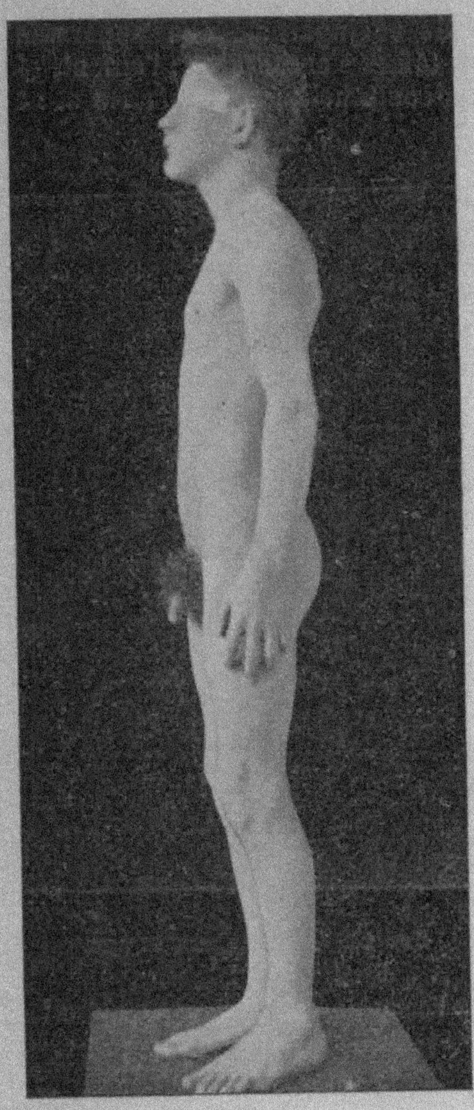

Fig. 24. — J... Robert, 12 ans.
Syndrome épiphysaire

cartilages de conjugaison bien apparents (fig. 25).

Les symptômes s'accentuent ; l'enfant, plongé dans une torpeur continuelle, se cachectise et ne tarde pas à mourir.

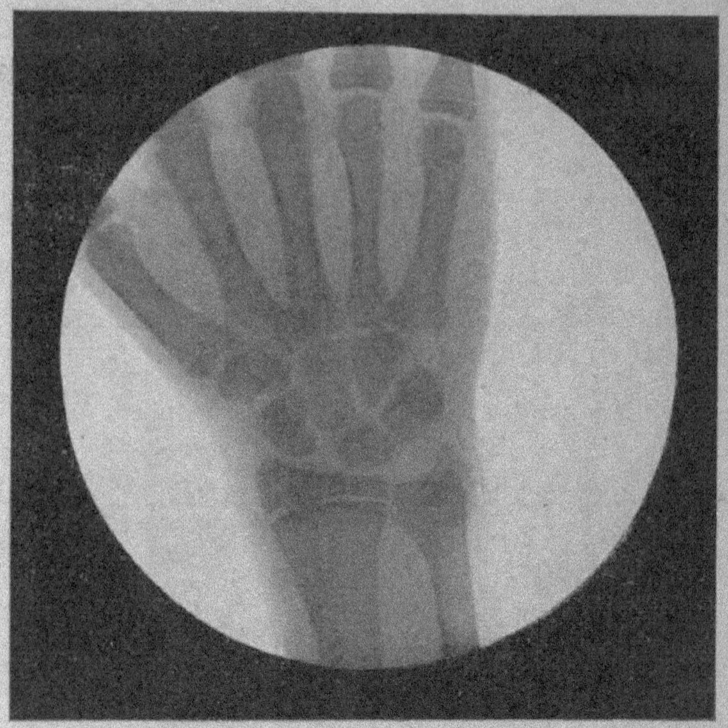

Fig. 25. — J... Robert, 12 ans.
Syndrome épiphysaire.
Radiographie de la main et du poignet.

Le **syndrome épiphysaire** comprend deux ordres de symptômes.

Les uns sont des symptômes de *tumeur cérébrale*, dus soit à l'hypertension intra-cranienne (céphalée, vomissements, troubles de la vue, etc.), soit à la localisation au niveau des tubercules quadrijumeaux antérieurs (limitation des mouvements des yeux dans le sens vertical).

Les autres, dont la pathogénie est discutée, consistent en *troubles dystrophiques* : croissance prématurée et rapide de la taille, sans que celle-ci évolue vers le gigantisme, développement précoce des organes génitaux et des caractères sexuels secondaires. Il se produit une véritable *puberté précoce*; le syndrome épiphysaire est, en somme, associé à un syndrome sexuel.

Les troubles dystrophiques ont fait attribuer au syndrome épiphysaire, par Pellizzi, l'appellation de *macrogénitosomie précoce*; ils ont été observés depuis longtemps et le terme de *syndrome de Pellizzi*, qui a été proposé, n'est pas justifié.

Les symptômes dystrophiques ne sont pas toujours au complet. Chez un garçon de 10 ans, observé par Raymond et Claude, en 1910, la pilosité était excessive et les organes génitaux petits.

Parfois, on remarque un *développement intellectuel* précoce, très supérieur à celui des enfants du même âge. Plus souvent, il existe des signes de *déficit mental*.

On a noté encore de l'*obésité* (Raymond et Claude) et de la *polyurie* (Von Hosslin, Howell), qui relèvent vraisemblablement de l'hydropisie ventriculaire et de la compression de la base du ventricule, comme le fait se produit également dans les syndromes hypophysaires. Ces phénomènes sont relativement rares; souvent ces malades ne sont pas obèses.

Les *cartilages diaphyso-épiphysaires* sont tantôt conservés, tantôt soudés prématurément.

Il existe des **formes** un peu particulières.

Klippel, Mathieu-Pierre Weil et Minvielle ont rapporté, en 1920 et 1922, l'observation d'un garçon tombé malade à 10 ans. Il présente des signes d'hypertension intra-cranienne, une croissance anormalement rapide et un développement précoce des organes génitaux.

Cinq ans après les premières manifestations, à 15 ans, la croissance staturale est arrêtée et la taille est restée fixée à 133 centimètres, c'est-à dire à 11 ans et demi, avec un poids de 39 kilos 500. L'enfant est bien musclé; le tronc est large, les membres ont une longueur normale; le système pileux, les organes génitaux sont très développés; l'intelligence est supérieure à la moyenne. Les cartilages diaphyso-épiphysaires sont soudés.

Donc, après une poussée précoce et rapide de croissance, il s'est produit un arrêt. Comme l'a fait remarquer Lereboullet, il en résulte « que, si l'enfant est devenu un *homme*, c'est un *petit homme* ». On pourrait presque parler du *nanisme épiphysaire*.

Deshayes et Pacaud ont publié, en 1921, l'observation d'un garçon de 10 ans et demi, qui a présenté des symptômes de tumeur cérébrale avec démarche cérébelleuse, un accroissement rapide de la taille (il mesurait 135 cm.) et du poids (38 kilos 500), un développement très abondant des poils pubiens, les aisselles restant glabres, une hypertrophie considérable des organes génitaux, de la polyurie. Après un traitement par des injections d'extrait d'hypophyse, l'obésité, la polyurie, les troubles nerveux ont disparu. Cette observation est intéressante, mais le diagnostic comporte des réserves.

De même l'existence d'une *forme fruste de dysfonctionnement épiphysaire,* dont a parlé Mathieu-Pierre Weil, est hypothétique. Le garçon de 15 ans, qu'il donne comme type, avait un développement insuffisant de la taille (135 cm.), un poids relativement trop fort (33 kilos 450), une intelligence très développée, une voix grave, une persistance des cartilages diaphyso-épiphysaires. Mais il ne présentait aucun signe d'hypertension intra-cranienne, aucun développement anormal du système pileux et des organes génitaux.

Si on ne tient pas compte des faits exceptionnels, le syndrome épiphysaire est grave et conduit à la *mort* plus ou moins rapidement, en quelques jours ou en quelques mois.

Les **autopsies** donnent la raison de cette gravité.

Presque toujours on trouve des *tumeurs*. Rarement elles sont secondaires à d'autres localisations. Le plus souvent elles sont *primitives* et ont la constitution de *tératomes* plus ou moins complexes; il en était ainsi dans 8 cas sur 11 réunis par Askanazy.

La *syphilis* et les diverses *infections* ne paraissent jouer aucun rôle.

Les constatations anatomo-cliniques établissent donc bien la réalité d'un syndrome épiphysaire subordonné à des altérations de l'épiphyse. Mais le **mode d'action** de ces dernières est encore mal élucidé.

L'*ablation de l'épiphyse*, l'*épiphysectomie*, chez des animaux jeunes, a pour conséquence une croissance anormale du squelette, ainsi qu'un développement précoce des organes génitaux et des caractères sexuels secondaires. Le fait a été observé chez le poussin (Foa), le chien, le lapin (Sarteschi), le cobaye, le rat (Horran). On a publié cependant un certain nombre d'expériences, dans lesquelles les effets ont été nuls.

En général, on admet que l'épiphyse possède un *rôle frénateur de la croissance et de la puberté*. Elle agirait grâce à une *chalone* qui empêcherait les hormones thyroïdiennes, hypophysaires, génitales de provoquer l'évolution pubertaire avant l'âge voulu.

Les syndromes observés ont été attribués à l'*insuffisance* de l'activité épiphysaire, à l'*hypopinéalisme* ou au *dyspinéalisme*.

Divers expérimentateurs (Del Priora, Pellizzi, Dixon et Halliburton, etc.), ont constaté que l'*ingestion* ou l'*injection d'extrait pinéal*, poursuivie pendant longtemps, entraînent un accroissement moindre des os longs et un retard de développement génital. Mais ces résultats ne sont pas constants. D'autres expérimentateurs ont même observé des effets contraires ou nuls : Dane et Berkeley, M. Cord ont constaté chez les jeunes animaux un développement précoce, surtout manifeste chez les mâles.

On a pensé à la possibilité d'un *hyperpinéalisme* entraînant un infantilisme particulier; mais ce n'est qu'une hypothèse.

La *théorie glandulaire*, que je viens d'exposer, n'est pas sans soulever de critiques. Askanazy pense que les phénomènes provoqués par les affections de l'épiphyse ne sont pas dus à un trouble de ses fonctions, mais doivent être attribués à la tumeur elle-même. Il s'agit presque toujours de *tératomes embryonnaires*; or ceux-ci, quel que soit leur siège, provoquent des réactions de tout l'organisme, ils peuvent suffire à déclancher l'évolution de l'appareil sexuel.

Quant à l'*influence de la tumeur sur des centres nerveux* régulateurs de la croissance du squelette et des organes sexuels, aucun fait n'en démontre la réalité. Rien ne permet de dire s'il existe un centre spécial sous-jacent à l'épiphyse ou si, comme le suppose Pacaud, la tumeur épiphysaire entraîne l'irritation du *tuber cinereum*, dont il a été question à propos des syndromes hypophysaires.

Le syndrome épiphysaire ne comporte pas, à l'heure actuelle, de **traitement** efficace.

L'*opothérapie épiphysaire* n'a pas d'effets appréciables.

L'ablation de la tumeur, l'*épiphysectomie*, est une intervention grave, qui n'est guère recommandable.

La *radiothérapie* est préférable.

****

En somme, le *syndrome épiphysaire* possède une individualité clinique réelle. Il semble bien que l'épiphyse intervienne dans la croissance des os et le développement des glandes sexuelles. Son action est opposée à celle de l'hypophyse; elle est frénatrice au lieu d'être stimulante. Mais nos connaissances actuelles relatives à l'existence d'une sécrétion endocrine sont encore peu précises. Il n'est pas admis sans conteste que ce soit la suppression de ces fonctions qui entraîne l'apparition du syndrome épiphysaire. Celui-ci est en somme un syndrome complexe, puisqu'un syndrome sexuel intervient. Il en est de même, nous l'avons vu, à un moment donné de leur évolution pour les syndromes thyroïdiens et les syndromes hypophysaires.

Notons enfin le rôle joué par les tumeurs dans la production des syndromes épiphysaires et hypophysaires, alors qu'elles n'interviennent pas dans la production des syndromes thyroïdiens.

CHAPITRE VII

LES SYNDROMES THYMIQUES

THYMUS

Le thymus subit des transformations importantes pendant la vie intra-utérine et après la naissance.

1° **Thymus embryonnaire.** — Le thymus est primitivement un organe double, formé de deux parties symétriques, droite et gauche.

Chaque partie provient d'un *diverticule creux*, qui se forme sur la portion ventrale de la *troisième fente branchiale*. Je rappelle que les glandes parathyroïdes naissent des troisième et quatrième fentes branchiales.

Le diverticule s'allonge et se transforme en un *cordon épithélial plein*, dont l'extrémité inférieure se renfle et émet des bourgeons ramifiés. Bientôt les deux portions se fusionnent en un organe pair et médian, et le pédicule qui l'unit au pharynx se résorbe.

Pendant cette période, l'organe se découpe en *lobules*, constitués par des *cellules épithéliales* polyédriques, disposées en strates autour d'une lumière centrale. Il est englobé par du tissu conjonctif jeune, dépourvu de vaisseaux. Il est alors *épithélial*.

2° **Thymus fœtal.** — Le thymus commence à se transformer chez l'embryon humain de 5 ou 6 centimètres et la transformation s'achève vers 3 mois (fœtus de 10 centimètres).

On admet généralement que les bourgeons épithéliaux subissent une *transformation lymphoïde*.

Certaines cellules gardent l'aspect épithélial. Elles forment des cordons pleins de cellules épithéliales stratifiées, possédant une mince membrane propre, des tubes épithéliaux, tapissés d'une rangée de cellules hautes, et des figures particulières appelées *corpuscules de Hassal*.

La plupart des cellules se divisent et donnent naissance à des cellules spéciales, *cellules thymiques* ou *thymocytes*, sur la nature desquelles on discute.

En même temps, le tissu conjonctif *se vascularise*.

3° **Thymus définitif.** — Le thymus définitif, tel qu'il se présente dans les derniers temps de la vie intra-utérine, est considéré comme un *organe lympho-épithélial*.

Il est constitué par des *follicules*. Ceux-ci se groupent pour former des *lobules*. La réunion des lobules constitue un *lobe* : il y a deux lobes, le droit et le gauche. Cette structure rappelle celle du corps thyroïde. Mais là se borne l'analogie.

Le *follicule* a un diamètre de 0 mm. 3 à 0 mm. 6. Il comprend une zone externe, la *substance corticale*, une zone interne, la *substance médullaire*.

La *substance corticale* est compacte, très colorable par les réactifs, très vascularisée. Elle est formée par un *tissu réticulé* à mailles serrées remplies de petites cellules à noyau volumineux, très riche en chromatine (*cellules thymiques*) et de quelques cellules volumineuses à protoplasma granuleux.

La *substance médullaire* est claire, peu vascularisée, formée d'un réticulum plus lâche contenant des cellules plus grandes que les lymphocytes, à noyau vésiculeux, et des cellules très diverses.

Dans la substance médullaire se trouvent les *corpuscules de Hassal*, formations particulières au thymus.

Ils sont constitués par de grandes cellules à noyau vésiculeux, à protoplasma abondant, disposées en rangées concentriques comme les écailles d'un bulbe d'oignon. Au centre, se trouvent une masse granuleuse ou des cellules en dégénérescence colloïde.

On discute sur la signification de ces divers éléments.

Les *cellules thymiques* sont, d'après Hammar, des cellules lymphatiques, des *lymphocytes*; elles ne sont pas, d'après d'autres, de vrais lymphocytes. Elles proviennent, pour les uns, de la transformation des cellules épithéliales; pour d'autres, d'une infiltration par des leucocytes venus du dehors.

Les *corpuscules de Hassal*, suivant les uns, dérivent de l'épithélium et constituent de véritables glandes endocrines, sécrétant de la substance colloïde; suivant d'autres, ils sont d'origine vasculo-conjonctive et représentent le vestige de vaisseaux atrophiés.

En résumé, le follicule thymique paraît résulter de l'intrication d'une *glande épithéliale* et d'une *glande lymphatique*.

Le **thymus** a la forme d'une pyramide quadrangulaire. Il est situé dans le médiastin antérieur, derrière le sternum, au-devant de la trachée, du cœur et des gros vaisseaux enveloppés dans le péricarde. Sur les côtés, il est longé par les nerfs phréniques qui descendent vers le diaphragme.

Au cours de la vie, le thymus subit une **involution**. Il est envahi par du tissu graisseux qui étouffe progressivement l'élément glandulaire. L'âge où commence cette involution est assez variable; pour divers auteurs ce serait vers 2 ans, pour d'autres pendant la moyenne, la grande enfance ou même la jeunesse.

Les auteurs ne sont pas d'accord sur le **poids** du thymus aux différents âges. Ce poids varie d'ailleurs suivant nombre de circonstances : mort accidentelle, en pleine santé, ou mort soit après des maladies aiguës, soit après des maladies cachectisantes, après un jeûne, etc.

Chez le *fœtus*, le thymus pèse, d'après R. Collin et M. Lucien (1905) :

Fin du 4ᵉ mois.	0 gr.	17
— 5ᵉ —	0 gr.	40
— 6ᵉ —	1 gr.	66
— 7ᵉ —	3 gr.	23
— 8ᵉ —	6 gr.	55
Naissance	12 gr.	88

Après la naissance, le poids maximum serait, suivant les auteurs, soit chez le nouveau-né, soit de 2 à 4 ans, soit à la puberté.

Voici quelques exemples des différences entre les poids relatés par les auteurs.

HAMMAR. — Nouveau-né	13 gr.	26
De 1 à 5 ans. . . .	22 gr.	98
— 6 à 10 —	26 gr.	10
— 11 à 15 —	37 gr.	52
— 16 à 20 —	25 gr.	58
— 21 à 25 —	24 gr.	73
— 26 à 35 —	19 gr.	87
— 36 à 45 —	16 gr.	27
46 à 55 —	12 gr.	85
— 56 à 65 —	16 gr.	08
— 66 à 75 —	6 gr.	
FRIEDLEBEN. — De 1 à 9 mois . . .	20 gr.	7
— 9 à 24 mois . . .	27 gr.	3
— 2 à 4 ans. . . .	27 gr.	
— 15 à 25 —	25 gr.	
— 25 à 35 —	3 gr.	1

DUSTIN et ENG. ZUNZ. — Thymus de soldats morts rapidement de leurs blessures.

Dans 31 p. 100 des cas	12 à 14 gr.
— 26 — . . .	19 à 23 gr.
— 15 — . .	0 à 9 gr.
— 7 — . . .	27 à 35 gr.

MARFAN. — Nouveau-né. . .   de 3 à 6 gr.
         Vers 1 an . . .   de 5 à 8 gr.
         ensuite . . .   10 gr. au maximum.

Assez souvent, en outre, il existe des **thymus accessoires** (Jendrassik), gros comme un pois ou un haricot, qui sont accolés au thymus ou indépendants.

Les faits, qui viennent d'être relatés, suffisent à montrer sur quelles bases anatomiques peu précises doit être édifiée l'étude des **syndromes thymiques**.
On peut décrire :
1° Des *syndromes d'hypertrophie thymique*;
2° Des *syndromes d'atrophie thymique*.

I. SYNDROMES D'HYPERTROPHIE THYMIQUE

Les auteurs ne s'entendent pas sur le poids et les dimensions du thymus normal. Il est donc bien difficile de préciser où commence l'hypertrophie du thymus.

Pour Marfan, « un thymus qui pèse 15 grammes ou plus a subi une augmentation de volume pathologique ».

L'hypertrophie du thymus peut ne causer aucun trouble appréciable, rester *occulte*. D'autres fois elle entraine des **symptômes de compression** des voies respiratoires, des nerfs phréniques et des vaisseaux.

Ce sont essentiellement : du *cornage* ou *stridor respiratoire*, une *dyspnée chronique* avec *paroxysmes*. Ce peuvent être la *distension des veines du cou*, la *cyanose de la face*. C'est parfois le *spasme de la glotte*

L'examen du thorax et du cou peut déceler une *voussure* au niveau de la poignée du sternum et des régions parasternales, l'augmentation de la mati thymique. La *radioscopie* décèle l'élargissement de l'ombre thymique.

Ces manifestations ne constituent pas des **syndromes endocriniens**. Au nombre de ces derniers, on range, à tort ou à raison, la *mort subite* et l'*état lymphatico-thymique*.

1° Mort subite et hypertrophie du thymus.

Assez souvent la *mort subite* survient chez des enfants porteurs de gros thymus. Tantôt l'hypertrophie thymique avait provoqué des symptômes de compression, tantôt elle constitue une découverte d'autopsie.

La *mort subite*, imprévue, chez les sujets porteurs de gros thymus, peut survenir chez de grands enfants et même des adultes. Elle se produit surtout chez le nouveau-né et le nourrisson.

Habituellement elle se produit pendant la nuit. Le bébé se réveille brusquement, se raidit et meurt. Il peut mourir sans qu'on s'en aperçoive. On conçoit l'*importance médico-légale* de ces faits.

La mort subite peut survenir, dans ces conditions, chez plusieurs frères et sœurs. Dans une famille, soignée par Griffith, 7 enfants sur 8 succombèrent ainsi entre 1 et 8 mois.

Dans d'autres cas, chez des nourrissons ou des enfants plus âgés, la mort subite survient au cours d'une *anesthésie chirurgicale*, quel que soit l'anesthésique : chloroforme, éther, protoxyde d'azote, bromure ou chlorure d'éthyle.

Parfois la cause occasionnelle est l'*immersion dans l'eau froide*, l'*examen de la gorge*, une *injection préventive de sérum antidiphtérique*, etc.

Ou bien encore la mort subite se conduit au cours d'une *maladie aiguë* bénigne, d'une angine, par exemple.

A l'autopsie, d'un enfant mort subitement, le thymus peut avoir un volume normal. J'ai parlé, en étudiant les syndromes parathyroïdiens, de la mort subite par spasme de la glotte dans la tétanie avérée ou latente. Quand le thymus est hypertrophié, ce qui est assez fréquent, on parle de *mort thymique*.

L'hypertrophie du thymus peut causer la mort subite par divers mécanismes.

Parfois la mort paraît due à la *compression de la trachée* et *des gros vaisseaux*. Celle-ci entraine une dyspnée et une cyanose rapidement mortelles. En pareil cas, on retrouve dans les commémoratifs quelques symptômes de compression. Dans des faits relatés par Brouardel et Perrin de la Touche, il existait une *bronchite capillaire*, qui était restée latente.

Le plus souvent le thymus hypertrophié *n'a pas déterminé de compression*. La *mort thymique*, qui survient dans ces conditions, a été attribuée à l'*état lymphatico-thymique*.

2° État lymphatico-thymique.

Chez le nourrisson, l'hypertrophie du thymus est un des éléments du syndrome clinique décrit par Paltauf en 1889, puis par Escherich, sous les noms d'*état lymphatique* et d'*état lymphatico-thymique*. Il a été l'objet de nombreux travaux, particulièrement en Autriche et en Allemagne.

Il s'agit d'enfants d'apparence obèse, pâles, bouffis, à chairs molles. Tous les tissus lymphoïdes sont hypertrophiés et mous : on constate de grosses amygdales et des végétations adénoïdes, des adénopathies multiples, parfois de la splénomégalie, un thymus hypertrophié. Souvent il existe des déformations rachitiques des os et du craniotabes.

La peau et les muqueuses s'irritent et suintent

facilement. Ces enfants sont sujets aux érythèmes, à l'eczéma, à l'impétigo, aux blépharites, aux rhinites, aux rhino-pharyngites, aux trachéo-bronchites. Ils ont des affections gastro-intestinales, des syndromes coliques tenaces. Les infections qu'ils contractent sont souvent graves et peuvent se terminer par une mort brusque ou rapide. C'est enfin chez eux que surviennent les morts subites, imprévues, décrites tout à l'heure.

A *l'autopsie*, on constate, d'autre part, l'hypertrophie du tissu lymphoïde de l'intestin (plaques de Peyer et follicules), de l'hyperplasie de la moelle des os, et un certain degré d'hypoplasie cardio-aortique.

Dans la règle, il s'agit d'**hypertrophie simple** (Marfan). Les *tumeurs*, lymphadénomes, lymphosarcomes, épithéliomes sont exceptionnelles.

Le thymus est augmenté de volume dans tous ses diamètres. Il *pèse* 30 grammes, 50 grammes, 100 grammes et jusqu'à 200 grammes. Il est plus ou moins congestionné.

En général, la *structure* de l'organe ne présente aucune modification appréciable. Les cellules paraissent plus nombreuses, plus tassées ; certaines présentent des caractères d'hyperactivité. L'hyperplasie porte surtout sur les petites cellules thymiques de la substance corticale des follicules. Les corpuscules de Hassal présentent des modifications variables. On voit, en plus ou moins grand nombre, des cellules de la série myéloïde : myélocytes neutrophiles et éosinophiles, hématies nucléées.

Ces diverses constatations ont conduit à penser que l'hyperthrophie du thymus peut entraîner des *phénomènes généraux d'ordre dyscrasique* ou *toxique*. La réalité et la nature de ces phénomènes sont encore l'objet de discussions.

Pour Svehla (1896), les accidents imputables à

l'hypertrophie du thymus sont dus à une **intoxication** par des produits que le thymus fabrique en excès, à l'*hyperthymisation*, *hyperthymisme* ou *hyperthymie*.

Par des *injections intra-veineuses d'extrait aqueux de thymus*, il a provoqué, chez le chien, la tachycardie, l'hypotension et, avec de fortes doses, de l'agitation, de la dyspnée, l'asphyxie, le collapsus et la mort, de l'œdème et des ecchymoses pulmonaires.

Divers auteurs ont fait les mêmes constatations. Parisot (1908) a en outre obtenu des résultats semblables par l'*injection d'extrait de ganglions lymphatiques*.

L'action hypotensive est d'ailleurs commune à beaucoup d'organes. On l'attribue à la *choline*, qui est très répandue et a été trouvée dans le thymus.

D'autre part, Charrin et Ostrowsky, par introduction de *fragments de thymus sous la peau du lapin*, Minkowski, Sinnhuber, Tarulli et Curatulo, par *ingestion de thymus*, Gouin et Andouard, par *injection d'extrait thymique*, etc., ont provoqué de la polyurie, de l'azoturie, de la phosphaturie, un excès d'acide urique, etc.

Deniel (1921) a essayé de réaliser l'hyperthymisation par des greffes de thymus chez de jeunes rats. Il a constaté une obésité très appréciable, un accroissement plus marqué de la taille, un élargissement des cartilages diaphyso-épiphysaires.

Malgré leur intérêt, toutes ces expériences ne prouvent pas qu'il y ait hyperthymisation dans l'hypertrophie du thymus.

Rien ne démontre que l'hypertrophie du thymus joue un rôle spécial dans la production des symptômes qui caractérisent l'*état lymphatico-thymique*, qu'elle soit la cause de cet état. Elle peut tout aussi bien relever des causes qui provoquent, d'autre part, l'hyperplasie du tissu lymphoïde et le rachitisme, si souvent associés.

Quant à la *mort subite*, dite *mort thymique*, elle ne paraît pas devoir être attribuée à l'hyperthymisation ; elle n'est pas comparable à la mort des animaux qui reçoivent dans les veines de fortes quantités d'extrait de thymus.

Pour Paltauf et Escherich, la mort subite dans l'état lymphatico-thymique serait la conséquence d'une **dyscrasie** particulière qui entraînerait une irritabilité des centres nerveux et des centres cardiaques, telle que la moindre cause pourrait entraîner le collapsus cardiaque et la mort subite. Cette irritabilité caractériserait également la *tétanie* qui, d'après Escherich, relève également de ce même état thymico-lymphatique.

Mais il ne s'agit là que d'une hypothèse. D'ailleurs on a fait remarquer, à juste titre, que la mort subite pouvait survenir soit sans hypertrophie du thymus, soit chez des enfants porteurs de gros thymus, mais ne présentant aucun autre symptôme de l'état lymphatico-thymique.

Le problème est beaucoup plus complexe qu'il n'était permis de le penser autrefois. Avec l'hypertrophie du thymus coexistent assez souvent des *altérations de diverses glandes endocrines* ; cette hypertrophie a été constatée au cours de plusieurs syndromes endocriniens : *myxœdème, goitre exophtalmique, tétanie, maladie d'Addison*. Je reviendrai, chemin faisant, sur cette question.

En conclusion : l'hypertrophie du thymus peut déterminer des accidents de compression des voies respiratoires, des vaisseaux et des nerfs. *Il n'est pas démontré qu'elle puisse engendrer des troubles généraux attribuables à l'hyperthymisation.*

Par analogie avec les phénomènes observés dans les syndromes endocriniens, on a parlé de *troubles des sécrétions internes, de dyshyperthymie*. Mais aucun fait ne confirme actuellement une telle hypothèse ; j'y reviendrai tout à l'heure.

II. SYNDROMES D'ATROPHIE THYMIQUE

L'*atrophie du thymus* n'est pas reconnue pendant la vie. C'est une constatation d'autopsie.

Elle est fréquente chez les nourrissons morts en *état de dénutrition* et de *cachexie*, notamment chez les atrophiques-athrepsiques.

L'*atrophie-athepsie* est un syndrome cachectique particulier aux trois ou quatre premiers mois de la vie. Entre autres lésions, on constate un *thymus* petit, pesant 1 gramme, 2 grammes, 3 grammes, parfois réduit à quelques nodules glandulaires, noyés dans du tissu cellulo-adipeux. Le microscope décèle une sclérose inter et intra-lobulaire, la diminution du nombre des cellules et la dégénérescence kystique des corpuscules de Hassal. Ces caractères ont été précisés par les examens de Lucien (1908), Léon Tixier et Mlle Feldzer (1910), Mattei (1911), etc.

Dans l'*hérédo-syphilis*, la *tuberculose*, les *broncho-pneumonies* cachectisantes, on trouve la même atrophie.

L'*absence de thymus* se rencontre, d'après Katz, chez 74 p. 100 des *enfants anormaux*, idiots, anciens épileptiques, etc.

Le rôle de l'atrophie du thymus est discuté.

Pour les uns, Hérard, Farret, Durante, Mettenheimer, etc., elle est *primitive* et l'athrepsie résulte de la déchéance fonctionnelle de la glande.

Pour d'autres, Friedleben, Clark, Ghika, Seydel, Sokoloff, Hutinel et Tixier, Marfan etc. l'atrophie thymique est *secondaire*, soit à la dénutrition, soit aux toxi-infections qui causent l'athrepsie ; elle est un effet et non pas une cause. Elle est d'ailleurs associée à des altérations des diverses glandes endocrines.

L'expérimentation peut seule apporter des renseignements. Elle utilise l'*extirpation*, l'*irradiation rœntgenienne*, les *injections de sérum thymotoxique*.

A. *Extirpation du thymus, thymectomie*. — L'extirpation du thymus chez les animaux a donné, entre les mains des divers expérimentateurs, des résultats assez contradictoires.

D'une façon générale l'animal ne meurt que du fait de fautes opératoires, de la lésion du récurrent ou du pneumogastrique. Sinon il survit pendant longtemps (Friedleben, Ghika, Basch, Lucien et Parisot, etc.) ; le thymus n'est pas indispensable à la vie. L'extirpation du thymus hypertrophié, pratiquée chez l'enfant, n'a pas de suites fâcheuses.

Assez souvent l'animal maigrit et présente une voracité exagérée. Ces phénomènes sont généralement transitoires ; parfois cependant ils vont en s'aggravant jusqu'à la mort (Friedleben, Ghika, etc.). D'après Klose, qui a extirpé le thymus chez des chiens de 10 jours, il y a une première phase, de 2 ou 3 mois, caractérisée par la voracité et l'infiltration œdémateuse des tissus (*stade adipeux*), puis une seconde phase d'amaigrissement (*cachexie thymiprive*). Mais d'autres expérimentateurs n'ont rien constaté d'anormal.

Assez souvent il se produit un *retard de croissance* et des *altérations des os*, qu'ont signalés Tarulli et Lo Monaco, Basch, Sommer et Floerken, Cozzolino, Ugo Soli, Lucien et Parisot, etc. Tous les os et particulièrement ceux des ceintures scapulaires et pelviennes sont grêles ; les diaphyses peuvent être incurvées et les épiphyses épaissies ; mais il ne se produit pas de lésions rachitiques ; la teneur en chaux reste normale. Les os sont mous, flexibles, l'ossification juxta-épiphysaire anormale. D'après Basch, le cal osseux des fractures, réalisées un ou deux mois après la thymectomie (immédiatement le cal se forme normalement), ne se produit pas.

Mais de nombreux expérimentateurs n'ont remarqué *aucune influence* de l'extirpation du thymus sur le squelette.

Pour expliquer ces désaccords, il faut tenir compte de l'*âge* où est pratiquée la thymectomie : plus l'animal est jeune, plus les effets sont manifestes (Lucien et Parisot). Il faut tenir compte aussi de l'*espèce animale*, dont le squelette est plus ou moins évolué; par exemple, le squelette du cobaye nouveau-né présente déjà un développement très avancé (Ugo Soli).

On a signalé l'*oligurie*, l'*élimination urinaire* exagérée de la chaux et de l'urée. Mais, nous l'avons vu, l'ingestion ou l'injection de thymus peuvent déterminer les mêmes phénomènes.

Certains expérimentateurs signalent des *troubles nerveux :* apathie, moindre résistance à la fatigue, tremblement, troubles trophiques, etc. Mais ces phénomènes sont loin d'être constants. D'autre part, d'après Basch, il se produit une *hyperexcitabilité électrique* des nerfs périphériques et de l'écorce cérébrale; ce fait est en désaccord avec l'hypothèse d'une hyperexcitabilité dans les états lymphatico-thymiques avec hypertrophie thymique, qui a été signalée plus haut.

La teneur du sang en *hématies* et en *leucocytes* serait abaissée passagèrement, d'après quelques expérimentateurs; elle ne serait pas modifiée pour d'autres.

Quant à la *résistance aux infections*, elle ne semble pas influencée de façon appréciable.

B. *Irradiation rœntgénienne du thymus.* — L'irradiation moyenne du thymus entraîne, comme l'a

montré Robert Crémieu, une *involution*. Elle dure
environ deux semaines et peut réduire l'organe à
moins du dixième de sa masse primitive. Elle est
suivie d'une *régénération* ayant sensiblement la
même durée.

Rudberg a constaté, après irradiation, de l'amaigrissement. R. Crémieu, qui a utilisé des procédés
moins violents, n'a remarqué aucun trouble de la
santé générale ni aucune modification dans la courbe
des poids. D'autre part, la composition du sang n'est
pas changée, du moins de façon durable, et la
résistance aux infections ne subit pas de modification
marquée.

C. *Injections de sérums thymotoxiques*. — En
injectant à un animal du thymus d'un autre animal
on obtient un *sérum thymotoxique*. L'injection de ce
sérum détermine, d'après Veymeerch (1908), une
sclérose atrophique du thymus des animaux qui le
reçoivent : ceux-ci se cachectisent et prennent un
aspect qui rappelle celui des bébés athropiques.

Mais il n'est pas prouvé que ce sérum ait une
action élective sur le thymus. Dans des expériences
similaires, Ritchie a constaté une action semblable
sur les ganglions lymphatiques, la rate et même la
moelle osseuse.

Des faits expérimentateux qui viennent d'être
relatés, *il est difficile de tirer des conclusions bien
précises*. Il semble cependant établi, écrit E. Weill,
« que le thymus joue un rôle important, chez les
sujets très jeunes, dans le développement général de
l'organisme et dans celui du squelette ».

Mais de même qu'aucun syndrome clinique ne peut
être attribué à l'hypertrophie du thymus (sauf les
syndromes de compression), *aucun syndrome ne peut
être attribué à son atrophie et à la suppression de ses
fonctions*.

Dans les états pathologiques, où le thymus est atrophié, son *atrophie paraît être secondaire* plutôt que primitive. Elle est associée d'ailleurs à des lésions analogues des diverses glandes vasculaires sanguines et il n'est pas possible de séparer l'action du thymus de celle de ces dernières.

Aucun fait clinique ou expérimental ne justifie l'opinion de Van Eecke et Bell, qui admettaient l'existence d'une *sécrétion interne*. De leurs études sur les corpuscules de Hassal dans l'athrepsie Lucien et Parisot, en 1909, concluaient que cette opinion « est loin de se trouver confirmée et consolidée ». En 1910, E. Weill conclut également qu'elle n'est démontrée « ni par l'étude histologique de la glande, ni par sa physiologie, ni par les conséquences pathologiques de ses lésions ». Et, en 1921, Dustin écrit qu'elle « n'est plus guère soutenable ».

Il semble plus vraisemblable d'admettre que le thymus a une *fonction régulatrice du métabolisme* de certaines substances utiles à l'organisme pendant la période de croissance. D'après Dustin, le thymus exerce « une fonction de régulation du métabolisme nucléinien et de répartition des nucléines. L'agent de cette fonction est la petite cellule thymique. » Le rôle du thymus est par suite important. D'une part, comme les nucléines sont des substances qui servent à la constitution des tissus et à la production d'énergie, qui sont *histiogènes* et *énergogènes*, la suppression des fonctions thymiques a des conséquences fâcheuses pour la croissance des tissus, si active chez les enfants et en particulier chez les nourrissons. D'autre part, un apport abondant de matériaux capables de concourir à la synthèse des nucléines, provenant soit de l'alimentation soit de cellules dégénérées (hématies, leucocytes, cellules épithéliales, etc.), provoque, l'hypertrophie du thymus et les phénomènes inverses de ceux liés à son atrophie.

Mais le dernier mot n'est pas encore dit sur le thymus.

RELATIONS FONCTIONNELLES DU THYMUS ET DES DIVERSES GLANDES ENDOCRINES

Il reste à étudier les relations fonctionnelles entre le thymus et les diverses glandes endocrines.

Thymus et corps thyroïde. — Le thymus est assez souvent hypertrophié chez les enfants atteints de *myxœdème*, de *crétinisme*, de *goitre exophtalmique*. Ona émis l'hypothèse qu'il pouvait réaliser une suppléance fonctionnelle du corps thyroïde. Cette suppléance ne s'explique guère, puisqu'il s'agit de syndromes thyroïdiens différents, relevant les uns de l'athyroïdie ou d'une dyshypothyroïdie, les autres d'une dyshyperthyroïdie. D'autre part on a pensé que l'hyperthymie pouvait jouer un rôle dans la production du goitre exophtalmique : cette théorie n'est plus guère soutenue aujourd'hui.

Expérimentalement : la *thyroïdectomie* entraine tantôt l'hypertrophie du thymus (Cadéac et Guinard), tantôt son atrophie (Hofmeister, Mac Lennan, Gley, Jeandelize, Lucien et Parisot); de même l'hyperthyroïdisation par ingestion ou injection entraine des résultats variables, — la *thymectomie* ne provoque pas d'hypertrophie du corps thyroïde (Jeandelize, Lucien et Parisot) et paraît même plutôt entraver son développement (Mac Lennan).

Il n'est pas permis d'admettre une relation fonctionnelle entre thymus et corps thyroïde.

Toutefois Dustin et Zunz, au cours des recherches citées plus haut, ont constaté qu'un thymus relativement réduit correspond en général à un corps thyroïde relativement gros, et un thymus volumineux à un corps thyroïde petit. Ils pensent que la sécrétion thyroïdienne agit sur la distribution et l'utilisation des nucléo-protéines nécessaires à l'édification des tissus ; que l'insuffisance thyroïdienne provoque une fixation plus abondante de ces substances et par suite l'hypertrophie du thymus.

Thymus et hypophyse. — Le thymus est quelquefois hypertrophié dans les syndromes hypophysaires. Après thymectomie, l'hypophyse tantôt augmente de poids (Ugo Soli) tantôt n'est pas influencée (Lucien et Parisot).

Il n'y a pas de relations fonctionnelles démontrées entre le thymus et l'hypophyse.

D'autre part, l'état des **glandes parathyroïdes** dans les *morts thymiques* n'a pas été assez étudié pour pouvoir attribuer ces dernières à la *tétanie*.

Thymus et capsules surrénales. — Les relations entre le thymus et les capsules surrénales ont conduit à une théorie surrénale de la *mort thymique*; celle-ci serait due à une sorte d'insuffisance surrénale aiguë. J'y reviendrai à propos des syndromes surrénaux.

Thymus et glandes sexuelles. — J'étudierai l'action réciproque de ces deux glandes à propos des syndromes sexuels.

TRAITEMENT DES SYNDROMES THYMIQUES

Le traitement des syndromes thymiques est très limité.

Il y a des cas où **l'hypertrophie du thymus** survient chez des hérédo-syphilitiques. Le *traitement spécifique* est alors indiqué.

Quand l'hypertrophie atteint un certain degré, on peut la faire régresser par la *radiothérapie*, qui a des effets remarquables.

La *thymectomie* n'est utile qu'en cas d'échec.

L'*état lymphatique* ou *lymphatico-thymique* est justiciable d'un traitement général par l'iode, l'arsenic, l'huile de foie de morue, la cure marine, etc.. L'*opothérapie surrénale* est justifiée par les modifications des capsules surrénales.

Dans les états de dénutrition où il existe habituellement de l'**atrophie du thymus** on a conseillé l'*opothérapie thymique*. Divers auteurs ont constaté, sous son influence, le relèvement de la courbe de poids.

Stopats a prescrit, chez des bébés de 1 à 2 ans, du thymus frais de veau à doses progressives de 2 à 20 grammes ; Blondel, chez des prématurés débiles, du thymus d'agneau peptonisé à doses de 1 ou 2 gr., L. Tixier et Mlle Feldzer, chez des athrepsiques, de la poudre de thymus de veau desséché (correspondant à 6 fois son poids d'organes frais) à doses de 0 gr. 05 à 0 gr. 07.

*
* *

L'étude des phénomènes attribuables à des lésions ou à des troubles fonctionnels du thymus (en dehors des accidents de compression) ne permet pas, à l'heure actuelle, de porter des conclusions. *Il n'y a pas de véritables syndromes thymiques*, comparables à certains syndromes thyroïdiens, parathyroïdiens, hypophysaires ou épiphysaires.

Le thymus, ni par sa structure ni par sa physiologie, ne présente d'analogies avec les glandes que nous avons passées en revue jusqu'à présent. Rien ne permet de lui attribuer une sécrétion interne. Il intervient peut-être dans la croissance et en particulier dans celle des os ; mais ce n'est pas par la production d'hormones ou d'harmozones, comme le corps thyroïde ; c'est, semble-t-il, comme régulateur du métabolisme nucléinique.

CHAPITRE VIII

LES SYNDROMES SURRÉNAUX

CAPSULES SURRÉNALES

Il y a deux capsules surrénales; chacune coiffe le pôle supérieur d'un rein (*supra-renalis*, au-dessus du rein). C'est, avec les parathyroïdes, le second exemple de glandes endocrines paires et symétriques; les autres glandes, corps thyroïde, hypophyse, épiphyse, thymus sont uniques et médianes.

De même que l'hypophyse, la surrénale a une double origine.

Une *première ébauche* apparaît chez l'embryon de 6 millimètres, vers le 25e jour. Elle est constituée par des invaginations de l'épithélium cœlomique [1], au niveau de l'extrémité supérieure de *l'éminence génitale*, qui, d'autre part, donne naissance aux cellules des glandes génitales. C'est *l'ébauche corticale* qui forme la *substance corticale*, laquelle est donc, d'*origine mésodermique*.

Une *seconde ébauche* provient des *ganglions sympathiques*; au début ses éléments ne peuvent être différenciés des cellules nerveuses. C'est *l'ébauche médullaire*, laquelle a une *provenance ectodermique*.

---

1. Le *cœlome* est la cavité qui sépare le feuillet musculocutané et le feuillet fibiro-intestinal de l'embryon.

Une fois constituées, les capsules surrénales sont, au début de la vie, proportionnellement plus grosses que chez l'adulte. Elles pèsent 3 grammes à la naissance et 7 grammes chez ce dernier.

A la naissance, elles sont principalement formées de substance corticale. Le rapport des deux substances est :

$$\frac{\text{Médullaire}}{\text{Corticale}} = \frac{1}{6}$$

Plus tard la médullaire s'accroît et, chez le grand enfant, le rapport = 1.

La **substance corticale** est formée de *cellules épithéliales* polygonales, disposées en colonnes radiées dans la *zone externe* ou *zone fasciculée*, en réticulum dans la *zone profonde* ou *zone réticulaire*. Ces cellules contiennent des *granulations lipoïdiques* et, dans la zone réticulaire, des *granulations pigmentaires*.

Chez le fœtus, le grand volume des capsules est dû au développement de la partie interne du cortex ou *zone limitante*. Les cellules n'y contiennent pas de granulations lipoïdiques. Cette zone diminue après la naissance et disparaît vers un an.

Avant 2 ans, les cellules de la corticale sont bourrées d'enclaves incolores, contenant des *éthers de la cholestérine. Après cet âge*, les enclaves prennent une teinte jaune par adjonction de *chromogènes* variés. La teneur en *cholestérine* augmente de 2 gr. 60 pour 1.000 au 3ᵉ mois de la vie intra-intérine, à 15 pour 1.000 au moment de la naissance.

La **substance médullaire** est constituée par une masse de *cellules* pénétrée par des vaisseaux sinusiformes, qui forment de véritables *lacs sanguins*. Les cellules contiennent des *granulations chromaffines*, en nombre et de volume variables, colorées en brun par l'acide chromique et ses sels, qui sont des réactifs de l'adrénaline, des *granulations lipoïdiques*, des *granulations pigmentaires*.

L'innervation des capsules est très riche. Les nerfs forment un riche plexus dans la médullaire.

Il existe des **surrénales accessoires**, situées le long de l'aorte abdominale. Elles ont même origine et même structure que la médullaire. Leurs cellules présentent la même affinité que celles de cette dernière pour le chrome, d'où le nom de *corps* ou *organes chromaffines*, donné à ces formations. Celles-ci sont plus nombreuses et plus grosses chez le nouveau-né que chez l'adulte. Elles possèdent des connexions étroites avec les *nerfs* et les *ganglions sympathiques*.

En résumé, les capsules surrénales sont des formations mixtes, glandulaires et nerveuses, des *organes neuro glandulaires*. Elles sont intimement unies au système sympathique.

Les **lésions** et les **troubles fonctionnels** des capsules surrénales se traduisent par une symptomatologie variable suivant leur nature et leur évolution. On peut décrire plusieurs *syndromes surrénaux* :

1° Des *syndromes surrénaux aigus* :

2° Un *syndrome mélanodermique* ou *maladie d'Addison*.

3° Un *syndrome hypotrophique*.

4° Un *syndrome génito-surrénal*.

1° SYNDROMES SURRÉNAUX AIGUS

Les syndromes surrénaux aigus sont liés à la diminution ou à la suppression brusques ou rapides de l'activité fonctionnelle des capsules surrénales ; ce sont des *syndromes d'insuffisance capsulaire* ou *d'hypoépinéphrie* [1].

1. *Épinéphrie* est l'équivalent de *surrénal* : ἐπί, sur ; νεφρὸς, rein,

Ils sont caractérisés par deux grands symptômes qui caractérisent également les syndromes chroniques : l'*asthénie* et l'*hypotension artérielle*.

L'*asthénie* existe à des degrés divers. L'enfant reste prostré, anéanti, immobile, incapable de tout effort, parfois même de tout mouvement ; en tout cas les moindres mouvements lui sont pénibles et l'épuisent.

L'*hypotension artérielle* est facile à enregistrer. La pression maxima est de 2, 4, 6 centimètres, au-dessous de la moyenne de l'âge ; la pression minima est relativement moins abaissée ; la pression différentielle est par suite diminuée.

Avec l'hypotension on constate : un *pouls* rapide, petit, dépressible, instable ; des *crises de tachycardie* et parfois des *palpitations* au moindre effort.

Un frôlement de la peau de l'abdomen avec le doigt provoque l'apparition d'une *raie blanche*, qui débute lentement, s'accroît et persiste un certain temps. Pour Sergent cette *raie blanche surrénale* est un signe d'hypoépinéphrie. Pour L. Bernard, de Massary et autres auteurs, dont je partage l'opinion, elle se rencontre dans beaucoup de circonstances, où il n'existe pas d'insuffisance capsulaire ; on l'attribue à une irritabilité spéciale des vaso-constructeurs cutanés.

La *température* est normale ou il y a *hypothermie*. Les *urines* sont rares. L'*amaigrissement* est rapide.

Des *troubles gastro-intestinaux*, des *troubles nerveux*, des *érythèmes* polymorphes, morbilliformes, scarlatiniformes, purpuriques se montrent assez souvent.

Quand ces symptômes acquièrent une certaine intensité ils caractérisent des **formes cliniques**.

Dans la **forme gastro-intestinale** apparaissent de violentes douleurs abdominales, des vomissements verts répétés, vraiment incoercibles, une diarrhée cholériforme, du refroidissement des extrémités, de l'hypothermie. On peut penser à un empoisonnement ou a une affection cholériforme. Le pronostic est grave ; la mort par collapsus cardiaque et la mort subite sont des terminaisons fréquentes.

Dans la **forme péritonitique**, il se produit des vomissements, des douleurs abdominales vives, de la constipation ; le ventre est ballonné, tympanisé et la paroi hyperesthésiée.

La **forme nerveuse** se traduit par le coma, ou par des convulsions, ou par du délire, ou par de la prostration. On a décrit une *forme méningée*, dans laquelle, associés ou non aux symptômes précédents, il existe de la céphalée, de la raideur de la nuque, etc.

Enfin la *mort subite* n'est pas exceptionnelle ; parfois elle est vraiment *imprévue*, car rien ne révélait un trouble capsulaire.

Le syndrome surrénal aigu peut se produire *au milieu d'un état de santé en apparence excellent*, du fait d'une altération ancienne occulte des capsules surrénales. Par exemple, un jeune homme meurt subitement après une course à bicyclette ; il existait une tuberculose des capsules surrénales.

D'autres fois le syndrome aigu apparaît *au cours du syndrome chronique*, que je décrirai tout à l'heure.

Plus souvent, il s'observe *au cours de maladies infectieuses*. Hutinel en 1909, L. Tixier et Jean Troisier, Ribadeau-Dumas et Harvier, etc., l'ont particulièrement étudié, chez les enfants, dans la fièvre typhoïde, la scarlatine, la diphtérie et dans diverses maladies. Les symptômes décrits plus haut le caractérisent.

Ces maladies revêtent parfois une gravité particulière, qui les fait qualifier de *formes malignes*. Le tableau clinique réalise alors un *syndrome malin*. Celui-ci, d'après Hutinel, est subordonné à l'action du virus pathogène sur les capsules surrénales et accessoirement sur d'autres glandes endocrines, l'hypophyse et le pancréas notamment. La pathogénie univoque explique l'analogie des accidents dans des maladies aussi différentes que la fièvre typhoïde, la scarlatine ou la diphtérie.

L'insuffisance capsulaire est également responsable, pour un certain nombre de cas, des *morts subites*, qui surviennent parfois d'une façon déconcertante au cours de ces maladies.

L'insuffisance surrénale tient donc une place importante dans la production des manifestations graves, qui peuvent survenir au cours des maladies infectieuses. Mais il ne faut pas méconnaître, dans certains cas, l'intervention possible des altérations d'autres organes, du foie et du cœur notamment. Il n'est pas toujours facile de reconnaître, si les troubles circulatoires sont attribuables à un *syndrome surrénal aigu* ou à un *syndrome myocardique aigu*.

Le syndrome surrénal aigu n'est pas spécial aux maladies infectieuses. Il peut être la conséquence d'*affections gastro-intestinales graves*; il semble jouer un rôle, comme l'a avancé Eugène Terrien, dans certains cas de *vomissements périodiques avec acétonémie*. Chez l'enfant comme chez l'adulte, il semble être un élément important des accidents graves, appelés *crises nitroïdes*, qui se montrent parfois au cours du traitement de l'hérédo-syphilis par les arsénobenzènes. Il est probable même que certaines morts subites chez des nourrissons atteints de *syphilis graves* sont la conséquence des lésions des capsules surrénales.

Parmi les manifestations attribuables aux altéraions des capsules surrénales au cours de certaines maladies infectieuses rentrent des **dystrophies** et des lésions **nécrotiques**, sur lesquelles Hutinel a attiré l'attention. On les observe particulièrement dans la scarlatine et la fièvre thyphoïde.

L'enfant est pâle. Sa peau est sèche ; elle devient le siège d'une véritable *kératose pilaire* ou d'une *ichtyose*, qui résistent aux lavages et durent des semaines. Les cheveux sont secs et tombent par places. Les ongles sont cassants et se rayent transversalement. Le derme est atrophié, parcheminé et ses altérations expliquent en partie l'apparition de *vergetures*, au-dessus et au-dessous des genoux, sous l'influence d'une croissance rapide.

L'*amaigrissement* apparaît au moment de la défervescence ; la maigreur devient souvent extrême ; elle persiste longtemps et ne disparaît qu'à la longue.

L'*asthénie physique* et *morale* est accentuée ; la *démence aiguë* peut se montrer.

Parfois apparaît une *mélanodermie*, dont je reparlerai à propos du syndrome chronique.

Enfin il n'est pas rare d'observer des *ulcérations* ou des *eschares*. Elles se présentent sous des aspects divers suivant les maladies. Les deux types les plus nets sont les *angines ulcéro-nécrotiques* de la scarlatine ; les *ulcérations gangréneuses*, siégeant principalement au niveau du sacrum et des trochanters, et les *ulcérations des plaques de Peyer* de l'intestin dans la fièvre typhoïde.

Ces manifestations d'aspects différents relèvent d'une pathogénie commune. Sous l'influence de l'hypotension artérielle et d'une circulation défectueuse, écrit Hutinel, « les tissus mal irrigués, mal nourris, se défendent mal ; les lésions évoluent sans que des réactions actives arrêtent ou limitent leur progression. » Dans les régions où l'infection localise ses effets, comme le pharynx dans la scarlatine, l'intestin dans la fièvre typhoïde, dans celles exposées à des traumatismes, comme la région sacrée, les éléments se nécrosent, les ulcérations se creusent.

L'insuffisance surrénale est donc la cause, dans bien des cas, des troubles circulatoires. Elle n'en est certes pas la cause unique, mais elle en est la principale.

2° SYNDROME MÉLANODERMIQUE
OU MALADIE D'ADDISON

Quand le syndrome d'insuffisance surrénale présente une évolution plus lente, plus chronique que dans la forme qui vient d'être décrite, à l'asthénie, à l'hypotension, à l'amaigrissement et aux autres symptômes, s'associe, en général, une *pigmentation* particulière de la peau et des muqueuses. Alors se trouve réalisé l'affection dont Addison a donné la première description en 1855, la *maladie d'Addison.* C'est un *syndrome mélanodermique.*

La maladie d'Addison est surtout une affection de l'adulte. Chez l'enfant, quoique peu fréquente, elle n'est pas exceptionnelle. Dans leurs thèses, Dezirot (1898), Mlle Sarah Finkelstein (1909), Chemin (1910), en ont réuni un certain nombre d'observations.

On l'a rencontrée dès la première enfance : à 7 jours, à 7 et 9 mois, à 18 mois, à 3 ans. Elle est rare avant 10 ans, un peu moins de 10 à 14 ans et se rencontre surtout de 14 à 16 ans.

Comme chez l'adulte, elle atteint plus souvent les garçons que les filles : les premiers représentent 60 (Dezinot) et même 71 (Chemin) pour 100 des cas.

Le **début** est généralement insidieux. Il se manifeste le plus souvent par des *troubles digestifs* : nausées, vomissements, diarrhée ou constipation.

Puis les symptômes caractéristiques de la **période d'état** se montrent.

L'*asthénie* apparaît et s'accentue de plus en plus. L'enfant devient incapable de tout effort ; le moindre mouvement l'épuise ; il finit par rester immobile dans son lit.

Le *pouls* est petit, rapide. La *pression artérielle* est basse. Un garçon de 13 ans, que j'ai soigné avec Paisseau en 1904, avait, au sphygmomanomètre de Potain, une pression de 5 ou 6 centimètres Hg, au lieu de 13 ou 14 centimètres, pression moyenne des enfants de même âge.

La *température* reste normale ou s'abaisse au-dessous de la normale, mais, en général, seulement dans les dernières phases de la maladie. Quand il y a de la fièvre, elle est due soit à la maladie qui lèse les capsules surrénales soit à des complications infectieuses.

Le malade maigrit et se *cachectise*. Il prend l'apparence d'un *anémique* ; la peau et les muqueuses sont pâles ; on entend des souffles dans les veines du cou ; on peut constater une diminution du nombre des globules rouges et de l'hémoglobine, ou au contraire, de la polyglobulie conséquence de la concentration du sang.

Assez souvent, dans les trois quarts des cas environ, d'après Monti et Dézirot, se produisent, par crises, des *douleurs* à l'épigastre, dans les flancs, les lombes, les membres. Elles sont plus rares et moins fortes chez les enfants que chez les adultes et ne surviennent guère que chez les grands.

Il y a des *vomissements* dans plus de la moitié des cas. La *diarrhée* est plus commune que la constipation ; elle manque d'ailleurs souvent.

Les *urines* sont rares. Parfois il y a de l'incontinence des urines, attribuable probablement à l'atonie du sphincter vésical.

On peut voir, surtout à une période avancée, des *convulsions épileptiformes* et même des *mouvements choréiformes*, comme chez l'enfant de 13 ans, dont j'ai parlé tout à l'heure.

La *mélanodermie* complète le tableau clinique. En général, elle est précédée par les autres manifestations de la maladie. Quelquefois elle constitue le premier symptôme et peut rester le seul pendant plusieurs mois, des années même, a-t-on dit. Elle apparaît sur les parties découvertes, front, cou, face dorsale des mains, et sur les régions normalement pigmentées, aréoles des mamelons, organes génitaux. Elle s'étend plus ou moins vite. La peau prend une teinte gris-clair ou rougeâtre ; elle se fonce de façon uniforme. Quand la pigmentation est généralisée, la peau a une coloration particulière, qui explique l'appellation de *maladie bronzée d'Addison*.

Généralement, on aperçoit des *taches pigmentées* sur la *muqueuse buccale* au niveau des lèvres, des gencives, des joues, sur la *conjonctive* et sur la *muqueuse génitale*.

L'*évolution* du syndrome mélanodermique est, en général, plus rapide chez l'enfant que chez l'adulte. Elle se termine par la *mort* en moins d'un an, dans les deux tiers des cas. Parfois elle dure 1 an et demi ou 2 ans, et même davantage ; nous retrouverons au syndrome hypotrophique un exemple d'évolution prolongée. Dans d'autres cas, la marche est *rapide*.

Le garçon de 13 ans, auquel j'ai fait allusion tout à l'heure, est envoyé à l'hôpital pour une *anémie aiguë*. Il présente de la constipation, des vomissements, une douleur épigastrique, de l'hypothermie, de la polyglobulie, de la tendance aux lipothymies et aux syncopes, des mouvements choréiformes, de l'hypotension artérielle. L'*asthénie* et la *pigmentation* font porter le diagnostic de maladie d'Addison. L'enfant meurt presque subitement, cinq jours après son entrée à l'hôpital. La maladie avait duré environ 3 mois.

Un autre enfant de 18 mois, dont j'ai publié l'observation, en 1905, avec Brelet, entre à l'hôpital avec de la fièvre, de la bronchite, de la constipation. Il présente des déformations rachitiques du squelette et une *coloration gris-jaune* des téguments. Les jours suivants, la fièvre persiste, la pigmentation s'accentue et se généralise ; il y a de l'*asthénie* et de la *torpeur*. D'autre part, des symptômes de tuberculose se précisent. Le malade meurt au bout de 3 semaines après avoir présenté des phénomènes de méningite.

Une fille de 15 ans, soignée par Lereboullet et Peignaux, meurt en 5 semaines.

Dans le quart ou le cinquième des cas, la mort est *subite* ou *presque subite*, comme dans les syndromes aigus. Elle est le fait d'une *syncope* ou de *convulsions* ; elle peut être précédée de *coma* et de *phénomènes choréiformes*. Assez souvent elle est hâtée par une *tuberculose granulique*, une *méningite tuberculeuse* ou une *infection intercurrente*.

On peut observer des *rémissions*. La *guérison* est exceptionnelle.

Telle est la **forme commune** de la maladie d'Addison. A côté d'elle on peut décrire des **formes frustes**, dans lesquelles les symptômes sont atténués. Elles se relient, par des *formes de transition*, aux dystrophies décrites à propos des syndromes aigus et observées à la suite des maladies infectieuses. Elles peuvent guérir.

J'en ai observé, en 1907, avec Rivet, des cas intéressants.

Deux bébés âgés de 10 et 18 mois, qui souffraient depuis longtemps de troubles digestifs, sont atteints, pendant l'été, d'*affections gastro-intestinales graves* et *prolongées*. Ils tombent dans un état de *cachexie* extrême. Alors apparaît une *pigmentation* de la peau et de la muqueuse buccale, qui, jointe aux autres symptômes, fait porter le diagnostic de *maladie d'Addison* et un pronostic fatal. Sous l'influence du traitement, l'état général s'améliore au bout de quelque temps, le poids augmente, la mélanodermie disparaît.

Souvent d'ailleurs, dans les *affections gastro-intestinal prolongées*, les téguments prennent une teinte jaunâtre et terreuse. Il en est de même dans les *tuberculoses péritonéales*.

A la suite des *fièvres typhoïdes longues et sévères*, compliquées du syndrome surrénal aigu décrit tout à l'heure, Hutinel a observé quelquefois une teinte mélanique plus ou moins accentuée.

Autrefois on qualifiait les faits de ce genre de *syndromes pseudo-addisoniens*. En réalité ils rentrent, comme la maladie d'Addison dans le cadre des *syndromes mélanodermiques*. Leur particularité est de relever de lésions curables.

3° SYNDROME HYPOTROPHIQUE

Chez certains enfants ou jeunes gens le syndrome surrénal chronique ne revêt pas le type d'Addison mais un *type hypotrophique*.

Les cas de ce genre sont exceptionnels. En 1910, Apert n'en avait colligé que 4. Ils réalisent le tableau décrit sous les noms de *progeria* (πρό γεραιός, prématurément vieux) par Hastings et Gilford, de *nanisme à type sénile* par Variot et Pironneau, de *gérodermie* (γῆρας, vieillesse ; δέρμα, peau) par Apert. Ces dénominations rappellent les principaux caractères du syndrome.

Le syndrome peut apparaître dès les premières années. Haushalter l'a vu chez un garçon de 3 ans et demi.

La *taille* est très petite ; on peut parler de *nanisme*. Une fillette de 8 ans, observée par Rand, avait la taille d'un enfant de 4 ans et pesait 14 kilos.

Les autres symptômes, qui complètent le tableau clinique, sont :

l'*état glabre de la peau,*

la *fonte du tissu adipeux,*

l'*aspect sénile des téguments.*

L'enfant présente un aspect vieillot. La face est sillonnée de rides, la bouche tombante, les joues sont flasques. La peau du corps forme des plis ; le scrotum pend ; le fourreau de la verge est plissé.

Quand le malade a dépassé l'enfance, les organes génitaux restent petits, les caractères sexuels secondaires n'apparaissent pas ; il est devenu un *infantile.* Il existe un **infantilisme surrénal**. L'observation rapportée par Morlat, en 1903, en est un exemple.

Un garçon, jusque-là bien portant, présente vers 14 ans une *pigmentation* de plus en plus accentuée des téguments, qui le fait ressembler à un mulâtre. En même temps il se produit de l'*énurésie nocturne*, de l'*asthénie*, de l'*adynamie*. Variot le traite par des injections d'extrait surrénal.

Après un traitement, prolongé, vers 16 ans, la mélanodermie a notablement diminué et le malade se sent plus fort.

Le traitement est poursuivi ; l'état reste stationnaire, avec des alternatives d'amélioration ou d'aggravation.

A 19 ans, la situation est toujours la même. La mélanodermie et l'asthénie persistent. Le jeune homme présente un *aspect infantile*; il paraît avoir 14 ou 15 ans. La taille qui était de 148 centimètres au début de la maladie, vers 14 ans, n'a grandi que de quelques centimètres ; le corps est maigre et gracile, le visage osseux et ridé, le facies vieillot. La face, les aisselles, le pubis sont glabres. La verge et les testicules sont petits. Le nombre des dents est normal. Le caractère est apathique et indifférent.

Après un nouveau traitement par les capsules surrénales, l'état général s'améliore, l'asthénie et l'apathie diminuent, la taille s'allonge ; à 20 ans, elle est de 157 centimètres.

4° SYNDROME GÉNITO-SURRÉNAL

Le *syndrome génito-surrénal*, dénomination proposée par Alfred Gallais en 1912, comprend diverses formes cliniques, caractérisées par « une tendance incontestable à l'hyperaccroissement, des caractères sexuels masculins, quel que soit l'âge de l'individu à la date d'apparition du syndrome ».

Pendant l'enfance et la jeunesse, on observe 2 types : le *pseudo-hermaphrodisme surrénal* et le *virilisme* ou *hirsutisme*.

A. Pseudo-hermaphrodisme surrénal.

L'hermaphrodisme vrai (Ἑρμῆς, Mercure ; Ἀφροδίτη, Vénus) consiste dans la coexistence, sur un même individu, des deux glandes sexuelles, ovaire et testicule.

Le **pseudo-hermaphrodisme** présente deux variétés principales.

La *première variété* est caractérisée par la coexistence d'organes génitaux externes masculins et d'organes génitaux internes féminins (*pseudo-hermaphrodisme féminin interne*) ; la *seconde variété* par la coexistence d'organes génitaux externes féminins et d'organes génitaux internes masculins (*pseudo-hermaphrodisme masculin interne*).

Le *pseudo-hermaphrodisme surrénal* est presque toujours un pseudo-hermaphrodisme féminin interne. Le sujet a l'apparence d'un garçon. Le pénis est bien développé avec hypospadias plus ou moins accentué ; les bourses sont formées et on peut y sentir par la palpation des amas graisseux simulant le testicule. Une intervention chirurgicale ou l'autopsie font découvrir des ovaires.

A la période pubertaire, d'une façon assez précoce, apparaissent les caractères sexuels secondaires. « Ils participent à la fois du sexe véritable (adipose, menstruation possible faisant croire à une hématurie) et du sexe apparent (hypertrichose à systématisation masculine, présence de moustache, de barbe en collier, poils sur l'abdomen et les cuisses. La voix, la conformation du larynx, le caractère, l'instinct sexuel sont masculins. » (Gallais).

Fréquemment l'enfant est amené au médecin pour une *tumeur lombaire*. En pareil cas, la mort peut être rapide. Mais la malformation elle-même est compatible avec une longue survie ; elle a été rencontrée par Fibiger, Marchand, Engelhardt, chez des sujets de 47 à 59 ans.

Il ne faut pas confondre ces faits avec d'autres où la morphologie sexuelle anormale consiste en un *clitoris* volumineux, donnant l'illusion d'un pénis, avec atrophie de l'utérus et des ovaires ; on retrouve ces modifications dans le type suivant.

B. Virilisme surrénal.

Le syndrome clinique, qui réalise le *virilisme* (*vir*, homme) ou *hirsutisme* (*hirsutus*, velu), apparaît chez des enfants qui ne présentent pas d'anomalie congénitale des organes génitaux.

Il se rencontre surtout **chez les filles**. Il débute souvent entre 3 et 12 ans, mais également pendant ou après la période pubertaire.

Souvent le premier symptôme qui attire l'attention

est l'*hypertrichose* (ὑπέρ, en excès; θρίξ, poil). La peau se couvre de poils, la moustache et un collier de barbe apparaissent, les poils pubiens et axillaires poussent abondamment. L'hypertrichose a donc une systématisation masculine.

Généralement le tissu adipeux se développe et l'enfant devient *obèse*. Les traits sont bouffis. L'adiposité prédomine au niveau du cou, de la poitrine, du ventre, qui se couvre de vergetures; elle peut respecter les membres. Parfois le développement du ventre fait penser à une grossesse.

Les *seins* sont gros; mais leur volume parait dépendre plutôt de la surcharge graisseuse que du développement de la glande mammaire.

Le corps prend l'*aspect masculin*; le thorax, le bassin sont ceux d'un garçon, les membres sont musclés.

La *voix* devient masculine. L'*intelligence* est souvent avancée et disproportionnée avec l'âge. Le *caractère* devient violent.

Les *règles* peuvent apparaître d'une façon précoce, même avant l'âge pubertaire. Mais elles peuvent faire défaut. Bientôt d'ailleurs elles deviennent irrégulières, puis disparaissent.

Les *organes génitaux* prennent un développement exagéré; le clitoris s'hypertrophie et ressemble à un pénis, les grandes lèvres grossissent.

En résumé, il se développe, à un âge plus ou moins précoce, des caractères sexuels secondaires féminins, et des caractères sexuels secondaires propres à l'homme, de virilité.

Chez le garçon, l'affection est beaucoup plus rare. Le développement est précoce, les caractères sexuels mâles sont très accusés, les muscles s'hypertrophient, la vigueur est grande. Le malade est un véritable *enfant hercule*.

L'obésité peut faire défaut chez les filles qui présentent alors le même type musculaire que les garçons. C'était le cas pour une fillette de 14 ans, observée par E. Weill et Dufourt, dont l'affection avait débuté à 10 ans par de l'hypertrichose.

La **pigmentation** de la peau et des muqueuses est rare. On remarque seulement, écrit Gallais, sur « le front, le bord antérieur des aisselles, mais surtout le dos de l'avant-bras et de la main, une teinte gris sale, diffuse ou parcellaire, rebelle aux ablutions ».

Le syndrome s'installe plus ou moins rapidement. L'état, qui vient d'être décrit, persiste un certain temps. Puis, tôt ou tard, quelquefois au bout de quelques mois, le tableau clinique se modifie.

Cette **seconde phase** est caractérisée par l'*amaigrissement*, des *douleurs* thoraciques ou lombaires, une *asthénie* progressive, de la *dépression nerveuse*. On peut voir apparaître alors les signes d'une *tumeur abdominale* ou *lombaire*. Celle-ci est parfois constatée dès le début.

La **durée**, souvent difficile à préciser, varie de 6 mois à 2 ans. L'évolution peut être hâtée par des *complications respiratoires* (broncho-pneumonies, œdème pulmonaire, tuberculose pulmonaire), *gastro-intestinales* (diarrhée, qui est parfois cholériforme), *nerveuses* ou *mentales* (convulsions, excitation cérébrale, agitation, insomnie), *cardiaques* (tachycardie, insuffisance cardiaque, collapsus, syncope).

PATHOGÉNIE DES SYNDROMES SURRÉNAUX

L'origine surrénale des syndromes surrénaux est basée sur l'*anatomie pathologique* et l'*expérimentation*.

A. Anatomie pathologique.

Les autopsies des malades morts après avoir présenté les syndromes surrénaux, qui viennent d'être décrits, montrent des lésions des capsules surrénales différentes pour chacun d'eux.

1° Dans les **syndromes surrénaux aigus**, il existe assez souvent des *hémorragies* des capsules, intéressant généralement les deux ; elles présentent toutes les variétés, depuis l'hémorragie punctiforme jusqu'au véritable hématome. D'autres fois, on découvre un *ramollissement* de la substance médullaire. Parfois encore, les glandes ont une apparence normale, mais présentent des lésions histologiques : congestion, petits foyers hémorragiques, infiltration leucocytaire, dégénérescences cellulaires.

2° Dans le **syndrome mélanodermique**, la lésion la plus fréquente est la *tuberculose des capsules surrénales*.

Les deux *capsules* sont altérées et presque complètement détruites par le processus caséeux.

Souvent les *ganglions semi-lunaires* et les filets du *plexus solaire* sont englobés dans des adénites tuberculeuses prévertébrales.

Parfois les *capsules paraissent indemnes*. Il en était ainsi chez le bébé de 18 mois, dont j'ai rapporté plus haut l'observation : il existait de volumineuses adénopathies tuberculeuses prévertébrales, qui très vraisemblablement avaient entraîné des lésions nerveuses. Cependant, chez une fille de 10 ans, autopsiée par Richon, les ganglions semi-lunaires étaient presque normaux.

Le *cancer* et la *syphilis* des capsules sont exceptionnels.

3° Les lésions du **syndrome hypotrophique** sont peu connues.

4° Dans le **syndrome génito-surrénal**, les capsules surrénales présentent des *lésions hypertrophiques* de la *substance corticale*. Ce sont l'*hypertrophie simple*, l'*hyperplasie adénomateuse*, l'*adénome*, le *cancer*; parfois on trouve des *surrénales accessoires volumineuses*.

Les *organes génitaux féminins* sont atrophiés. L'*ovaire* est petit ou en voie d'atrophie; les follicules de Graaf et les corps jaunes sont rares ou même font défaut; fréquemment il y a de petits kystes.

Le *testicule* n'a pas été suffisamment étudié. D'ailleurs ce syndrome est rare chez les garçons.

En résumé, les lésions rencontrées dans les divers syndromes surrénaux peuvent se grouper en *deux catégories* :

1° Celles qui ont pour conséquence une diminution ou la suppression de l'activité fonctionnelle des glandes, c'est-à-dire de l'*hypoépinéphrie*;

2° celles qui, localisées à la substance corticale, en entraînent le fonctionnement exagéré, l'*hyperépinéphrie*.

B. Expérimentation.

L'expérimentation apporte des données précieuses sur la pathogénie des syndromes surrénaux. Elle a été poursuivie de pair avec l'observation anatomo-clinique.

Presque en même temps qu'Addison, en 1855, publiait à Londres son travail sur *Les effets généraux et locaux des maladies des capsules surrénales* (On the constitutional and local Effects of Diseases of suprarenal capsuls), Brown-Sequard, en 1856, relatait à Paris, ses *Recherches expérimentales sur les capsules surrénales*.

L'ablation des capsules surrénales (*capsulectomie, épinéphrectomie*), d'après Brown-Séquard et les physiologistes qui l'ont suivi, entraîne de la faiblesse musculaire, de l'hypothermie, de l'hypotension artérielle et enfin une mort plus ou moins rapide. Cependant ces phénomènes ne s'observent pas toujours. Il est nécessaire, comme l'ont établi Abelous et Langlois, que l'ablation soit *totale*; il suffit de laisser intacts quelques éléments glandulaires pour assurer la survie.

Les syndromes surrénaux, qui relèvent d'une insuffisance surrénale, trouvent donc leur confirmation expérimentale.

Les phénomènes consécutifs à la capsulectomie sont attribuables, pour la plupart, à l'action de *poisons curarisants* formés dans l'organisme et détruits, dans les conditions normales, par les capsules. Ils sont dus à la suppression de la *fonction antitoxique* de ces dernières et cette fonction, démontrée par divers expérimentateurs, appartient à la substance corticale.

L'*hypotension artérielle* résulte de la suppression de la *fonction angiotonique*; celle-ci relève, d'après l'opinion classique, de l'action de l'*adrénaline, épinéphrine* ou *suprarénine*, produit qui paraît être élaboré par les cellules chromaffines de la substance médullaire.

La *mélanodermie* n'apparaît pas après la capsulectomie. Son mode de production est mal connu et probablement complexe. Il semble que la *fonction chromogénique*, dont elle traduit le trouble, réside dans le *système chromaffine*, qui comprend des cellules de la substance médullaire et des cellules siégeant en dehors des capsules. On peut observer, nous l'avons vu, des syndromes mélanodermiques avec des capsules intactes.

L'*hypotrophie* n'a pas été reproduite par l'ablation des capsules.

D'autre part les injections d'extraits de capsules

surrénales ou d'adrénaline ont des effets complexes.

Je retiens seulement ceux qui ont été constatés sur les *animaux en période de croissance*. Sitsen a pratiqué des injections répétées d'*adrénaline* sur de jeunes lapins; ceux-ci ont présenté une diminution de la tonicité et de l'atrophie musculaires, des retards de croissance pondérale et staturale; leurs os étaient plus courts et moins pesants que ceux des témoins. Ces faits sont en contradiction avec l'opinion, émise par divers auteurs, que l'adrénaline favorise l'ossification ou tout au moins la calcification des os.

Il n'est pas étonnant que l'adrénaline ne provoque pas de phénomènes comparables à ceux qu'entraîne l'hypertrophie de la substance corticale, puisqu'elle est produite dans la substance médullaire.

L'expérimentation ne nous apprend rien sur la pathogénie du *syndrome génito-surrénal* qui est lié, je le rappelle, à des lésions de la substance corticale paraissant entraîner son hyperfonctionnement.

Ce syndrome démontre l'existence d'une *corrélation entre la cortico-surrénale* et *les glandes sexuelles*. Celle-ci s'explique puisqu'elles ont même origine au niveau de l'éminence génitale et qu'en outre les cellules de la cortico-surrénale et celles du corps jaune de l'ovaire présentent des analogies de constitution et de structure.

Certaines expériences établissent que la *castration* retentit sur la cortico-surrénale. L'observation clinique conduit à admettre que l'hypertrophie de la corticale influence les glandes sexuelles. L'étude de ces relations fonctionnelles trouvera sa place aux syndromes sexuels.

RELATIONS ENTRE LES CAPSULES SURRÉNALES ET DIVERSES GLANDES ENDOCRINES

Les capsules surrénales sont influencées par d'autres

glandes endocrines et réciproquement peuvent elles-mêmes influencer ces dernières.

1° **Capsules surrénales et corps thyroïde**. — L'action du corps thyroïde sur les capsules surrénales a surtout été étudiée.

Après *ablation du corps thyroïde*, l'activité surrénale paraît diminuée et l'excitabilité du sympathique, intimement liée à cette dernière, est affectée ; la teneur en adrénaline de la médullaire est diminuée (Herring).

L'*extrait thyroïdien* à doses fortes augmente l'adrénaline du sang surrénal, d'après Gley et Quinquaud (1913) ; de même d'ailleurs agissent les extraits d'autres organes, de foie par exemple. D'après Hoskins (1910), Herring (1916), des cobayes, les femelles plus que les mâles, nourris avec du corps thyroïde desséché, présentent de l'hypertrophie des surrénales, corticale et médullaire, et une augmentation de leur teneur en adrénaline.

Dans le *goitre exophtalmique*, divers auteurs ont constaté une augmentation de l'adrénaline du sang. On a pensé que c'était la cause de l'hyperexcitabilité du sympathique dans cette affection. Mais on a signalé, par contre, les effets favorables de l'adrénaline dans certains cas de goitre exophtalmique.

Après *surrénalectomie*, le corps thyroïde reste normal ou augmente de volume.

2° **Capsules surrénales et thymus**. — Les relations des capsules surrénales et du thymus nous intéressent particulièrement.

L'*ablation des capsules* entraîne, d'après Boinet, l'hypertrophie du thymus ; les *injections d'extrait capsulaire* provoquent, d'après Wasttenson, une involution du thymus.

Inversement, au dire d'Ugo Soli, la *thymectomie* est

suivie d'une légère hypertrophie des surrénales.

Dans la maladie d'Addison, on constate l'hypertrophie du thymus et des organes lymphoïdes. Hart, Kohn, Hedinger, Wiesel, Pulawski parlent même d'un véritable *état lymphatico-thymique*.

On attribue un rôle à l'hypoépinéphrie et à l'hypoplasie du système chromaffine dans la production de la *mort subite*, dite *mort thymique*. D'après Harnowski, il existerait un antagonisme entre le thymus et les capsules surrénales : le thymus frêne le système chromaffine, la surrénale l'excite. L'hypertrophie thymique arrête le développement de la substance médullaire des surrénales ; celles-ci ne sécrètent plus l'adrénaline nécessaire à l'organisme. La mort subite serait due à une sorte d'insuffisance surrénale aiguë, ainsi que l'a écrit Pulawski.

La mort par insuffisance surrénale est un fait certain. Il est possible que cette insuffisance soit cause de la mort subite des enfants porteurs d'un gros thymus. Mais il n'est pas nécessaire d'admettre et il n'est pas démontré que l'hypertrophie thymique soit la cause de l'hypoépinéphrie.

3° **Capsules surrénales et glandes sexuelles**. — Nous venons de voir l'association caractéristique de troubles surrénaux et sexuels. J'étudierai plus loin les relations entre ces glandes.

TRAITEMENT DES SYNDROMES SURRÉNAUX

La **déficience** des capsules surrénales indique l'*opothérapie surrénale*.

Il convient de prescrire soit la *poudre de capsules surrénales desséchées* par la bouche, soit des *extraits totaux* glycérinés, en injections sous-cutanées.

L'*adrénaline*, produit défini extrait de la glande ou préparé par synthèse, ne remplace pas la glande totale. Elle est surtout indiquée par son action cardio-vasculaire. Son action hypertensive, longtemps classique, est passagère et inconstante ; l'hypertension est suivie d'hypotension et celle-ci peut se produire d'emblée.

L'efficacité de l'opothérapie surrénale est surtout manifeste, dans les *syndromes surrénaux aigus*, quand ils n'ont pas une évolution trop rapide. Elle est également manifeste dans les *syndromes plus lents* qui s'observent à la suite des maladies infectieuses ou dans les diverses circonstances qui ont été relatées, ainsi que dans les *syndromes mélanodermiques frustes*. Dans la *maladie d'Addison*, l'opothérapie est incapable de suppléer les capsules plus ou moins complètement détruites ; on doit cependant toujours la prescrire et on peut avoir la surprise d'une amélioration, comme chez le malade de Morlat.

L'opothérapie surrénale est également indiquée dans le *syndrome hypotrophique*.

Quand il existe un **fonctionnement exagéré des capsules surrénales,** comme dans le *syndrome génito-surrénal*, l'opothérapie surrénale est contre-indiquée.

On peut être conduit, en pareil cas, à une *intervention chirurgicale*, pour pratiquer l'ablation d'une tumeur. Quelques *surrénalectomies* ont été réalisées. Elles ont été tardives et la mortalité a été de 50 p. 100. Il est difficile d'en préciser les indications dans les premières phases de l'évolution.

*
* *

Les syndromes surrénaux ont une existence indiscutable, établie sur des observations anatomo-cliniques. Leur pathogénie est élucidée, dans une certaine mesure, par l'expérimentation. Toutefois elle présente encore bien des obscurités et des hypothèses.

En tout cas, de même que les parathyroïdes, l'hypophyse, l'épiphyse, le thymus, les capsules surrénales diffèrent grandement de la glande endocrine type qu'est le corps thyroïde. Les syndromes surrénaux sont un exemple de plus de la complexité des faits cliniques réunis sous l'appellation de syndromes endocriniens.

CHAPITRE IX

LES SYNDROMES SEXUELS

GLANDES SEXUELLES

De chaque côté du mésentère se forme chez
l'embryon humain, pendant la 4e et la 5e semaines,
une saillie allongée, *l'éminence génitale*. Elle est
constituée par une masse mésodermique que recouvre
une portion de l'épithélium cœlomique. Elle donne
naissance, dans sa *partie supérieure*, à la *cortico-
surrénale*, dans sa *partie inférieure*, à la *glande génitale*. Au niveau de cette dernière l'épithélium proli-
fère; il constitue l'*épithélium germinatif* (Waldeyer);
celui-ci est formé de deux ou trois assises de cellules
cylindriques. Entre ces cellules, on remarque bientôt
des cellules sphériques plus volumineuses, à gros
noyau pourvu d'un riche réseau de chromatine: ce
sont les *ovules primordiaux* (Waldeyer), *ovoblastes*
ou *grandes cellules sexuelles*.

Peu à peu, l'épithélium et le stroma conjonctif
prolifèrent et s'enchevêtrent. En s'enfonçant dans le
stroma, l'épithélium forme des *cordons cellulaires*
pleins (*cordons de Pflüger*), contenant les ovules
primordiaux entourés de cellules de l'épithélium
germinatif.

Ultérieurement se produisent des transformations

différentes suivant les sexes et se constituent soit un *ovaire*, soit un *testicule*.

Ovaire. — Les cordons de Pflüger se multiplient et forment un réseau, dont les mailles sont remplies par le tissu conjonctif. La multiplication s'arrête en général avant la naissance ; les cordons perdent alors leurs relations avec l'épithélium germinatif, qui devient un simple revêtement de cellules cylindriques.

Plus tard les cordons cellulaires sont divisés par la prolifération conjonctive en amas de cellules, contenant 3 ou 4 ovules primordiaux (*nids d'ovules*), puis en amas plus simples, formés d'un seul ovule primordial revêtu d'une couche de cellules épithéliales (*follicule de Graaf* ou *ovisac*).

Les *ovaires*, logés dans le bassin, sont au nombre de 2, un droit et un gauche. Leur dimension et leur poids augmentent depuis la naissance jusqu'à l'âge adulte. Chacun d'eux pèse :

Chez le nouveau-né	. . .	0 gr. 50 ou 0 gr. 60
— l'enfant	. . . . . .	2 gr. ou 3 gr.
à la puberté	. . . . . .	4 gr. ou 5 gr.
chez l'adulte	. . . . . .	6 gr. ou 8 gr.

L'ovaire comprend une *substance médullaire*, conjonctive et très vasculaire, et une *substance corticale*.

La substance corticale est essentiellement constituée par les *follicules de Graaf*.

Au moment de la puberté et chez la *femme adulte*, les follicules de Graaf se trouvent à divers états de développement. Les uns, très petits et de structure simple, sont les *follicules primordiaux*. Les autres, plus ou moins voisins de la maturité, ont une structure complexe ; ils sont gros et font saillie à la surface de l'ovaire ; ils forment une vésicule remplie de liquide et contenant un *ovule mûr*. Finalement la vésicule se rompt et laisse échapper l'ovule ; cette rupture accompagne d'habitude la *menstruation*.

Après la rupture, le follicule donne naissance au *corps jaune*. Celui-ci est produit par la prolifération de l'enveloppe conjonctive du follicule et aussi, pour certains auteurs, de l'épithélium folliculaire ; les cellules se multiplient et se chargent de gouttelettes graisseuses, qui donnent l'aspect jaunâtre caractéristique (*cellules lutéales*). Au bout d'un certain temps, ces cellules perdent leurs contours et s'accolent en travées épaisses, la substance jaune se résorbe et il ne reste plus qu'une cicatrice. En dehors de la grossesse, où ils sont volumineux, les corps jaunes restent petits et régressent en 6 ou 8 semaines.

On attribue, en général, aux corps jaunes des *fonctions endocrines* importantes. Les cellules lutéales sont probablement des *cellules interstitielles*, homologues de celles que nous allons retrouver dans le testicule.

Toutefois des travaux récents (Schikele, Sappey et de Roseville, Heary, Seitz, etc.) montrent que le follicule joue un rôle pendant toute son évolution.

Testicule. — Pendant la première phase du développement, l'évolution de la glande sexuelle est identique dans les deux sexes. On trouve les mêmes cordons cellulaires pleins, contenant de grosses cellules identiques aux ovules primordiaux et qu'on appelle *spermatomères* (σπέρμα, semence).

Plus tard, les cordons se transforment en *canalicules séminifères*, qui sont tapissés par des petites épithéliales isomorphes et entrent en relation avec les canaux excréteurs.

En même temps, le testicule émigre de la région lombaire, où il est primitivement placé, pour gagner progressivement l'anneau inguinal, vers le 6ᵉ mois de la vie fœtale, et le scrotum, peu avant la naissance.

Quand il s'arrête en un point de son trajet, il existe une *ectopie testiculaire* (ἐκ, hors ; τόπος, lieu). L'absence de testicule dans les bourses constitue la *cryptorchidie* (κρύπτειν, cacher, ὄρχις, testicule) ; celle-ci peut être uni ou bilatérale.

A la naissance, les testicules, au nombre de deux, occupent les bourses. Leurs dimensions sont réduites. Pendant l'enfance, ils augmentent peu de volume. A ce *stade de prespermatogénèse* (Prenant) apparaissent, dans les canalicules séminifères, les cellules de la *lignée séminale* ; *spermatogonies, spermatocytes, spermatides* ; mais elles dégénèrent sans achever leur évolution.

Pendant la période pubertaire, les testicules augmentent de volume et, quand la puberté est achevée, les cellules aboutissent à la formation des *spermatozoïdes*. La *fonction de reproduction* est alors assurée.

Dans le tissu conjonctif intertubulaire qui constitue le stroma du testicule, il existe des *cordons de cellules* d'aspect épithélial, décrites par Leydig en 1850, les *cellules de Leydig* ou *cellules interstitielles du testicule*, qui constituent la *glande interstitielle* ou *diastématique* (διάστημα, intervalle).

Ces cellules sont très développées chez le fœtus ; elles disparaissent presque complètement après la naissance (Branca). Plus tard, elles se montrent de nouveau au moment de la puberté ; enfin elles régressent définitivement au terme de la vie génitale.

Ces cellules, de forme polyédrique, sont volumineuses ; elles peuvent atteindre 50 ou 60 μ ; leur noyau est gros ; leur cytoplasma contient des granulations diverses et notamment des granulations lypoïdiques.

Pour Branca, ce sont des *cellules conjonctives* hautement différenciées ; certaines d'entre elles proviendraient des leucocytes.

Quelle que soit leur origine, ce sont les cellules interstitielles qui assurent les *fonctions endocrines du testicule*, de même que les *cellules lutéales* assurent celles de l'ovaire.

Le *testicule* et l'*ovaire* sont les organes de la génération; ils forment les *spermatozoïdes* et les *ovules*. Ils ont en outre des *sécrétions internes*. Les troubles de ces dernières entraînent l'apparition de phénomènes particuliers, dont les groupements réalisent des **syndromes sexuels**. Ceux-ci sont particuliers à la grande enfance et à la jeunesse; on ignore en effet les manifestations qui résultent peut-être des troubles de la *puberté en miniature* du nouveau-né. Bien qu'il existe des analogies entre les deux sexes, il convient d'étudier séparément :

1° les *syndromes testiculaires*.

2° les *syndromes ovariens*.

1° SYNDROMES TESTICULAIRES

On peut, comme pour les diverses glandes endocrines, distinguer deux grands types de ces syndromes.

A. Les *syndromes d'anorchidie* (α, privatif; ὄρχις, testicule) *et d'hypoorchidie*;

B. Les *syndromes d'hyperorchidie*.

A. Syndromes d'anorchidie et d'hypoorchidie.

(eunuchisme, infantilisme, juvénilisme).

Ces syndromes sont réalisés d'une façon en quelque sorte expérimentale, chez les enfants *castrés*, c'est-à-dire privés de leurs testicules, avant la puberté.

La **castration** est parfois *accidentelle*; elle a été réalisée, par exemple, par une morsure de chien, chez un malade d'Apert. Elle est pratiquée *volontairement* dans certains pays, pour le recrutement des *eunuques* (εὐνή, lit; ἔχειν garder) destinés aux harems des Orientaux; elle l'est encore chez les *Stoptzys* de Russie.

Les sujets castrés avant l'époque de la puberté, pendant la période de croissance, présentent des caractères particuliers, qu'on ne retrouve pas chez ceux qui ont été castrés après l'achèvement de la puberté. Ils réalisent le syndrome clinique, habituellement désigné sous le nom d'*eunuchisme*. Ce syndrome se constitue à la fin de la grande enfance et pendant la jeunesse.

Pendant la première partie de l'enfance les *eunuques* grandissent comme les sujets normaux; à la fin de l'enfance, ils n'ont pas la poussée de croissance habituelle. Mais leur croissance se poursuit au delà de l'âge où elle s'arrête normalement, jusqu'à l'âge adulte. Aussi finalement ils ont une *taille élevée*. Pour certains, la stature est supérieure à celle des hommes de la même race; on peut parler de *gigantisme*, en tenant compte de la définition de cet état qui a été donnée plus haut; on décrit un *gigantisme eunuchoïde*.

L'allongement du corps porte principalement *sur les membres inférieurs*. Ce fait a été établi notamment par P. E. Launois et Pierre Roy, en 1902; Eugène Pittard l'a constaté par les mensurations pratiquées chez les Stoptzys. A cause de leurs longues jambes, on compare ces sujets à des *échassiers*. Le rapport de Manouvrier est anormalement élevé; ces castrés sont des *macroskèles*.

Cette modalité particulière n'est que l'exagération d'un processus physiologique. La croissance, on se le rappelle, se fait par les membres inférieurs avant la puberté, par le buste après. Chez les sujets privés de testicules, la croissance continue de s'effectuer suivant la modalité qu'elle a dans l'enfance.

Les *radiographies du squelette* montrent d'ailleurs une *persistance anormale des cartilages de conjugaison* : ils ne se soudent pas aux âges voulus et le processus d'ossification se poursuit. Launois et Pierre Roy ont constaté chez un homme de 30 ans, haut de 204 centimètres, la non-soudure des épiphyses des os de l'avant-bras, des métacarpiens, des phalanges.

La macroskélie se rencontre même quand la taille n'est supérieure que de peu à la moyenne, chez des sujets qui ne sont pas des géants.

En même temps qu'une croissance exagérée, on remarque la *non apparition* des *caractères sexuels secondaires*. Les poils du pubis et des aisselles font défaut ou sont rares, de même que ceux de la poitrine et des membres ; le visage reste glabre ; mais les cheveux, les sourcils, les cils sont conservés et suffisamment fournis. Quand la castration a respecté le *pénis*, il reste petit comme celui d'un enfant. La *prostate* et les *vésicules séminales* ne grossissent pas. L'appétit vénérien fait défaut. La *voix* ne mue pas ; elle reste faible, grêle et aiguë, car le larynx ne se développe pas ; la saillie de la *pomme d'Adam* n'apparaît pas.

Le *thorax* reste étroit ; le *bassin* s'élargit et les *hanches* deviennent saillantes. La peau est douce et pâle, les chairs sont molles et le tissu adipeux est abondant à l'abdomen, au pourtour du bassin, aux cuisses ; les membres sont arrondis et les muscles peu saillants. Souvent les seins s'hypertrophient. L'*obésité* peut apparaître, mais elle n'est pas la règle. J'y reviendrais à propos des syndromes ovariens.

Les castrats sont peu vigoureux, indolents ; leur énergie est faible. Leur *intelligence* et leur *caractère* sont ceux d'enfants plus jeunes ; adultes, ils restent puérils, impulsifs, irritables.

Il n'est pas rare de constater des *déformations du squelette* : lordose, cyphose, scoliose, genu valgum, pied-plat.

Somme toute, le castrat devenu jeune homme ou adulte, reste un *infantile* par les proportions de son corps et par l'absence des caractères sexuels secondaires. D'autre part, il présente un certain nombre de caractères féminins ; à l'infantilisme s'associe le *féminisme*. Il peut réaliser le type du *gigantisme infantile*, décrit par Launois et Pierre Roy.

L'eunuchisme ne se rencontre pas seulement chez les castrats. Il peut se constituer *spontanément* chez les sujets atteints de *lésions diverses des testicules.*

On l'observe parfois chez des garçons dont les testicules sont absents des bourses, qu'il y ait *bi-cryptorchidie* ou *anorchidie*. Dans le premier de ces états, il fait assez souvent défaut.

Il peut être dû à l'*hérédo-syphilis*. qui frappe le testicule d'une façon précoce avec une assez grande fréquence et y détermine des lésions scléreuses indélébiles.

Il peut s'observer à la suite de maladies *infectieuses aiguës* qui se compliquent d'*orchites* : fièvre typhoïde, pneumonie, angine et surtout oreillons.

La *tuberculose* a été également incriminée.

Je parlerai plus loin du rôle joué par les troubles des diverses *glandes endocrines*.

Toutefois l'eunuchisme est rare dans les diverses affections qui viennent d'être signalées. Toutes les *orchites aiguës*, nous verrons pourquoi, n'influencent pas le développement ; c'est le cas notoirement de l'*orchite blennorrhagique*. D'autre part, les maladies infectieuses ne frappent guère le testicule inerte de l'enfant ; ce sont des complications particulières à la jeunesse ou à l'âge adulte. Dans les cas où elles agissent sur un organisme encore en voie de croissance, les conséquences en sont moins sévères : les jeunes gens atteints, devenus adultes, présentent non pas de l'infantilisme, mais du *juvénilisme*; les caractères sexuels secondaires ne se perfectionnent pas, les organes génitaux externes n'acquièrent pas leur complet développement, les poils pubiens et axillaires, la barbe restent peu fournis.

A côté de l'*eunuchisme*, il existe des **formes dégradées, frustes** du syndrome d'anorchidie. Elles sont fréquentes. Il s'agit d'enfants ou de jeunes gens, dont la puberté est retardée, qui grandissent trop, sont makroskèles, etc. Ils *ne mûrissent* jamais complètement ou ne mûrissent que tardivement.

Chez les jeunes animaux, la castration est souvent pratiquée. Elle entraîne les mêmes conséquences que chez l'homme. Il suffit, pour s'en rendre compte, de comparer le bœuf et le taureau.

Le train postérieur s'allonge anormalement et s'élargit, le train antérieur reste étroit. Les cartilages de conjugaison persistent au delà de l'âge où ils se soudent normalement.

Les organes génitaux externes restent petits.

Les caractères sexuels secondaires ne se montrent pas. La voix ne se modifie pas : le beuglement du bœuf n'est pas le mugissement du taureau. Le caractère est tranquille, doux, docile.

B. Syndromes d'hyperorchidie.

A l'insuffisance endocrinienne des testicules peut s'opposer leur *hyperactivité*. On la rencontre dans certaines *tumeurs des testicules*.

Les symptômes se rapprochent de ceux décrits à propos du *syndrome génito-surrénal*.

En voici un exemple, dû à Sacchi.

Un garçon présente, à partir de 5 ans, un développement exagéré du squelette et des muscles ; les poils pubiens et la barbe apparaissent. A 9 ans, il mesure 143 centimètres, pèse 44 kilos, porte une longue barbe, a la force, la voix et l'intelligence d'un homme, un appétit sexuel prononcé, des érections. Sacchi pratique l'extirpation d'une *tumeur du testicule gauche*, qui était apparue en même temps que ces diverses manifestations. Un mois après, la barbe tombe, la voix et le caractère redeviennent puérils, les érections disparaissent. Il s'agissait d'un *épithélioma alvéolaire*.

Les tumeurs du testicule de ce genre réalisent véritablement la contre-épreuve de la castration. Les enfants, qui en sont atteints, sont le contraire des eunuques.

Pathogénie des syndromes testiculaires.

Les phénomènes consécutifs à la castration témoignent de l'existence d'une *sécrétion interne du testicule.*

Brown-Séquard, qui, en 1889, a émis cette opinion, pensait qu'il s'agissait de la résorption du liquide séminal. Il n'en est rien.

Les recherches de Bouin et Ancel, poursuivies depuis 1904, ont établi que la sécrétion interne appartient à la *glande interstitielle du testicule.*

Chez les *cryptorchides*, hommes ou animaux, la croissance, l'apparition des caractères sexuels secondaires, l'instinct génésique, etc., sont normaux quand la glande interstitielle existe, bien que ces sujets restent stériles du fait que leurs tubes séminifères ne contiennent pas de cellules séminales. Par contre, si la glande interstitielle est atrophiée, ces sujets présentent les caractères de l'eunuchisme.

La *ligature des canaux déférents*, les *orchi-épididymites*, n'entraînent aucun des troubles qui viennent d'être relatés, parce que la glande interstitielle reste intacte.

Mêmes résultats négatifs après exposition des testicules aux *rayons de Rœntgen*, qui, d'après Bergonié et Tribondeau, Villemin, etc., en détruisent les cellules séminales, mais respectent les cellules interstitielles.

Somme toute, l'eunuchisme et les phénomènes de même ordre sont la conséquence de l'absence ou de lésions atrophiques de la glande interstitielle, d'une *insuffisance diastématique*.

Les injections d'extraits de glande interstitielle réalisent des actions inverses à celles qu'entraîne sa suppression.

Dor, Maisonneuve et Monziols (1905) injectent du *liquide orchitique* à de jeunes lapins : leurs os présentent un allongement moindre que ceux des témoins. La *spermine de Pœhl*, qui représente la sécrétion externe du testicule, n'a par contre aucun effet.

Bouin et Ancel (1906) ont préparé des extraits de glande interstitielle en épuisant par la glycérine et l'eau des testicules ectopiques de grands mammifères. Ils ont pratiqué des injections répétées de ces extraits à de jeunes cobayes *castrés* : les fémurs et les tibias des animaux *traités* étaient moins longs que ceux des castrés *témoins*, qui étaient eux-mêmes plus longs que ceux des cobayes normaux ; ils se rapprochaient sensiblement des os de ces derniers. D'autre part, les sujets *castrés* et *traités* avaient des organes génitaux à peu près normalement développés, tandis que les sujets *castrés* et *non traités* avaient des organes génitaux dont les dimensions étaient ceux d'animaux très jeunes.

De son côté, Pezard a injecté des extraits de testicule de porc cryptorchide à des coquelets castrés. Il a vu la crête et les barbillons se développer, le chant, l'instinct sexuel, l'ardeur combative apparaître.

Les résultats des injections d'extraits de glande interstitielle complètent les données résultant de la castration. L'existence d'une *sécrétion interne de la glande interstitielle* est démontrée avec la même rigueur que l'existence de la sécrétion interne du corps thyroïde.

La *substance endocrine du testicule* a pour fonction d'une part, d'arrêter la croissance des os longs et le processus d'accroissement du cartilage diaphyso-épiphysaire ; d'autre part de faire apparaître les caractères sexuels secondaires et d'assurer le développement des fonctions génitales. Son entrée en jeu marque la fin de l'enfance.

2° SYNDROMES OVARIENS

Comme les syndromes testiculaires, ils comprennent deux variétés :

A. les *syndromes d'anovarie* et *d'hypovarie* ;
B. les *syndromes d'hyperovarie*.

A. Syndromes d'anovarie et d'hypovarie.

La castration est moins souvent pratiquée chez les filles que chez les garçons. Dans l'Inde toutefois l'ovariotomie l'est quelquefois, d'après Robert, pour le recrutement d'eunuques femelles destinées aux harems.

Les effets sont de même ordre que chez les garçons.

La *taille*, après l'enfance, s'accroît au delà des limites habituelles ; elle devient élevée ; les membres inférieurs sont longs.

L'*obésité* est habituelle.

Les *caractères sexuels secondaires* n'apparaissent pas. Les poils pubiens et axillaires sont absents. Les seins ne grossissent pas, le bassin reste étroit, la courbure lombaire ne s'accentue pas, etc.

Les *organes génitaux externes*, *l'utérus* restent petits.

La *menstruation* ne s'établit pas.

On a signalé une tendance à l'hypertrichose et au développement musculaire, l'apparition de certains caractères de *virilisme*. Les sujets ont alors des analogies avec ceux qui présentent le *syndrome génito-surrénal*.

La *castration* chez les *jeunes vaches* et les *jeunes truies* entraîne des phénomènes comparables. Les animaux engraissent rapidement, le rut ne se manifeste pas, l'utérus reste petit.

A côté des faits exceptionnels dans lesquels l'*anovarie* est certaine, il en est d'autres, d'observation courante, pour lesquels on pense, avec plus ou moins de motifs, à l'existence d'une **hypoovarie** ou plus exactement d'une **dyshypoovarie**.

Ce sont les *troubles de la menstruation* qui indiquent l'existence des troubles ovariens.

La *première menstruation* est retardée jusqu'à 15 ou 16 ans et même plus tard ; certaines jeunes filles même ne seront jamais réglées ; l'*aménorrhée* (α privatif ; μην, mois ; ρειν, couler) est définitive.

Dans d'autres cas, la *menstruation apparaît* à peu près en temps voulu, mais, après une ou deux apparitions, les règles disparaissent pendant plusieurs mois.

Les règles sont peu abondantes, durent peu ; elles sont souvent douloureuses ; il y a de la *dysménorrhée* (δυς, difficilement ; μην, mois ; ρειν, couler). Les fillettes se plaignent de douleurs dans les lombes, l'abdomen, les cuisses, de céphalées, de palpitations,

de malaises : elles sont, à ce moment, particulièrement nerveuses, irritables. tristes, fatiguées ; leur
sommeil est agité.

Jayle a signalé des symptômes inverses, des
ménorragies (μὲν, mois ; φαγεῖν, sortir avec violence),
c'est-à-dire des flux menstruels trop abondants, et
même des *métrorragies* (μήτρα, matrice ; φαγεῖν. sortir
avec violence), c'est-à-dire des hémorragies utérines
en dehors des périodes menstruelles.

Parfois des périodes d'aménorrhée alternent avec
des périodes pendant lesquelles les règles sont abondantes et fréquentes : c'est, écrit Jayle, « une sorte
d'*ataxie ovarienne* ». D'après Dalché, cette modalité
des troubles fonctionnels de l'ovaire est fréquente.

Il convient d'ailleurs, toutes les fois qu'il existe des
métrorragies, de penser à la possibilité d'une inflam-
mation de la muqueuse utérine, d'une *métrite*.

Aux troubles menstruels s'associent des *manifestations d'ordre général*.

La *croissance* ne subit pas la poussée pubertaire,
mais elle se poursuit pendant la jeunesse et les
enfants sont macroskèles. La taille des jeunes
filles peut être exagérée ; mais elle peut être normale
ou petite par suite du défaut de poussée pubertaire,
si la dyshypoovarie n'est pas trop persistante.

Le *poids* est souvent trop élevé et il n'est pas rare
d'observer une *obésité* véritable.

Les *caractères sexuels secondaires* se développent
mal ou tardivement : l'apparition des poils pubiens
et axillaires, la formation des seins, l'élargissement
du bassin, les modifications du caractère et du psychisme. etc., ne se produisent pas en temps voulu.
On a décrit un *infantilisme ovarien*.

Les *organes génitaux externes* grossissent peu,
l'*utérus* reste petit.

Les anomalies de la menstruation s'accompagnent
souvent d'obésité et les fillettes obèses en présentent

souvent. Le fait a été remarqué bien avant qu'on ne connût les glandes endocrines. Parfois la menstruation est précoce, mais elle ne tarde pas à devenir irrégulière ou à disparaître. Le plus souvent, elle est tardive et s'établit difficilement ; dans quelques cas elle fait défaut.

Les troubles menstruels et l'obésité peuvent persister pendant la jeunesse et à l'âge adulte ; les femmes restent infécondes. D'autres fois ils disparaissent pendant la jeunesse ou après le mariage.

De même, comme je l'ai déjà signalé, les *garçons obèses* présentent souvent des troubles sexuels : retard de puberté, organes génitaux externes petits, cryptorchidie.

Le *rôle de l'insuffisance sexuelle dans la production de l'obésité* est discuté. Tous les insuffisants sexuels ne sont pas obèses ; il y a de nombreux infantiles maigres. Pour Léopold-Levi, cette insuffisance « ne conditionne pas, en général, l'obésité », mais elle joue un rôle dans la production de l'adipose, qui donne aux garçons une allure féminine par sa localisation à l'abdomen, au pourtour du bassin, aux cuisses, à la région mammaire. D'après lui et d'après Apert l'engraissement exerce une influence fâcheuse sur le développement et le fonctionnement des glandes sexuelles comme des autres glandes endocrines.

Enfin, la **chlorose**, cette anémie particulière des jeunes filles à la période pubertaire, est fréquente. Il existe souvent, dans cette affection, de l'aménorrhée, plus rarement des ménorragies. Pour Rokitansky la chlorose relève d'une hypoplasie ovarienne, pour Spillmann et Etienne d'une insuffisance ovarienne.

Parmi les phénomènes relevant de l'insuffisance sexuelle, Marañon range l'**acrocyanose**, si commune chez les jeunes gens et principalement chez les jeunes filles.

Elle siège principalement aux mains et réaliserait

ce qu'il appelle la *main hypogénitale*, caractérisée par la coloration cyanique, violacée, la froideur, l'humidité. la tuméfaction des tissus. Elle s'observe plus rarement aux pieds et alors affecte surtout les chevilles, réalisant les *chevilles hypogénitales*. Elle se complique d'engelures, de pyodermites à évolution lente.

L'acrocyanose se rencontre, nous l'avons vu, au cours d'autres syndromes endocriniens, dans l'hypothyroïdie et l'insuffisance hypophysaire. Mais, pour Marañon, elle n'est pas en relation directe avec ces troubles glandulaires ; elle est la conséquence de l'insuffisance génitale qui leur est associée.

Tels sont les phénomènes que l'on peut attribuer à l'absence ou à l'insuffisance des ovaires. Ils sont la conséquence du défaut ou du trouble de la sécrétion interne de l'ovaire.

Cette sécrétion interne, d'après divers auteurs, appartient aux *corps jaunes* qui sont l'équivalent des cellules interstitielles du testicule.

Par l'action des *rayons de Rœntgen* sur les ovaires de la lapine, Bouin, Ancel et Villemin ont empêché la formation des corps jaunes, arrêté le développement de l'appareil génital et des mamelons.

Par *injections d'extrait de corps jaunes* à des femelles châtrées, Marshall et Joly ont déterminé la congestion des organes génitaux et le rut.

Iscovesco et Naphilyan ont extrait de l'ovaire un *lipoïde homo-stimulant*, dont l'injection provoque chez les jeunes lapines la congestion et l'augmentation de volume de l'ovaire et de l'utérus.

L'ovaire contient d'ailleurs des produits très dissemblables, notamment un corps alcoolo-soluble (*agomensine*) à action stimulante, et un corps liposoluble (*sistomensine*), à action frénatrice.

B. Syndromes d'hyperovarie.

Il se développe parfois chez des petites filles des *tumeurs de l'ovaire*, sarcomes ou kystes, qui déterminent des phénomènes imputables à une *exagération des fonctions endocrines*.

Des faits de ce genre ont été publiés par Lucas et Halliday Croow (1893), Riedel, Guibal, J. Cortiguera et Lopez Albo (1919), etc.

Ils s'observent dès l'âge de 3 ou 4 ans.

L'enfant présente des signes de *puberté précoce*. Sa taille s'élève au-dessus des moyennes de l'âge, des poils pubiens et axillaires poussent, les mamelles grossissent, les organes génitaux externes se développent, l'utérus perd ses dimensions infantiles, les règles apparaissent, les cartilages diaphyso-épiphysaires se soudent avant l'âge. A 10 ans, la fillette observée par Cortiguera et Lopez Albo qui portait un volumineux kyste de l'ovaire, présentait la stature et le développement génital d'une adulte un peu trapue ; elle était réglée depuis l'âge de 4 ans.

Le tableau clinique est en somme celui de la *macrogénitosomie précoce*, qui a été déjà décrit avec les syndromes épiphysaires et les syndromes surrénaux.

L'*ablation chirurgicale* de la tumeur n'amène pas toujours une modification du syndrome clinique. Dans certains cas elle détermine la disparition des règles et la régression des symptômes pubertaires.

Dans les faits qui viennent d'être relatés les tumeurs de l'ovaire déterminent l'apparition de syndromes nettement caractérisés. Plus souvent les troubles d'hyperovarie sont moins tranchés. Cette **petite hyperovarie** entraîne des *manifestations pubertaires précoces*.

Chez les nouveau-nés, âgés de 4 ou 5 jours, il

n'est pas rare d'observer par la vulve un écoulement de sang, qui dure 1 ou 2 jours. Cette *menstruation du nouveau-né* s'accompagne d'une tuméfaction et d'une rougeur des grandes et des petites lèvres et de manifestations générales : tuméfaction des glandes mammaires et sécrétion de colostrum, apparition d'un fin duvet sur la peau, sécrétion sébacée (*vernix caseosa*), phénomènes que l'on rencontre également chez les garçons. C'est une véritable *crise pubertaire* qui avorte rapidement.

Les examens anatomiques permettent de constater l'augmentation de volume de l'ovaire, l'hyperhémie de l'utérus. Pinard a observé la rupture récente d'un follicule de Graaf.

Chez les fillettes, il se produit parfois un écoulement vulvaire passager, sans modifications de l'état général; il reste un phénomène isolé.

Dans d'autres cas, il s'agit d'une véritable **puberté précoce**. Avant l'âge habituel, le corps se développe, les poils apparaissent, les seins se forment, le bassin s'élargit, le caractère se modifie, les règles apparaissent. Celles-ci peuvent s'établir définitivement ou disparaître bientôt pendant un certain temps.

Que la puberté apparaisse précocement ou en temps voulu, on observe alors souvent des hémorragies génitales, des *ménorrhagies* ou des *métrorrhagies*, qui ne relèvent d'aucune cause appréciable et que Dalché, en 1906, a attribué à l'*hyperovarie*.

Parmi les phénomènes liés à l'évolution des glandes sexuelles est le développement de la **glande mammaire**. Celui-ci se produit, dans les deux sexes, au moment de la naissance et à la puberté : chez le nouveau-né et chez le grand garçon il avorte ; chez la fille il se poursuit en même temps que se constituent les autres caractères sexuels secondaires. Il est dû à l'action des produits endocrines du corps jaune.

Aux périodes menstruelles, surtout dans les jours qui précèdent l'apparition des règles, les seins se gonflent, sont souvent hyperesthésiés et douloureux.

Parfois, chez les filles de 11 à 16 ans, l'augmentation du volume des seins est anormale ; elle réalise l'**hypertrophie mammaire de la puberté**. D'abord saillants et fermes, ils deviennent énormes et pendent comme des besaces ; ils sont une cause de gêne. C'est, dit Caubert, un véritable *gigantisme du sein*. La structure reste celle de la glande normale.

En général les règles n'apparaissent pas. Quand l'enfant est réglée il y a de la dysménorrhée et bientôt de l'aménorrhée. Ni la pathogénie, ni l'étiologie de cette affection ne sont encore élucidées.

Étiologie des syndromes ovariens.

La cause des syndromes d'anovarie ou d'hyperovarie est évidente, quand on a pratiqué la *castration* ou quand on découvre une *tumeur de l'ovaire*.

Le plus souvent l'étiologie doit être recherchée et des facteurs divers peuvent entrer en jeu.

L'*influence familiale* et *héréditaire* se fait souvent sentir. Il y a des familles où, de mères en filles, la menstruation est soit précoce soit retardée, où soit la dysménorrhée soit les ménorrhagies ou les métrorragies sont communes. Il existe, suivant Jayle, une *insuffisance ovarienne congénitale*, suivant Dalché, une *débilité glandulaire de l'ovaire*. Celle-ci ne se traduit pas toujours par des lésions appréciables ; elle est souvent d'ordre purement fonctionnel.

L'*hérédité* est d'ailleurs complexe. Il convient de réserver une place importante, comme nous le verrons tout à l'heure, aux *hérédités endocriniennes* et principalement à l'*hérédité thyroïdienne*.

Assez souvent intervient l'*hérédo-syphilis*. Il semble cependant que l'ovaire soit moins souvent et moins gravement touché par le tréponème que le testicule, bien que sa présence y ait été constatée chez le fœtus et le nouveau-né. Hutinel n'a jamais trouvé de lésions bien nettes. Mais on peut rencontrer des gommes et, d'après Lafond et Sabrazès, des lésions scléro-kystiques. Il semble, écrivent Hutinel et Stévenin, que l'ovaire « s'arrête dans son développement beaucoup moins sous l'influence d'une altération directe de son tissu que sous l'influence des lésions des glandes endocrines, hypophyse ou thyroïde ».

D'ailleurs, comme le fait remarquer Dalché, la débilité de l'ovaire n'est pas l'apanage de la seule hérédo-syphilis. D'après cet auteur, l'*hérédité tuberculeuse* est non moins importante et funeste, et bien d'autres influences peuvent s'exercer : l'*alcoolisme* des parents, la conception en état d'ivresse, les *intoxications chroniques*, la *misère physiologique*, l'*âge avancé* des parents, etc. Ce sont là des causes banales qui peuvent agir sur les diverses glandes endocrines.

Parmi les causes intervenant pendant l'enfance et la jeunesse on retrouve les *maladies infectieuses aiguës*, les oreillons, les fièvres éruptives, etc., la tuberculose ganglionnaire, osseuse, pleurale, péritonéale, la misère physiologique, la mauvaise alimentation, etc.

Des influences diverses peuvent agir soit pendant la vie intra-utérine, soit dans les premiers mois de la vie. Dans l'*atrophie-athrepsie* des jeunes nourrissons, Mattéi a trouvé l'ovaire diminué de poids et a vu dans la couche médullaire des productions kystiques paraissant résulter d'une sorte d'hypertrophie folliculaire.

Enfin il y a des cas, où les syndromes ovariens, comme les syndromes testiculaires, sont associés ou consécutifs à *d'autres syndromes glandulaires*. L'étude des relations fonctionnelles entre les glandes sexuelles et les autres glandes endocrines est très instructive.

Relations fonctionnelles entre les glandes sexuelles et les diverses glandes endocrines.

Presque tous les syndromes endocriniens, qui ont été étudiés jusqu'ici, s'accompagnent, à un moment donné, de syndromes sexuels plus ou moins accentués. On observe ces associations dans les syndromes thyroïdiens, myxœdémateux ou basedowiens, dans les syndromes hypophysaires ou de la région hypophysaire ; elles font partie intégrante des syndromes épiphysaires et de certains syndromes surrénaux.

Il semble que la plupart des glandes endocrines ne puissent souffrir sans que les glandes sexuelles participent à leur souffrance. La pathologie laisse deviner l'influence qu'ont le corps thyroïde et les autres glandes endocrines sur le développement des glandes sexuelles.

D'autre part, au cours des syndromes sexuels peuvent apparaître diverses manifestations endocriniennes qui témoignent d'une certaine réciprocité d'action.

Il importe d'apporter quelques précisions sur ces différents points.

1° **Corps thyroïde et glandes sexuelles.** — *L'influence qu'exerce la sécrétion thyroïdienne sur les glandes sexuelles* est amplement démontrée par la clinique, la physiologie et l'anatomie. Dans le *myxœdème congénital* ou *précoce*, dû à l'absence ou à l'atrophie du corps thyroïde, dans le *myxœdème chirurgical*, ces glandes ne se développent pas, il ne se produit aucune évolution pubertaire ; dans les *syndromes myxœdémateux frustes*, il existe un retard plus ou moins grand de leur développement ou ce développement est imparfait. Dans les *syndromes basedowiens*, il ne semble pas, par contre, qu'il y ait un développement exagéré des glandes sexuelles ; mais les troubles de

18

la menstruation sont communs. *L'opothérapie thyroïdienne* stimule l'évolution sexuelle.

L'influence des glandes sexuelles sur le corps thyroïde se traduit, au moment de la *puberté*, par l'hypertrophie du corps thyroïde, qui est surtout manifeste chez les filles. Elle se produit à chaque période menstruelle. On observe enfin, avec une fréquence spéciale, soit des syndromes basedowiens, soit des syndromes myxœdémateux frustes, liés à l'évolution pubertaire, principalement chez les filles.

2° On ne sait rien de précis sur les relations des **glandes parathyroïdes avec les glandes sexuelles.**

3° **Hypophyse et glandes sexuelles.** — J'ai exposé les faits cliniques et expérimentaux qui paraissent témoigner d'une *influence exercée par l'hypophyse sur le développement des glandes génitales* : absence ou arrêt quand ses fonctions sont déficientes, exagération quand elles semblent exaltées. Mais on se rappelle que ces faits ne sont pas admis sans conteste et que, pour divers physiologistes et médecins, cette influence doit être attribuée, non à la glande, mais au *système nerveux de la région tubéro-infundibulaire.* Il n'est donc pas permis, actuellement, d'apporter des conclusions définitives.

Quelques expériences montrent que les *glandes génitales peuvent exercer une influence sur l'hypophyse.* On a observé, en effet, après la *castration* une hypertrophie de l'hypophyse et une augmentation du nombre des cellules oxyphiles dans le lobe antérieur : l'influence serait plus manifeste chez la femelle que chez le mâle, d'après Livingtone. La *greffe* d'un testicule ou d'un ovaire chez l'animal castré, au dire de Steinach et Scheidt, empêche ces modifications et cette action est due à la persistance des cellules interstitielles.

4° Épiphyse et glandes sexuelles. — Il paraît bien établi que *l'épiphyse exerce une action sur les glandes sexuelles*. Malgré quelques résultats contraires, elle semble avoir une action frénatrice sur le développement sexuel, si bien que, quand son influence est supprimée, ce développement est précoce et exagéré.

Il n'est pas établi que les glandes génitales influencent l'épiphyse : la castration ne la modifie pas, d'après Sarteschi ; Biacho et Holles, chez de jeunes chats châtrés, n'ont constaté que des modifications de l'ordination cellulaire et l'atrophie de quelques cellules.

5° Thymus et glandes sexuelles. — Comme le thymus entre en involution après la puberté, on est conduit à admettre une relation fonctionnelle entre cet organe et les glandes sexuelles. L'expérimentation apporte des arguments à l'appui de cette opinion.

La *thymectomie* entraîne, d'après Noël Paton (1904), un développement précoce des testicules, d'après Ugo Soli, au contraire, un arrêt temporaire de leur développement. Ugo Soli, Lucien et Parisot ont également constaté le ralentissement de la croissance de l'ovaire.

La *castration* a pour conséquence, d'après Calzolari, une atrophie plus lente du thymus ; même, aux dires de Henderson et d'Ugo Soli, celui-ci conserve un volume beaucoup plus grand.

6° Capsules surrénales et glandes sexuelles. — La clinique nous a montré que la *cortico-surrénale* exerce *une influence très grande sur les glandes sexuelles* : il suffit de se rappeler les *syndromes génito-surrénaux*, avec la puberté précoce, et le *syndrome d'hypotrophie avec infantilisme*.

D'autre part la *castration* entraîne l'hypertrophie de la cortico-surrénale et l'accumulation de pigment dans la zone réticulée.

Les relations fonctionnelles entre la cortico-surrénale et les glandes sexuelles sont complexes.

Tout d'abord il convient de rappeler qu'elles ont une *origine embryonnaire commune*, au niveau de l'éminence génitale, qu'il existe des analogies de constitution et de composition entre les cellules de la cortico-surrénale et du corps jaune de l'ovaire. Ainsi peuvent s'expliquer, comme le remarque Apert, les effets semblables sur la croissance des néoplasmes surrénaux et des néoplasmes testiculaires.

Divers faits permettent de penser que *l'atrophie ovarienne* entraine un certain degré d'hyperfonctionnement de la cortico-surrénale. Ils s'observent surtout à la période de la ménopause, où les femmes ont parfois tendance à évoluer vers le type masculin, qui, nous allons le voir, paraît être sous la dépendance de la cortico-surrénale.

Les syndromes génito-surrénaux constitués pendant la vie fœtale et pendant l'enfance montrent bien en effet l'influence de l'hypertrophie de la cortico-surrénale sur les glandes génitales et sur la sexualité.

« Quand la corticale surrénale, écrit Apert, fonctionne exagérément, comme dans les cas d'adénome ou d'épithéliome de cette substance, cette suractivité se manifeste par un certain nombre de modifications diverses, qui sont d'autant plus multiples que l'organisme est moins avancé dans sa croissance ».

Quand l'hyperfonctionnement se produit *pendant la vie fœtale*, il détermine un *pseudo-hermaphrodisme* : les organes génitaux externes, la morphologie, le psychisme sont du type masculin ; seules l'intervention chirurgicale ou l'autopsie font découvrir des organes génitaux femelles.

Quand l'hyperfonctionnement se produit *pendant l'enfance* ou la *jeunesse*, il entraine, chez les filles, le *virilisme* : elles prennent le type masculin ; leurs organes génitaux se rapprochent de ceux des garçons.

Chez les garçons, les caractères virils sont précoces et très accentués.

L'étude des relations fonctionnelles entre diverses glandes endocrines et les glandes sexuelles élucide donc grandement la physiologie de l'évolution sexuelle et la patholie endocrinienne.

Depuis la conception jusqu'à l'âge adulte, tout concourt dans l'organisme au développement somatique, à la différenciation sexuelle et à l'éclosion des fonctions génitales.

La formation, la croissance et la maturité des glandes sexuelles sont sous la dépendance des sécrétions internes de diverses glandes endocrines. L'action de certaines d'entre elles est bien connue, celle de plusieurs autres est encore incertaine et discutable.

La *sécrétion thyroïdienne* contient une *harmozone* indispensable au développement des glandes génitales : quand elle fait défaut ou est déficiente, ce développement ne se produit pas ou est troublé. Une simple déficience fonctionnelle peut suffire pour entraîner ces conséquences. L'influence de l'hérédité thyroïdienne en est la preuve.

La *sécrétion hypophysaire* agit peut-être dans le même sens que la sécrétion thyroïdienne : mais le fait n'est pas encore établi sans conteste et demande de nouvelles preuves.

La *sécrétion épiphysaire* a une action inverse de la sécrétion thyroïdienne. Elle contient une *chalone*, qui frène le développement des glandes sexuelles jusqu'à un âge déterminé. Quand elle fait défaut, le développement sexuel est précoce.

La *sécrétion de la cortico-surrénale* a une influence sur le développement sexuel : quand elle est insuffisante, celui-ci semble arrêté : quand elle est exagérée ou viciée, elle accentue le développement dans le sens masculin.

Les *glandes sexuelles*, quand elles entrent en activité, ont à leur tour une influence sur les autres glandes endocrines; mais elle est moins précise. Leurs sécrétions internes ralentissent ou suppriment l'action stimulante sur la croissance et sur la formation du tissu osseux qu'exercent le corps thyroïde et peut-être l'hypophyse. La preuve en est donnée par l'étude des malades qui présentent des syndromes d'anorchidie ou d'hypoorchidie et par la castration.

L'absence de développement des glandes sexuelles, qui entraîne l'*insuffisance ovarienne*, l'*insuffisance testiculaire* ou *diastématique*, se traduit par deux ordres de phénomènes.

1° Le *premier phénomène est l'absence de développement des organes génitaux et la non-apparition des caractères sexuels secondaires*. Par suite, devenus jeunes gens ou adultes, les sujets conserveront les caractères de l'enfance, resteront des *infantiles*.

L'*infantilisme* est le véritable syndrome d'insuffisance sexuelle.

Tantôt il est la conséquence d'une lésion primitive des glandes sexuelles, tantôt il est secondaire à des troubles fonctionnels du corps thyroïde, de l'hypophyse, des capsules surrénales, avec les réserves qui ont été faites. On décrit un infantilisme myxœdémateux, hypophysaire, surrénal. Ces expressions indiquent l'origine de l'infantilisme; mais celui-ci est toujours la conséquence de l'insuffisance des glandes sexuelles. La cause prochaine de l'infantilisme est toujours dans une déficience des sécrétions internes des glandes génitales. « L'infantilisme est un », a écrit Souques fort justement.

2° Le *deuxième phénomène* résultant de l'insuffisance sexuelle est l'*hypercroissance staturale*, qui peut aboutir au *gigantisme*. Mais celui-ci ne lui est pas, comme le précédent, directement subordonné. La croissance staturale n'est pas due à une harmozone testiculaire ; elle est due aux sécrétions d'autres glandes, de la thyroïde et de l'hypophyse. La sécrétion sexuelle semble plutôt avoir une influence frénatrice sur ces dernières. Il en résulte que sa suppression ne contrebalançant pas leur action, celle-ci continuera de s'exercer au delà de l'âge habituel et entraînera l'hypercroissance des os longs et la prolongation de l'ostéogénèse diaphyso-épiphysaire suivant le type infantile. Mais l'intégrité de ces glandes est nécessaire : témoins le manisme thyroïdien et le manisme hypophysaire, qui se réalisent malgré l'insuffisance sexuelle.

L'insuffisance des glandes génitales se fait sentir sur la modalité de la croissance. Tout d'abord la poussée de croissance, qui survient au début de la période pubertaire, ne se produit pas. Ensuite la croissance se poursuit au delà de la puberté suivant la modalité infantile, c'est-à-dire qu'elle s'effectue surtout au niveau des membres inférieurs. L'insuffisance sexuelle entraîne après la puberté la macroskélie et celle-ci se constate aussi bien chez les sujets qui ont une taille petite ou moyenne que chez les très grands.

TRAITEMENT DES SYNDROMES SEXUELS

Pour suppléer à l'anorchidie ou à l'anovarie, le traitement de choix serait en principe, la greffe du testicule ou de l'ovaire. Il est exceptionnel qu'on puisse la pratiquer. Elle a donné quelquefois de bons résultats.

Lydston (1914) a rapporté l'observation suivante. A la suite d'une orchite double, un garçon de 13 ans présente une atrophie presque complète des testicules. A 19 ans, il a des caractères féminins ; son pénis a les dimensions de celui d'un enfant de 5 ou

6 ans. On pratique l'implantation des testicules prélevés chez un garçon de 15 ans, qui vient de succomber à une intoxication par gaz. Les caractères sexuels deviennent masculins et la virilité s'établit.

L'**opothérapie** est seule pratiquement utilisable.

L'injection ou l'ingestion d'*extraits testiculaires* est peu active. Il faut employer les produits préparés avec des testicules riches en *cellules interstitielles*, tels que les testicules ectopiques de grands mammifères.

L'*opothérapie ovarienne* doit être également, d'après certains auteurs, réalisée avec des extraits riches en corps jaunes. Pour d'autres, il conviendrait d'avoir recours à l'*opothérapie ovarienne dissociée* : *agomensine*, dans les cas d'aménorrhée et de syndrome d'hypoovarie ; *sistomensine*, dans les cas de ménorragies et de syndrome d'hyperovarie.

En outre, il faut tenir compte, dans chaque cas particulier, du rôle joué par les troubles d'autres glandes endocrines. L'*opothérapie thyroïdienne* et l'*opothérapie hypophysaire*, la première surtout, parfois 'opothérapie surrénale* sont alors indiquées.

Les syndromes d'**hyperorchidie** et d'**hyperovarie**, dépendant d'une *tumeur* du testicule ou de l'ovaire, sont justiciables de son *ablation chirurgicale*. L'*opothérapie* est contre-indiquée.

Les *syndromes d'hyperovarie* relèvent très souvent plutôt d'une *dysovarie* ; celle-ci est influencée, dans certaines circonstances, par l'opothérapie thyroïdienne ou hypophysaire.

Cette opothérapie est conseillée par Siredey, Dalché, etc., dans les ménorragies et les métrorragies de la puberté. On a conseillé également l'*opothérapie mammaire*, car il existerait un certain antagonisme fonctionnel entre la mamelle et l'ovaire.

Il convient d'ailleurs d'utiliser les différentes

médications qui ont une influence plus ou moins nettement établie, pour provoquer la menstruation ou au contraire diminuer son abondance.

***
** **

Les *syndromes sexuels* tiennent une grande place dans la pathologie de l'enfance et de la jeunesse, chez les garçons comme chez les filles. Nombreux sont les phénomènes qui relèvent d'un trouble de leurs fonctions, soit d'une hyperactivité, soit surtout d'une déficience. Cette dernière a en effet pour conséquences l'absence ou l'imperfection des processus pubertaires qui aboutissent à la maturité physique intellectuelle et morale. Ces conséquences sont graves non seulement pour l'individu, mais souvent aussi pour l'espèce, car beaucoup de sujets ainsi affectés sont incapables de se reproduire ou sont de mauvais reproducteurs.

L'étude des syndromes sexuels contribue grandement à préciser les connaissances relatives aux *sécrétions internes* du testicules et de l'ovaire. Ces syndromes témoignent de la réalité de ces sécrétions et de leur variété, puisque certains phénomènes peuvent être attribués à des *hormones* ou à des *harmozones* et d'autres à des *chalones*. On peut dire que, de ce point de vue, les glandes sexuelles ne le cèdent en importance qu'au corps thyroïde.

CHAPITRE X

SYNDROMES POLYENDOCRINIENS
OU PLURIGLANDULAIRES

Quand on assiste à l'évolution d'un syndrome endocrinien pendant l'enfance et la jeunesse, on note souvent, à un certain moment, soit l'apparition de symptômes nouveaux, soit la non apparition de phénomènes physiologiques qui doivent se produire à des âges déterminés. Ces faits témoignent qu'une glande endocrine, autre que celle primitivement en cause, est troublée à son tour dans son fonctionnement. Le syndrome clinique devient plus complexe; il n'est plus uniglandulaire. Des *associations* plus ou moins variées peuvent se réaliser. Les plus typiques et les plus communes sont celles qui résultent de *troubles des glandes sexuelles* surajoutés à des troubles thyroïdiens, hypophysaires, épiphysaires, surrénaux. Mais, comme l'ont fait remarquer Claude et Gougerot (1907-1908), puis Sourdel (1912), l'atteinte d'une première glande imprime alors au syndrome sa marque caractéristique : le myxœdémateux reste un myxœdémateux, alors que, du fait de l'absence d'évolution pubertaire, il présente, arrivé à la jeunesse ou à l'âge adulte, les caractères de l'infantilisme.

Chez d'autres sujets, au cours d'un syndrome endocrinien bien caractérisé se montrent quelques phénomènes permettant de penser à des troubles d'une ou de plusieurs autres glandes. Mais, comme dans le cas précédent, le syndrome premier reste toujours dominant.

Je ne reviendrai pas sur ces faits, suffisamment étudiés dans les précédents chapitres.

D'autre part, on rencontre, chez les enfants et chez les jeunes gens, des syndromes ou des symptômes variés, qui ne se rattachent pas d'une façon évidente aux altérations ou aux troubles de telle ou telle glande endocrine en particulier. Leurs caractères permettent de les attribuer à un *fonctionnement défectueux de l'appareil endocrinien*. On est conduit à admettre, en se basant sur les enseignements de la pathologie et de la physiologie, que plusieurs glandes endocrines sont intéressées et que leurs troubles associés concourent à les réaliser.

Ce sont ces états auxquels on réserve plus spécialement, depuis Claude et Gougerot, l'appellation de **syndromes pluriglandulaires.**

Ces syndromes pluriglandulaires ou polyendocriniens se présentent sous des aspects variables aux différents âges.

Chez l'adulte, ils peuvent être classés, avec Claude et Sourdel, dans quatre groupes principaux. Le type le plus fréquent est celui des *séniles précoces anormaux*. Puis viennent le *syndrome adiposo-génital*, les *syndromes pigmentaires* et enfin le *type acromégalique*.

Dans l'enfance et la jeunesse, période de croissance somatique et de développement sexuel, les *dystrophies osseuses* et les *troubles sexuels* tiennent, comme l'a montré Hutinel, une place très importante.

La multiplicité des lésions et des troubles glandulaires explique la complexité des types cliniques et leurs grandes variétés. Au surplus, un syndrome donné peut relever de processus divers et, pour tel cas particulier, à pathogénie plus ou moins obscure, les médecins émettent souvent des opinions différentes : les uns incriminent des troubles endocriniens, tandis que d'autres se refusent à les admettre ; aucun d'ailleurs n'apporte d'arguments décisifs à l'appui de l'opinion qu'il défend.

Il est donc difficile de donner une classification méthodique des syndromes pluriglandulaires. La méthode la plus clinique consiste, à l'exemple de Mouriquand, à passer en revue les grands syndromes caractérisés par des *troubles de la croissance*, des *troubles sexuels*, des *troubles du métabolisme*, qui ont été décrits à propos de chaque glande endocrine, et de chercher à préciser le rôle des troubles endocriniens dans leur production. C'est en somme réaliser une *synthèse* et une *critique* des faits étudiés dans ce livre.

Ce qui complique singulièrement la question, c'est que de chaque glande endocrine relèvent non seulement des symptômes caractéristiques, des *maîtres-symptômes*, suivant l'expression de Sézary, mais encore des *symptômes communs*, qui peuvent traduire les troubles de plusieurs autres glandes et n'ont, de ce fait, qu'une valeur sémiologique limitée.

1° Troubles de la croissance staturale.

Les troubles de la croissance staturale consistent tantôt dans l'*hypocroissance* et l'*hypotrophie staturales*, dont les degrés extrêmes sont les *arrêts prématurés de la croissance* et le *nanisme*, tantôt dans l'*hypercroissance* et l'*hypertrophie staturales*, dont les degrés extrêmes sont la *prolongation de la croissance* au delà de l'âge habituel et le *gigantisme*.

A. Hypocroissance et hypotrophie staturales ; nanisme. — Pour plusieurs catégories de sujets, 'origine endocrinienne de ces phénomènes est indis-

cutable. Ces troubles de la croissance peuvent relever, nous l'avons vu, suivant les cas :

1° de l'*insuffisance thyroïdienne*; ils constituent
des symptômes importants du *myxœdème* et des *syndromes myxœdémateux frustes;*

2° de l'*insuffisance hypophysaire*, localisée au lobe
antérieur ou glandulaire, fait d'ailleurs discuté par
certains auteurs ;

3° de l'*insuffisance de la cortico-surrénale.*

L'hypotrophie d'origine thyroïdienne est la plus
commune et la mieux établie; les autres sont rares
et prêtent à discussion.

Dans les cas que nous avons passés en revue, à
côté de la petite taille il existe d'autres éléments des
syndromes respectifs, qui permettent de reconnaitre
quelle glande est responsable.

Divers auteurs pensent que, à côté de la glande
dont le trouble tient le premier rang, les autres
glandes, qui possèdent une action similaire sur la
croissance, peuvent intervenir dans une certaine
mesure. Mais cette association n'est pas nécessaire et
il n'existe pas, nous l'avons vu chemin faisant,
d'arguments probants en faveur de cette opinion.

Très souvent l'hypotrophie staturale et l'hypocroissance s'observent *indépendamment des grands syndromes* qui viennent d'être rappelés. Il s'agit des
hypotrophies simples. Leur comparaison avec les
hypotrophies myxœdémateuses nous a montré les
caractères qui les en différencient et ne permettent
pas de les attribuer à une déficience des fonctions
thyroïdiennes. La tendance actuelle serait de considérer ces troubles de croissance, dont la pathogénie
reste obscure, — pour un certain nombre tout au
moins — comme des syndromes pluriglandulaires.
Le fait est possible, mais nullement démontré.

Les causes variées que l'on peut retrouver à l'origine de ces hypotrophies, infections, intoxications,

mauvaise hygiène alimentaire et générale, troubles gastro-intestinaux, etc., sans compter les influences héréditaires et notamment la syphilis congénitale, dont, suivant l'expression d'Alfred Fournier, « l'infantilisme constitue un des attributs », peuvent agir directement sur les cartilages diaphyso-épiphysaires et sur la moelle osseuse, qui est l'organe actif de l'ossification, sans l'intermédiaire d'un trouble endocrinien. La conséquence en est soit une activité insuffisante de l'ossification, soit une soudure prématurée.

Dans le *rachitisme*, qui est un facteur fréquent d'hypotrophie staturale, on peut trouver des altérations du thymus, du corps thyroïde, des capsules surrénales. Mais ces altérations ne peuvent être tenues pour les seules responsables du processus initial des lésions ostéo-cartilagineuses de cette affection.

« Les glandes endocrines souffrent certainement, écrit Hutinel ;... mais comment savoir dans quelles proportions cette souffrance est susceptible d'influencer les autres tissus. » Il est possible, comme le pense Marfan, que la toxi-infection, cause du rachitisme, ait agi sur les glandes endocrines en même temps que sur les os.

Le *rhumatisme chronique déformant* se rencontre de temps en temps chez les enfants ; il peut entrainer l'arrêt de la croissance. Dans certains cas, il semble lié, d'une façon plus ou moins directe, à une dyshypothyroïdie ou à des troubles pluriglandulaires. Mais « il ne faut exagérer, écrit Hutinel, ni la fréquence ni l'importance » du rhumatisme glandulaire. Une fillette de 14 ans et demi, que j'ai soignée avec Nadal, était atteinte d'un rhumatisme chronique déformant vraisemblablement d'origine gonococcique. Elle présentait une hypotrophie staturale très appréciable ; les cartilages diaphyso-épiphysaires des os de la main et du poignet (fig. 26) étaient moins épais que chez les enfants de son âge et en certains points, les épiphyses étaient soudées prématurément. Or cet

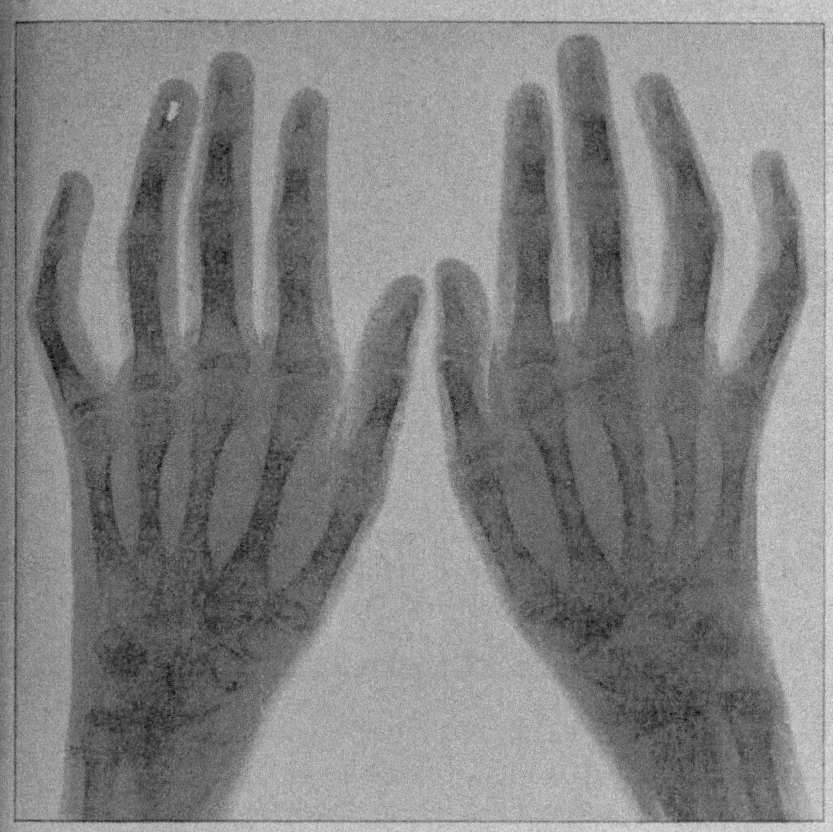

FIG. 26. — P... Jeanne, 14 ans et demi.
Rhumatisme chronique déformant
Radiographie des mains et des poignets.

enfant ne présentait aucun trouble endocrinien, sauf un certain degré d'hypoovarie.

Dans l'*achondroplasie*, affection congénitale, qui entraîne le nanisme par la soudure précoce des épiphyses, l'origine pluriglandulaire a été invoquée par certains auteurs; mais il n'en existe aucune preuve décisive de cette opinion, comme l'a démontré Cavengt,

Je pourrais multiplier les exemples d'enfants et de jeunes gens, dont la taille reste petite, sans qu'aucun phénomène cliniquement appréciable permette d'incriminer l'intervention de troubles fonctionnels des glandes endocrines, auxquelles est subordonné le processus de croissance staturale.

On connaît des *nains*, à l'autopsie desquels les glandes endocrines ont été trouvées intactes. Ettore Levi mentionne l'intégrité de la thyroïde, des parathyroïdes et de l'hypophyse chez un nain mort d'une maladie de Banti.

B. Hypercroissance et hypertrophie staturale; gigantisme. — Les glandes endocrines, dont la suppression ou la déficience entraînent l'hypocroissance, peuvent, par leur fonctionnement exagéré, déterminer l'hypercroissance et l'hypertrophie staturales.

1° Dans les *syndromes basedowiens* la taille peut être élevée, mais l'hypercroissance est modérée; elle n'est pas constante et les malades restent même parfois petits.

2° L'hypertrophie staturale pouvant aboutir au gigantisme est un des éléments du *syndrome hypophysaire* ou plus exactement du *syndrome dit hypophysaire*, dû à certaines tumeurs de l'hypophyse ou de la région hypophysaire; des réserves doivent être formulées, nous l'avons vu, relativement à l'intervention d'un hyperdyspituitarisme.

3° Dans les *syndromes épiphysaires*, réalisés également par des tumeurs, il existe de l'hypercroissance et celle-ci est prématurée.

4° L'hypercroissance ou plutôt la prolongation anormale de la croissance se rencontre enfin dans les *syndromes d'insuffisance des glandes sexuelles*.

Ces divers syndromes sont caractérisés par un ensemble de symptômes qui permettent d'incriminer telle ou telle glande endocrine. Celle-ci joue le rôle principal ou tout au moins intervient la première.

Mais, pour presque tous ces syndromes, sinon pour tous, se pose la question du *rôle des glandes sexuelles*. Celles-ci, dans les syndromes basedowiens et surtout dans les syndromes hypophysaires, ont leur développement plus ou moins troublé et souvent même nul ; leurs fonctions sont déficientes. Dans les syndromes épiphysaires, c'est le contraire qui se produit. Les hypercroissances, à un certain moment de la vie tout au moins, à partir de l'âge de la puberté, relèvent donc de troubles pluriglandulaires.

Il semble que l'insuffisance des glandes sexuelles soit nécessaire pour permettre la prolongation de l'accroissement diaphyso-épiphysaire au delà de l'âge où il se ralentit normalement sous l'influence de l'éclosion pubertaire et par suite pour permettre aux glandes qui stimulent le processus ostéo-cartilagineux diaphyso-épiphysaire de poursuivre leur action. Quand les glandes sexuelles se développent normalement ou acquièrent une activité exagérée, comme dans les syndromes épiphysaires, l'hypercroissance ne se poursuit pas et n'aboutit pas au gigantisme.

En dehors des hypercroissances qui se produisent au cours de syndromes endocriniens bien caractérisés, il est possible que certaines hypercroissances et hypertrophies staturales soient la conséquence de troubles fonctionnels atténués du corps thyroïde, de l'hypophyse, des glandes sexuelles, et rentrent dans le cadre des syndromes pluriglandulaires. Dans la *Dystrophie des adolescents*, que j'ai décrite à propos des syndromes hypophysaires, « le rôle de l'hypophyse, écrit Hutinel, n'est ni exclusif, ni peut être prédominant ;... l'apparition des dystrophies est dominée surtout par les lésions ou les troubles fonctionnels des glandes endocrines qui se montrent en liaison avec l'établissement de la fonction génitale. »

Mais, de même qu'il y a des sujets qui restent petits sans qu'aucune raison clinique permette d'incriminer des troubles endocriniens, de même d'autres sujets acquièrent une taille élevée sans qu'on en découvre la raison. L'ossification peut être influencée directement pas des processus morbides, tels que les maladies infectieuses; qu'on se rappelle la poussée de croissance si commune dans la convalescence des fièvres typhoïdes! Souvent aussi des enfants grandissent vite et beaucoup, tout en conservant une bonne santé.

2° Troubles sexuels. Eunuchisme. Infantilisme. Virilisme.

Certaines *altérations des testicules et des ovaires* entraînent des troubles de leurs sécrétions internes. Ils ont pour conséquence, suivant leur nature, tantôt le non développement et la non apparition des caractères sexuels secondaires, quand il y a suppression ou déficience, tantôt un développement sexuel précoce et exagéré, quand il y a hyperactivité. Ils réalisent soit l'eunuchisme ou l'infantilisme, soit le virilisme. Ces syndromes peuvent être *uniglandulaires*.

Plus souvent cependant, ces syndromes sexuels ont pour *primum movens* des troubles d'autres glandes, corps thyroïde, hypophyse, épiphyse, capsules surrénales, qui les uns refrènent, les autres stimulent les fonctions sexuelles.

On se rappelle l'absence de développement sexuel chez les myxœdémateux et chez certains hypophysaires, ou au contraire le développement précoce et exagéré dans les tumeurs de l'épiphyse et de la cortico-surrénale. Il s'agit de *syndromes pluriglandulaires à point de départ uniglandulaire.*

Les troubles sexuels, dans cette catégorie de faits, ne présentent pas la même pureté que dans la première catégorie. Ils sont associés à des hypocroissances ou à des hypercroissances staturales, qui permettent d'apprécier le rôle primordial de la glande endocrine touchée la première. On reconnaît aussi la *macrogénitosomie épiphysaire* ou *surrénale*, l'*infantilisme* ou l'*eunuchisme hypophysaires*, l'*infantilisme gérodermique d'origine surrénale*, etc.

Les associations peuvent être complexes.

Un enfant, soigné par Lereboullet et Mouzon, présentait une hypotrophie staturale et une absence de développement sexuel, attribuables à une *tumeur de l'hypophyse*. En outre, la sécheresse de la peau, l'ichtyose, la frilosité, le retard intellectuel témoignaient d'un certain degré de *dyshypothyroïdie*.

Un garçon de 12 ans, observé par Apert, Stévenin et R. Broca, en 1922, avait présenté depuis l'âge de 10 ans une série de symptômes qui finalement avaient réalisé le type de l'*hirsutisme*, attribué à la *suractivité de la cortico-surrénale* : « pilosité pubienne précoce, duvet des joues, des membres et du tronc, obésité et épaississement des formes, virilité du caractère ». C'était une véritable « virilité prématurée ». Cependant la verge et les testicules, bien que n'ayant plus l'état infantile, étaient encore petits. Or le métabolisme basal était abaissé de 20 p. 100, ce qui témoigne, nous l'avons vu, d'une *hypothyroïdie*.

En dehors des syndromes qui viennent d'être mentionnés, on rencontre des grands enfants des jeunes gens qui présentent les uns des retards de l'évolution pubertaire, les autres, ce qui est plus rare, une évolution pubertaire précoce. Ces sujets peuvent d'autre part présenter des croissances anormales ; souvent ils rentrent dans la catégorie des *hypotrophiques* et des *infantiles simples*, du *type Lorain*. L'étude la plus minutieuse ne révèle d'autre trouble endocrinien que celui des glandes sexuelles. C'est sans preuves sufïisantes qu'on porte à leur sujet le diagnostic de syndromes pluriglandulaires.

3° Obésité.

L'obésité est commune pendant toute l'enfance.

Dans un certain nombre de cas, elle est un des éléments constitutifs des syndromes endocriniens qui ont été décrits. Nous l'avons trouvée dans les *syndromes myxœdémateux*, le *syndrome adiposo-génital*, attribué à des altérations de la région hypophysaire, le *syndrome épiphysaire*, le *virilisme surrénal*, les *syndromes sexuels*.

Dans ces divers syndromes, l'obésité est associée à d'autres symptômes qui permettent de reconnaître la glande incriminée.

Encore le rôle des diverses glandes dans la production de l'obésité n'est-il pas admis sans conteste. L'obésité thyroïdienne paraît bien démontrée; les obésités hypophysaires, épiphysaires et surrénales sont discutées et l'obésité sexuelle ne trouve pas grâce devant tous les auteurs.

Quoi qu'il en soit, quand les enfants obèses arrivent à la période pubertaire ou parviennent dans la jeunesse, ils présentent souvent des manifestations d'insuffisance sexuelle. Alors se trouve réalisés des *syndromes adiposo-génitaux*, qui peuvent être, écrit Mouriquand, d'origine *thyroïdienne, hypophysaire, surrénale, épiphysaire* et enfin *sexuelle*. A un moment donné donc le *syndrome uniglandulaire devient pluriglandulaire*.

Parmi ces syndromes, un des plus communs et des mieux caractérisés est le *syndrome adiposo-thyro-ovarien*. Il se rencontre fréquemment chez les filles à la période pubertaire et dans la jeunesse. Assez souvent les obésités des jeunes filles appartiennent à ce groupe nosographique. L'obésité est le symptôme qui attire l'attention. Mais il existe d'une part des symptômes myxœdémateux frustes, d'autre part, des troubles de l'évolution pubertaire : la menstruation est tardive, irrégulière; il y a de l'aménorrhée, de la dysménorrhée, parfois au contraire des ménorrhagies ou des métrorragies; ces diverses manifestations peuvent d'ailleurs se succéder ou s'intercaler chez une même malade. Les mêmes troubles menstruels se retrouvent également dans les syndromes basedowiens, qui eux provoquent non pas l'obésité mais la maigreur.

Les troubles fonctionnels de l'ovaire, provoqués par les troubles thyroïdiens, sont donc complexes. On a trop schématisé en disant que l'hypothyroïde entraîne l'*hypoovarie* et l'hyperthyroïdie l'*hyperovarie*; l'une et l'autre sont cause, en réalité, de *dysovarie*. « Nous ne pouvons donc plus être surpris, écrit Mme Le Monnier-Denis, d'observer des métrorragies, d'une part, chez des jeunes filles atteintes d'insuffisance thyroïdienne, chez de vraies myxœdémateuses même, et, d'autre part, chez des sujets présentant des signes d'hyperthyroïdie ».

L'exposé précédent montre le rôle de certaines glandes endocrines dans la production de l'obésité. En s'en tenant aux faits précis, il semble assez strictement limité au corps thyroïde et aux glandes sexuelles. Pour les autres glandes il est encore discuté; certains auteurs même, comme Léopold Lévi et Apert, pensent, nous l'avons vu, que l'engraissement exerce une influence fâcheuse sur le développement et le fonctionnement des glandes sexuelles, comme des autres glandes endocrines.

Cependant on parle beaucoup *d'obésités d'origine pluriglandulaire*. « Beaucoup d'obésités infantiles, écrit Mouriquand, semblent relever de lésions multiples du système endocrinien ». Et, d'après Lereboullet, « à la notion des obésités endocriniennes par lésion uniglandulaire, se substitue actuellement, pour nombre de faits, celle de l'obésité par lésion pluriglandulaire, qu'il y ait ou non un point de départ uniglandulaire ».

Il existe, à mon avis, dans de telles opinions une grande part d'hypothèse. On observe très souvent des enfants ou des jeunes gens obèses ; l'obésité, chez eux, est un symptôme isolé ; elle ne s'accompagne d'aucune manifestation d'un trouble endocrinien ; seuls les troubles sexuels sont assez fréquents, mais ils ne sont pas constants ; souvent d'ailleurs l'obésité est apparue avant l'âge pubertaire. Il n'est pas permis de conclure, jusqu'à nouvel ordre, à leur origine uniglandulaire ou pluriglandulaire.

L'obésité est un symptôme assez commun dans l'enfance et la jeunesse. Elle témoigne de troubles de la nutrition et ceux-ci peuvent être dus à des causes diverses. La cellule adipeuse est une cellule vivante ; elle se comporte à la façon d'une cellule glandulaire. Son fonctionnement peut être modifié, sous l'influence des troubles endocriniens, mais aussi sous des influences multiples qui peuvent s'exercer directement sur elle. Mais ce n'est pas ici le lieu de poursuivre l'étude de l'obésité, dont la pathogénie est encore trop mal connue pour qu'on puisse, dès à présent, adopter une théorie trop exclusive.

4° Hypotrophie pondérale. Maigreur.

A l'opposé des obèses sont les *maigres*. Ceux-ci sont plus communs que ceux-là.

La *maigreur* relève de causes nombreuses et variées. Elle est tantôt le résultat d'un amaigrissement, d'une fonte des tissus, qui peut aller jusqu'à la *cachexie* et qui témoigne d'une dénutrition plus ou moins accentuée ; tantôt le résultat d'un accroissement insuffisant ; elle réalise alors une *hypotrophie pondérale*.

L'hypotrophie pondérale peut évoluer de pair avec une hypotrophie staturale. Assez souvent ces deux modalités sont *dissociées*.

L'hypotrophie pondérale fait partie de certains *syndromes endocriniens*.

L'*insuffisance thyroïdienne* entraine la surcharge graisseuse, la *dyshyperthyroïdie* la maigreur ; les basedowiens sont généralement maigres.

L'*insuffisance hypophysaire* et l'*hyperpituitarisme* pourraient entraîner l'une l'obésité, l'autre la maigreur ; mais à cet égard, les faits cliniques et expérimentaux sont souvent contradictoires ; des réserves s'imposent encore.

L'*hypoépinéphrie*, aussi bien dans les syndromes aigus consécutifs à des maladies infectieuses que dans le syndrome d'Addison, entraine l'amaigrissement ; la maigreur est également un des éléments du *syndrome surrénal hypotrophique*.

L'*hyperorchidie* et l'*hyperovarie* seraient également causes de maigreur.

Il est certain que certaines glandes endocrines jouent un rôle important dans la nutrition et par suite règlent, dans une certaine mesure, l'embonpoint ; je me suis expliqué à ce sujet à propos de l'obésité. Il est possible que des troubles glandulaires complexes réalisent l'hypotrophie pondérale ou l'amaigrissement, mais à cet égard on manque de données précises.

Un type caractérisé de maigreur est celui qui a été décrit, à propos des syndromes surrénaux, sous les appellations de *syndrome hypotrophique*, de *nanisme à type sénile*, de *gérodermie*, de *progeria*. D'après Variot et Pironneau, il n'existe pas une lésion isolée des capsules surrénales ; mais il s'agirait plutôt d'un syndrome pluriglandulaire. Ce type clinique correspond d'ailleurs au type observé chez l'adulte par Claude et Gougerot et caractérisé par une *sénilité précoce*; il réalise, pour ces auteurs, le plus fréquent et le mieux caractérisé des syndromes pluriglandulaires.

Chez les bébés qui meurent, avant 3 ou 4 mois, de cette cachexie à allures particulières réalisant le type clinique de l'*atrophie-athrepsie*, « les glandes vasculaires sanguines offrent, suivant les termes ou j'ai résumé les recherches poursuivies jusqu'en 1914, les lésions les plus constantes et les plus marquées. Les capsules surrénales, le thymus, le corps thyroïde, les parathyroïdes, l'ovaire sont atrophiés et atteints d'une sclérose plus ou moins accentuée; ils présentent des altérations dégénératives de leurs éléments cellulaires et celles de la thyroïde surtout sont assez intenses pour laisser penser qu'on se trouve en présence d'une insuffisance fonctionnelle très notable (Mattéi). L'hypophyse seule est hypertrophiée et les cellules du lobe antérieur ont des caractères d'hyperactivité manifeste ». On pourrait donc parler d'un *syndrome pluriglandulaire*; et d'ailleurs l'atrophie-athrepsie présente des analogies avec les états pathologiques qui viennent d'être passés en revue. Mais il convient de ne pas poser encore, à cet égard, des conclusions définitives, car l'étiologie, la pathogénie et la physiologie présentent encore bien des obscurités.

Les troubles pluriglandulaires ne limitent pas leur action à la réalisation de quelques syndromes endocriniens. Ils peuvent intervenir, à des degrés divers, dans diverses affections ou syndromes. Leur rôle paraît, en général, plus vraisemblable qu'il n'est bien démontré; une large part est encore réservée aux hypothèses. Il serait prématuré de ranger ces affections au nombre des syndromes endocriniens. Leur étude sortirait du cadre de ce livre. Il faudrait passer en revue, avec Hutinel, des *dystrophies osseuses* et *musculaires*, les unes mal classées, les autres bien définies, comme l'ostéomalacie, le rachitisme, le rhumatisme chronique, des *dystrophies monosymptomatiques* qui intéressent, ainsi que l'ont montré Hutinel et Maillet, la peau, le tissu cellulaire sous-cutané, le système nerveux, l'appareil circulatoire, les reins, etc.

Il faudrait parler des *diabètes sucrés*, dont les relations avec le pancréas, le corps thyroïde, l'hypophyse, les capsules surrénales ne sont pas nettement établies, dont l'origine dans des troubles pluriglandulaires n'est encore qu'une hypothèse. Il faudrait enfin aborder l'exposé des doctrines relatives aux *tempéraments* et aux *diathèses*.

A l'origine des syndromes pluriglandulaires on retrouve les mêmes **facteurs étiologiques** qu'à l'origine de chaque syndrome en particulier.

Il existe souvent une *prédisposition héréditaire*; l'hérédité thyroïdienne et l'hérédité sexuelle sont les plus habituelles; tout au moins ce sont celles qu'il est le plus facile de caractériser.

Parfois la cause est une *tumeur* de l'hypophyse, de l'épiphyse, de la cortico-surrénale, du testicule ou de l'ovaire. La tumeur réalise un syndrome uniglandulaire avec lésions pluriglandulaires.

Assez souvent interviennent des *infections* aiguës ou chroniques. Au nombre de ces dernières, la tuberculose et surtout la syphilis méritent des mentions spéciales.

Le rôle de la *tuberculose* est difficile à préciser. On invoque l'influence des tuberculoses ganglionnaires, osseuses, articulaires, etc. Poncet et Leriche font intervenir la tuberculose inflammatoire.

Le rôle de la *syphilis* paraît plus important, d'après Hutinel et Stévenin, Barthélemy, etc. Sur 100 enfants souffrant de syndromes endocriniens, Pentagna trouve 46 syphilitiques avérés, 29,5 syphilitiques probables.

La syphilis peut léser d'une façon prédominante telle ou telle glande endocrine. Plus habituellement, cette infection septicémique, réalisée dès les premières phases du développement, diffuse son action; elle lèse plusieurs glandes et cause des syndromes pluriglandulaires. Les troubles pluriglandulaires peuvent expliquer les dystrophies complexes et d'allures très diverses, qu'a décrites Alfred Fournier. C'est « presque toujours, écrit Hutinel, l'insuffisance fonctionnelle d'une ou de plusieurs glandes endocrines qui permet d'expliquer, d'une manière satisfaisante, chacune de ces dystrophies ». Mais il ne faut toutefois pas négliger l'action du tréponème sur les organes, la moelle osseuse, les tissus. D'autre part, les sujets atteints de ces dystrophies peuvent les transmettre à leur descendance ; ces *dystrophies héréditaires* expliquent les manifestations que l'on peut retrouver chez les petits-enfants et les arrière-petits enfants des syphilitiques.

La connaissance des syndromes pluriglandulaires conduit à la **polyopothérapie**.

Ses indications ne sont pas toujours faciles à préciser. Souvent on la prescrit plutôt pour se conformer à des idées doctrinales que guidé par un diagnostic bien établi. Cette conduite peut d'ailleurs être légitime, étant donné les incertitudes que laissent dans l'esprit des médecins les examens cliniques. Mais il faut se garder des illusions et ne pas attendre toujours de cette thérapeutique des résultats bien évidents. Même quand les effets paraissent heureux, il serait exagéré de toujours conclure, en vertu de l'adage: *post hoc, propter hoc*, que cette efficacité témoigne de la réalité des troubles pluriglandulaires. D'abord bien des troubles de la croissance et de la nutrition peuvent s'améliorer sans opothérapie. En outre les produits glandulaires — certains tout au moins — agissent

peut-être plus par leurs qualités pharmacodynamiques que par leurs propriétés substitutives.

Il convient de ne pas prescrire au hasard et systématiquement les divers produits endocriniens. Il faut,
d'une part, connaître l'action physiologique de ces
médicaments et, d'autre part, préciser les troubles
prédominants, présentés par le malade; sinon on
s'expose à ordonner des substances qui peuvent
avoir des actions contraires ou exagérer les troubles.
Or, comme le faisait remarquer R. G. Hoskins (1922),
nous ne possédons encore que fort peu de données à
cet égard.

Quand l'intervention d'une glande paraît prédominante, c'est le produit glandulaire correspondant qui
doit constituer la base de la thérapeutique, à condition
toutefois que l'opothérapie soit indiquée.

L'*opothérapie thyroïdienne* est la plus efficace. Elle
est indiquée dans les retards de croissance et dans
les retards d'évolution pubertaire; elle stimule l'activité de ces phénomènes. Elle est indiquée également
dans certaines obésités et notamment dans le syndrome adiposo-génital, dans les retards du développement intellectuel.

L'*opothérapie hypophysaire* est conseillée dans les
retards de croissance et dans certaines obésités. Ses
indications dans les retards du développement des
glandes sexuelles sont difficiles à préciser : Apert
pense qu'elle arrête ce développement et la tendance
à la soudure des cartilages diaphyso-épiphysaires.
En réalité, comme nous l'avons vu, de grandes incertitudes règnent sur la pathogénie des syndromes
dits hypophysaires et par suite sur le rôle de
l'hypophyse dans la réalisation des syndromes pluriglandulaires. Les indications de l'opothérapie hypophysaire se ressentent de ces incertitudes.

L'*opothérapie surrénale* est prescrite dans les
retards de croissance, dans les retards de l'évolution

pubertaire et dans les déficiences des glandes sexuelles; on la conseille également chez les enfants hypotrophiques qui ont l'apparence de petits vieux, chez les garçons qui ont tendance à prendre des caractères féminins.

L'*opothérapie sexuelle*, testiculaire ou ovarienne, est indiquée à la période pubertaire ou post-pubertaire, quand il existe un retard ou une absence d'évolution sexuelle.

Ces diverses opothérapies seront prescrites *simultanément* ou *successivement*, aux doses et pendant des durées en rapport avec les effets cherchés. Elles n'excluront pas l'emploi des médications externes et des médicaments utiles pour modifier les états morbides en cause.

CONCLUSIONS

L'étude des syndromes endocriniens unis et pluriglandulaires montre la place importante qu'ils occupent dans la pathologie de l'enfance et de la jeunesse. Chez beaucoup de malades, ces syndromes présentent des caractères suffisamment précis pour permettre un diagnostic. Chez d'autres, plus nombreux, ces syndromes sont frustes et atténués, mais peuvent encore être reconnus. Dans d'autres cas enfin, on se trouve en présence d'affections ou d'états morbides, pour lesquels on est en droit de supposer l'intervention de troubles endocriniens, sans que leur existence soit démontrée avec nos moyens d'investigation actuels; il ne s'agit plus alors de syndromes endocriniens véritables; certains médecins parlent alors peut-être trop facilement de syndromes pluriglandulaires.

L'existence de ces derniers est bien établie; mais ils doivent être diagnostiqués sur des symptômes précis et non pas admis uniquement sur des analogies ou de simples présomptions.

Le rôle des glandes endocrines dans les phénomènes de nutrition, dans la croissance, dans l'évolution sexuelle est considérable et leurs troubles ont des conséquences importantes. Toutefois ce rôle et ces conséquences ne sont pas encore définitivement établis pour toutes les glandes. Dans l'état actuel de nos connaissances des réserves s'imposent encore dans bien des cas. Faire ces réserves n'est pas vouloir diminuer l'importance de la pathologie endocrinienne mais inciter à rechercher des précisions nouvelles.

Les glandes endocrines, il ne faut pas l'oublier, ne sont pas seules à intervenir dans la régulation des phénomènes biologiques, dont les troubles réalisent les syndromes endocriniens. La croissance dépend, en dernière analyse, de l'activité de la mœlle des os et des tissus ostéo-cartilagineux ; subordonnée à l'action de certaines glandes endocrines, cette activité peut être aussi influencée directement par des processus morbides ; elle dépend également de facteurs individuels, familiaux et ethniques, qui font que certains enfants grandissent peu et d'autres beaucoup. Les mutations des hydrates de carbone, des graisses, des substances protéiques sont subordonnés non seulement à l'action de diverses glandes endocrines, mais encore à la vie des cellules de tous les tissus et de tous les organes, qui ont la propriété d'assimiler et de fixer ces produits avec une activité qui leur est propré. Il me suffira enfin de mentionner l'intervention des *facteurs exogènes*, que l'on commence à peine à connaître dans leur essence intime, comme l'ont démontré les recherches modernes sur les *vitamines*.

Le rôle du médecin est d'observer attentivement les malades, d'analyser avec soin les symptômes qu'ils présentent, de chercher à découvrir les facteurs étiologiques et pathogéniques, en dehors de toute idée préconçue et de conceptions trop exclusives.

Fin

TABLE DES MATIÈRES

[Cachet : BIBLIOTHÈQUE NATIONALE — IMPRIMÉS]

Bibliothèque
des Connaissances médicales

DIRIGÉE PAR LE DOCTEUR APERT

AVERTISSEMENT

La librairie Flammarion entreprend, sous le titre de *Bibliothèque des Connaissances médicales*, la publication d'une série de volumes sur les sujets les plus intéressants des sciences médicales ; la liste des premiers volumes parus ou en préparation, telle qu'on la trouvera ci-dessous, montrera que les auteurs qui ont bien voulu nous apporter leur collaboration, appartiennent au corps enseignant de nos Facultés et Ecoles de Médecine, ou au corps médical de nos hôpitaux ; elle témoigne à elle seule de la compétence et de la conscience avec laquelle sont écrits ces volumes.

Ils sont rédigés de telle sorte que leur lecture, non seulement soit intéressante et fructueuse pour les médecins et pour les étudiants en médecine, mais aussi soit accessible au grand public cultivé, dépourvu de connaissances spéciales, mais apte, par une bonne instruction générale, à comprendre des sujets scientifiques spéciaux, pourvu qu'ils soient clairement exposés.

Il a suffi pour cela d'exprimer en français usuel les choses telles qu'elles sont, en n'employant les mots techniques indispensables qu'après avoir expliqué leur signification, et en débarrassant le style médical de ces formules cabalistiques héritées de nos pères,

conservées par la tradition, respectables certes du
fait même de leur ancienneté, mais qu'il y a intérêt
à abandonner comme nous avons abandonné la robe
doctorale et la perruque.

Nous sommes convaincus, en agissant ainsi, de
satisfaire les médecins eux-mêmes. La science médicale s'est dans ces dernières années tellement perfec-
tionnée, et forcément tellement compliquée ; elle
s'est subdivisée en tant de spécialités particulières
dont chacune a son langage spécial, que bien des
médecins praticiens n'ont pu suivre le détail de cette
évolution, et seront heureux de trouver exposées dans
ces volumes les notions récemment introduites en
médecine, dépouillées d'une nomenclature trop spéciale et trop technique.

Rien ne s'oppose à une telle simplification et
clarification du langage médical. La médecine n'est
plus maintenant ce qu'elle a été trop longtemps, une
sorte d'art hermétique. Au temps des bonnets pointus,
plus récemment même, au temps de la redingote, de
la cravate blanche, du tube, et de l'allure sacer-
dotale, le médecin se souciait peu d'expliquer au
malade des faits qui pour lui-même restaient le plus
souvent inexplicables, et il se contentait d'édicter
comme un oracle des prescriptions quelque peu
sybillines.

Aujourd'hui, la médecine est devenue sur bien des
points, sinon une science exacte, tout au moins
un art s'appuyant sur des notions scientifiquement
démontrées. Le médecin doit pouvoir les concevoir
et les retenir clairement, et les exposer non moins
clairement aux malades et à leur entourage, de plus
en plus avides de connaissances médicales, et de
mieux en mieux renseignés sur les choses de la médecine. Mieux éclairés, ceux-ci appliqueront avec une

compréhension plus complète les prescriptions médicales et il y aura tout profit, et pour les malades, et pour les médecins, et pour la santé nationale.

Malheureusement, quels que soient le zèle et le dévouement du médecin, le temps lui manque la plupart du temps pour pouvoir expliquer par le menu à son malade même cultivé, mais dépourvu de notions préalables nécessaires, ce qu'il y a intérêt à ce que celui-ci sache des origines, des retentissements, des conséquences de son mal ; des volumes, comme ceux que nous offrons à la fois au public médical et au public non médical, aideront à satisfaire ce besoin et donneront au grand public les notions fondamentales indispensables pour comprendre et appliquer avec fruit les explications et les recommandations du médecin.

Je sais bien que d'aucuns craignent la diffusion d'une science insuffisante, qui, dans des mains bien intentionnées, mais peu expertes, risquerait de devenir trop audacieuse. Mais le meilleur moyen de remédier à cet inconvénient n'est-il pas justement d'instruire mieux le grand public, et de lui faire comprendre que la meilleure part de la science médicale est moins faite de thérapeutique et de médications (qui demeurent, sous peine de désastres, l'apanage du médecin), que de prophylaxie et de prescriptions hygiéniques, qui, justement, ne peuvent donner leur pleine efficacité que par la diffusion la plus grande possible des notions médicales fondamentales.

Ce sont ces grandes notions médicales qu'à l'occasion des maladies les plus fréquentes, les plus importantes et les mieux connues, nous exposerons dans ces volumes. Qu'on ne se méprenne donc pas. On n'y trouvera pas des « recettes » permettant aux profanes de se soigner eux-mêmes ; le traitement proprement dit, et surtout le traitement médicamenteux, doit être approprié à chaque malade en particulier, car chaque malade diffère du voisin par son tempérament, par ses antécédents, par les associations morbides éventuelles, etc. ; une telle appropriation du traitement au malade ne peut être faite que par le médecin traitant et reste variable avec chaque malade. Les malades, certes, pourront lire avec fruit ceux de ces volumes qui concernent leur mal ; ils n'y trouveront pas le moyen de se passer du médecin, mais celui très appréciable de profiter plus utilement de ses avis.

Plus encore qu'aux malades, nous nous adressons aux personnes de plus en plus nombreuses qui veulent s'instruire sur l'état actuel des connaissances médicales, en considérant qu'étant hommes rien d'humain ne doit leur être étranger. Qu'y a-t-il de plus humain que le corps humain lui-même, et de plus intéressant pour l'homme que l'étude de sa propre personne, de ses merveilles — car le corps humain en est plein, — et de ses tares éventuelles — non moins nombreuses malheureusement ?

La soif de telles connaissances est naturelle, mais le public ne pouvait guère la satisfaire jusqu'à présent que par des breuvages mal appropriés, indigestes pour son estomac non accoutumé s'ils étaient vraiment scientifiques, ou déplorablement incomplets ou même falsifiés dans le cas contraire. Nous avons donc conscience, avec la nouvelle bibliothèque, de répondre à un besoin inassouvi du public éclairé, et nous avons le ferme espoir qu'elle trouvera près de lui bon accueil.

Docteur APERT.

VOLUMES PARUS :

— APERT, médecin de l'hôpital des Enfants-Malades. *Vaccins et Sérums.*

— BLECHMANN, ex-chef de clinique de la Faculté. *Les Péricardites aiguës.*

— CESTAN, professeur à la Faculté de Toulouse. *Les Épilepsies.*

— DUBREUIL-CHAMBARDEL (de Tours). *Les Scolioses.*

— DUCOURNAU, chef de clinique à l'École de Stomatologie. *Dents et maux de dents.*

— DUHEM, radiologiste de l'hôpital des Enfants-Malades. *L'Emploi des Rayons X en médecine.*

— LE DAMANY, professeur à l'Ecole de médecine de Rennes. *La luxation congénitale de la hanche.*

— NOBÉCOURT, professeur de clinique infantile à la Faculté, médecin de l'hôpital des Enfants-Malades. *Les syndromes endocriniens dans l'enfance et la jeunesse.*

— PERRIN, professeur agrégé à la Faculté de Nancy et MATHIEU (de Brides). *L'obésité.*

— RATHERY, professeur agrégé à la Faculté, médecin de l'hôpital Tenon. *Le Diabète sucré.*

— CLÉMENT SIMON, médecin de Saint-Lazare. *La Syphilis.*

— TIXIER, médecin des hôpitaux de Paris. *Les anémies.*

— HENRI VERGER, professeur de médecine légale à l'Université de Bordeaux. Médecin des hôpitaux. *L'évolution des idées médicales sur la responsabilité des délinquants.*

VOLUMES EN PRÉPARATION :

— BABONNEIX, médecin de l'hôpital de la Charité. *Les Chorées*.

— BAUDOIN, professeur agrégé à la Faculté de Paris, médecin de l'hospice de Brévannes. *La Douleur et les Névralgies*.

— BENSAUDE, médecin de l'hôpital Saint-Antoine et RIVET, médecin des hôpitaux. *Entéritiques et constipés*.

— BRELET, professeur à l'École de médecine de Nantes. *La Scarlatine*.

— CATHELIN, chirurgien en chef de l'hôpital d'Urologie. *La tuberculose rénale chronique*.

— CAUSSADE, médecin de l'Hôtel-Dieu, et COTONI, de l'Institut Pasteur. *Les Congestions et œdèmes pulmonaires*.

— CRUCHET, professeur à la Faculté de Bordeaux. *Les grandes figures médicales, d'Hippocrate jusqu'à nos jours*.

— FEUILLADE, médecin-directeur de la clinique médicale d'Ecully. *Conseils aux nerveux et à leur entourage*.

— LAIGNEL-LAVASTINE, professeur agrégé à la Faculté, médecin de l'hôpital Laënnec. *Sécrétions internes et psychonévroses*.

— LANCE, assistant d'orthopédie à l'Hôpital des Enfants-Malades. *La tuberculose vertébrale (Le mal de Pott ; les gibbeux)*.

— LE MÉE, oto-rhino-laryngologiste des hôpitaux de Paris. *L'audition*.

— LÉRI, professeur agrégé à la Faculté, médecin de l'hôpital Cochin. *Les Rhumatismes chroniques*.

— LIAN, médecin des hôpitaux et ANDRÉ FINOT. *l'hypertension artérielle*.

— Louste, médecin de l'hôpital Saint-Louis. *Les Eczémas.*

— Magitot, ophtalmologiste des hôpitaux de Paris. *La rétine; son rôle dans la vision.*

— Milian, médecin de l'hôpital Saint-Louis. *L'hérédité syphilitique.*

— Mouriquand, professeur à la Faculté de Lyon, *L'alimentation et les régimes d'après les données actuelles.*

— Perrin, professeur-agrégé à la Faculté de Nancy et Mathieu (de Brides). *Les eaux minérales; leur mode d'action.*

— Ribadeau-Dumas, médecin de la Maternité. *Les débuts de la tuberculose infantile.*

— Ribierre, professeur agrégé à la Faculté, médecin de l'hôpital Laënnec. *L'insuffisance cardiaque.*

— Stévenin, ex-chef de clinique de la Faculté. *La Coqueluche.*

7339. — Paris. — Imp. Hemmerlé, Petit et Cⁱᵉ. (5-23).

BIBLIOTHÈQUE DES CONNAISSANCES MÉDICALES

Format In-18 jésus

Volumes parus :

D' APERT
Médecin de l'hôpital des Enfants Malades

Vaccins et sérums. 1 vol.
broché 7 50

D' Germain BLECHMANN
Ex-chef de clinique à la Faculté

Les péricardites aiguës. Illustrations, 1 vol. broché. . . 10 »

D' R. CESTAN
Médecin des Hôpitaux, Professeur de clinique
à la Faculté de Toulouse

Les épilepsies. 1 vol. broché. 7 50

D' DUBREUIL-CHAMBARDEL

Les scolioses. Illustrations,
1 vol. broché . . . . . . 10 »

D' A. DUCOURNAU
Chef de clinique à l'École de Stomatologie

Dents et maux de dents.
Illustrations, 1 vol. broché. 7 50

D' DUHEM
Chef du laboratoire de radiologie de l'hôpital
des Enfants Malades

**L'emploi des Rayons X en
médecine.** Illustrations,
1 vol. broché . . . . . . 10 »

D' P. LE DAMANY
Professeur à l'École de médecine de Rennes

**La luxation congénitale de la
hanche.** Illustrat., 1 vol. br. 10 »

D' Maurice PERRIN
Professeur à la Faculté de médecine de N
et **D' Paul MATHIEU**
Ancien interne des hôpitaux de Nanc

L'obésité. 1 vol. broché. . .

D' P. NOBÉCOURT
Médecin de l'hôpital des Enfants-Mala

**Les syndromes endocriniens d
l'enfance et la jeunesse.** Illu
tions. 1 vol. broché. . . . 1

D' RATHERY
Professeur agrégé à la Faculté, mé
de l'hôpital Tenon

Le diabète sucré. 1 vol.
broché . . . .

D' Clément SIMON
Médecin de l'Infirmerie spéciale
de Saint-Lazare

La syphilis. Illustrations,
1 vol. broché 10

D' TIXIER
Médecin des hôpitaux de Paris

Les anémies. 1 vol. broché. . ?

D' Henri VERGER
Professeur de médecine légale à l'Unive
de Bordeaux, médecin des hôpitaux

**L'évolution des idées médic
sur la responsabilité des dé
quants.** 1 vol. broché 7

Volumes en préparation :

D' H. FEUILLADE
Médecin-Directeur de la clinique
médicale d'Écully

**Conseils aux nerveux et à leur
entourage.**

D' LANCE

Mal de Pott. Illustrations.

9315 — Paris. — Imp. Hemmerlé, Petit et C⁰ⁱ. 5-23.

www.ingramcontent.com/pod-product-compliance
Lightning Source LLC
LaVergne TN
LVHW051957060726
842528LV00002B/332